L'ART
DE VIVRE LONGTEMPS

ET

EN PARFAITE SANTÉ.

Versailles, imp. de DESPART, rue Satory, 28.

L'ART

DE

VIVRE LONGTEMPS

ET EN PARFAITE SANTÉ;

DE LA SOBRIÉTÉ ET DE SES AVANTAGES,

AVEC DES CONSEILS

Sur la manière de corriger un mauvais tempérament, et de jouir d'une félicité
parfaite jusqu'à un âge fort avancé;

PAR L. CORNARO,

SUIVIS DES

APHORISMES DE L'ÉCOLE DE SALERNE,

en vers latins et français,

ACCOMPAGNÉS DE COMMENTAIRES SUR CHAQUE APHORISME.

Nouvelle édition, revue et corrigée.

———————✦———————

PARIS,

JUST ROUVIER, LIBRAIRE,

8, rue du Paon-Saint-André (École-de-Médecine).

1847

AU LECTEUR

Il est trois ouvrages curieux, souvent réimprimés, jadis fort répandus, et qui commencent à devenir très-rares, quoique, malgré le progrès des sciences, ils ne soient pas indignes aujourd'hui de leur réputation d'autrefois.

Nous voulons parler des deux *Traités* de Lessius et de Cornaro *sur la Sobriété*,

Et des célèbres *Aphorismes de l'École de Salerne.*

Nous publions ces trois ouvrages réunis en un seul volume, peu coûteux, et à la portée de tout le monde.

Cardan, Bacon et l'historien de Thou, parlent avec éloge de Louis Cornaro et du régime par lequel, en dépit de sa faible constitution, il parvint à une extrême vieillesse. Cet homme, devenu célèbre, vivait dans le xvi⁰ siècle ; il appartenait à l'antique maison de ce nom, si féconde en illustrations; Marc Cornaro, un de ses ancêtres, était mort en

1368, après avoir été doge de Venise ; la république lui avait dû la soumission de l'île de Candie ; cette famille comptait plusieurs autres doges, un grand nombre de cardinaux et une reine de Chypre, Catherine Cornaro, morte au xv⁰ siècle.

Louis Cornaro fut privé, par la mauvaise conduite de quelques-uns des siens, de la qualité de noble vénitien, dont il était digne par ses vertus autant que par sa naissance. Il ne fut pas banni de sa ville natale : il était libre de l'habiter, s'il eût voulu ; mais, se voyant exclu des honneurs et de l'administration de la république, il préféra un autre séjour et fixa sa résidence à Padoue.

Il épousa à Udine, dans le Frioul, Véronique, de la maison de Spilemberg. Possesseur de grands biens, il désirait avoir des enfants ; mais sa femme, déjà avancée en âge, menaçait de rester stérile. Enfin, après bien des vœux, des prières, et à l'aide d'habiles médecins, Véronique, lorsqu'il s'y attendait le moins, mit heureusement au monde une fille, qui fut nommée Claire, à cause de la dévotion que le père et la mère avaient en saint François d'Assise, l'illustre protecteur de cette sainte.

Cette fille, la seule qu'ils aient eue, fut mariée à Jean, fils de Fantin Cornaro, de la célèbre branche des Cornaro de l'île de Chypre ; leur postérité devint nombreuse ; ils eurent huit garçons et trois filles ; ainsi, Louis Cornaro eut la joie de se voir renaître comme par miracle ; car, bien qu'il fût fort vieux lorsque Claire vint au monde, il ne laissa pas de la voir parvenir à un âge avancé, et eut le bonheur d'embrasser ses descendants jusqu'à la troisième génération.

Cornaro était un homme d'esprit, de mérite et de courage. Il aima la gloire, et se montra libéral, sans prodigalité ; sa jeunesse fut intempérante, et maladive ; à trente-cinq ans il était condamné par les médecins ; il était fort bilieux et fort prompt ; mais, lorsqu'il eut réfléchi au tort que lui faisaient les écarts de son tempérament, il résolut de s'en corriger, et eut assez de pouvoir sur lui-même pour vaincre les emportements auxquels il était sujet. Le résultat de cette victoire fut de le rendre si modéré, si doux, si affable, qu'il mérita l'estime et l'amitié de tous ceux qui le connurent.

Il fut extrêmement sobre, observa ponctuellement le régime qu'il décrit dans son ouvrage, et se nourrit toujours avec tant de sagesse, que, sentant diminuer sensiblement sa chaleur vitale avec les années, il diminua aussi, peu à peu, la quantité de ses aliments, jusqu'à ne prendre, à

chaque repas, qu'un jaune d'œuf, encore suffi-
sait-il à deux repas, sur la fin de ses jours.

Grâce à ce régime, il se conserva sain et même
vigoureux jusqu'à l'âge de plus de cent ans. Son
esprit avait toute sa portée, il lisait sans lunettes,
n'éprouvait aucune atteinte de surdité, et, ce qui
n'est pas moins vrai que difficile à croire, sa voix
était si parfaite, si harmonieuse en même temps,
que, dans les dernières années de sa vie, il
chantait avec autant d'énergie et de grâce qu'à
vingt ans.

Il avait prévu qu'il prolongerait fort avant sa
carrière sans infirmité; l'événement confirma ses
prévisions. Lorsqu'il sentit approcher sa dernière
heure, il se disposa à quitter la vie avec la piété
d'un chrétien et le courage d'un philosophe. Il
mit ordre à ses affaires, fit son testament, reçut
l'Extrême-Onction, et attendit tranquillement la
mort dans son fauteuil. Sa santé, du reste, n'était
en rien altérée, il ne ressentait aucune douleur,
il avait l'œil vif et le cœur gai; un léger évanouis-
sement lui tint lieu d'agonie, et lui fit rendre son
dernier soupir. Il mourut, à Padoue, le 26 avril
1566, et fut enterré, le 8 mai suivant, dans l'é-
glise Saint-Antoine, sans aucune pompe, ainsi
qu'il l'avait recommandé dans son testament.

Sa femme expira quelques années après lui. Sa vie fut également longue, et sa vieillesse, non moins heureuse que celle de son époux. Quelques jours seulement avant sa mort, elle fut prise d'une langueur qui la conduisit au tombeau. Elle rendit l'âme pendant la nuit, dans son lit, sans aucun mouvement convulsif, et avec une tranquillité si parfaite, qu'elle sortit de la vie sans qu'on s'en aperçût. Elle fut enterrée près de son mari, dans la même église, et, comme lui, sans aucune pompe.

Louis Cornaro avait pensé que ce serait rendre à ses contemporains un véritable service que d'écrire ses observations sur le régime auquel il avait dû son admirable longévité. L'honnête patricien ne se doutait pas qu'il travaillait pour la postérité. Il rédigea son livre en italien, sa langue nationale. Il en acheva la première partie à 83 ans, la seconde à 86, la troisième à 91., et la quatrième à 95 ; et ce qui étonne, c'est qu'il n'y a pas moins de netteté, de bon sens et de force dans la dernière partie que dans la première.

Cornaro, il le dit lui-même, n'a point prétendu faire de son régime particulier une règle générale pour l'humanité entière ; tout ce qu'il a voulu, c'est que chacun y pût puiser d'utiles conseils, non suivant la lettre du livre, mais selon l'esprit de l'auteur, et s'habituer à ne prendre que la nourriture qui lui est nécessaire et en temps utile.

Cet ouvrage tomba, quelque temps après, entre les mains du célèbre jésuite flamand Léonard Lessius, mort en 1623, après avoir enseigné avec succès la philosophie et la théologie à Louvain, avoir composé, entre autres ouvrages, son célèbre traité *de Justitiâ et Jure*, et avoir vu trente-une de ses propositions déférées à la cour de Rome, sous les pontificats de Sixte V et Innocent XI, par les universités de Louvain et de Douai.

Lessius avait, à peu près, le même tempérament que Cornaro; il voulut essayer de son régime, et s'en trouva si bien, qu'il le continua durant sa vie entière, dont il recula ainsi les bornes. Puis, il traduisit son livre en latin, afin de le populariser dans tous les pays, et composa, sur le même sujet, un petit Traité qui sert d'introduction à celui de Cornaro. Il est aujourd'hui peu de nations en Europe, qui ne possèdent, l'un et l'autre, dans leur langue. La version française que nous en donnons, est fort ancienne; mais sa fidélité, son exactitude, nous ont paru telles, que nous avons cru devoir nous borner à en corriger les expressions qui nous ont semblé avoir vieilli, plutôt que d'en risquer une nouvelle, qui lui aurait été peut-être inférieure.

Qu'on n'aille pas prendre, du reste, ce livre pour un traité de médecine, et se dispenser de le lire, à cause de ce qu'on suppose qu'il contient! On peut considérer *l'Art de conserver sa santé*, sous deux aspects, savoir prévenir les maladies et savoir les guérir. Si la partie qui apprend aux hommes à se guérir des maux qui altèrent la santé, a droit à toute leur attention, celle qui leur enseigne à conserver un bien si précieux, et à le recouvrer quand ils l'ont perdu, mérite-t-il moins toute leur sollicitude? C'est l'unique rapport de ce traité avec les livres de médecine.

Il doit être accueilli par tous ceux qui aiment la vie, et, dans ce temps où le *confortable* s'accroît chaque jour davantage et menace de faire irruption dans toutes les classes de la société, le nombre en est plus grand qu'on ne pense. Si, dès les premières pages, les maximes de l'auteur paraissent bizarres à ceux qui n'aiment que le plaisir, insensiblement le lecteur s'y habitue, et l'ouvrage finit par le séduire, par l'attacher, et par le bercer agréablement. Toutefois, il convient de réfléchir au conseil que nous donne Cornaro, de ne point outrer la diète, et de régler, sur notre tempéra-ment, le choix et la qualité de notre alimentation. Dans de certains climats, à un certain âge, lors-qu'on a contracté l'habitude des exercices vio-lents, ce serait un tort grave de manger aussi peu que le frugal Vénitien. Les maladies d'épuisement sont plus dangereuses et plus difficiles à guérir que celles qui proviennent de la réplétion. Avant de s'appliquer les maximes austères de Cornaro, il faut apprendre à se bien connaître soi-même.

Que les hommes adonnés à la bonne chère ne s'effraient donc pas, tout d'abord, de le voir, la balance à la main, peser scrupuleusement tout ce qu'il mange! Comme on peut très-bien faire son salut sans être chartreux, de même il n'est pas impossible de se conserver en bonne santé, et de vivre longtemps sans s'assujétir ponctuel-lement à un régime qui n'est pas absolument né-cessaire, et dont peu de gens sont capables.

L'École de Salerne, qu'on a pris l'habitude de considérer comme le complément, ou plutôt comme la préface du traité de Cornaro, est une collection d'*Aphorismes* ou de sentences sur l'art de se bien porter et d'éviter les maladies. La plupart de ces Aphorismes sont très-exacts, très-bons ; et ce qui étonne, c'est de les trouver dans un recueil composé par ordre, à la hâte, et dans le xe siècle.

Les auteurs de bien des systèmes qui, depuis cinquante ans, désolent le monde médical, taxeront, sans doute, ces Aphorismes de surannés, d'exécrables ; mais les partisans de la médecine sérieuse en ont jugé bien différemment, et il en est, qui, malgré la marche du temps et le progrès incontestable des sciences, conviennent encore qu'il y avait quelquefois du bon dans Hippocrate.

Les vers latins de l'École de Salerne sont léonins ; c'étaient ceux qui passaient pour les plus beaux au xie siècle. On sait qu'ils doivent avoir, outre la césure et la mesure des vers latins, une rime exacte pour l'oreille, ou d'un hémistiche à l'autre, ou d'un vers à celui qui suit, ou des deux premiers hémistiches et des deux derniers de deux vers, ou du premier et du second hémistiches d'un même vers, dont le dernier rime avec le dernier du vers suivant, ou des trois hémistiches d'un seul et même vers, contrainte immense, qui paraît avoir rendu l'auteur peu scrupuleux sur la quantité ; car plusieurs de ses vers sont faux. Il semble qu'il se soit exclusivement attaché à la rime, sans s'embarrasser trop de substituer une brève à une longue, *aut vice versá*, quand la quintense réclamait tous ses soins.

Voici, en peu de mots, quelle est l'origine de ce poème :

L'École de Salerne, dans le royaume de Naples, était déjà célèbre au viiie siècle, dans les études médicales surtout, dont elle avait puisé le goût à l'Ecole du mont Cassin, créée en 528, dirigée par des moines fort instruits, et qui reconnaissait saint Benoît pour son fondateur.

Robert Guichard, prince de la Pouille, étant devenu maître de Salerne, y transféra l'École du mont Cassin, illustrée par Constantin l'Africain, qui s'y était retiré pour se livrer à la compilation des écrits des médecins grecs et arabes. Cette École devint, dès lors, de plus en plus florissante, et les croisades contribuèrent beaucoup à sa réputation, parce que la ville de Salerne se trouvait sur le passage des croisés. On n'est donc pas surpris de voir, à son retour du siége de Jérusalem, où il avait été blessé au bras, Robert, fils du roi d'Angleterre *Guillaume-le-Conquérant*, venir consulter, en 1101, l'Ecole de Salerne. Cette consultation donna lieu à l'ouvrage dont nous offrons la traduction au public, et dont l'auteur ou le réducteur fut Jean de Milan, alors médecin célèbre et professeur de cette faculté.

Les maximes de l'École de Salerne contenaient, dans le principe, 1239 vers; plusieurs éditeurs ont réduit considérablement ce recueil ; il y a eu des éditions de 1096 vers, de 664, de 474, de 372, et même de 183 seulement.

On en compte cinq traductions en vers français : celles des xvie et xviie siècles sont si mauvaises et d'un style parfois si grotesque et si inintelligible, qu'on n'en saurait achever la lecture. Celle d'un anonyme, avocat de Montpellier, est la meilleure sous le rapport des vers français, mais elle est inexacte quant à la traduction du latin, et l'on s'aperçoit aisément que l'auteur n'est point médecin. Il rend souvent mal le sens de l'original, s'écarte du texte, et y ajoute même parfois des vers qui n'y ont aucun rapport. Celle de Levacher de la Feutrie, médecin de Paris, qui date de 1779, est infiniment supérieure à toutes, même à la dernière, qui ne remonte qu'à 1825, et qui est due à M. J.-F. Alexandre Pougens, ex-médecin en chef de l'hospice et des prisons de Millau, qu'il ne faut pas confondre, comme on l'a fait, avec le célèbre académicien aveugle Charles Pougens, dont les muses françaises n'ont pas encore perdu le souvenir. Divers Aphorismes ont été ajoutés après coup|à l'ouvrage ; on cite, entre autres, les chapitres du *café*, des *liqueurs*, du *cidre*, de la *dysurie vénérienne* et des *difformités de la taille*, qui|sont l'œuvre de Levacher de la Feutrie.

Les Traités de Lessius et de Cornaro enseignent *l'art de conserver la santé*. L'École de Salerne, qui les a précédés de quatre siècles et demi, résume et récapitule les préceptes qu'ils contiennent. Les réunir était donc un devoir pour nous. Dans l'esprit des connaisseurs, comme dans les reproductions de la presse, les deux traités et les aphorismes sont désormais inséparables.

DE LA SOBRIÉTÉ
ET DE SES AVANTAGES.

CHAPITRE PREMIER.

Ce qui a donné occasion à ce Traité, et quel en est le but.

On a fait jusqu'ici de savants et d'amples écrits des moyens de se conserver dans une santé parfaite ; mais ils sont remplis de tant d'ordonnances, ils exigent tant de précautions sur le boire et sur le manger, sur l'air, le sommeil, les exercices, les saisons ; ils prescrivent tant de sortes de remèdes, que, pour observer toutes ces choses, il ne faut pas moins que des soins continuels. Une telle sujétion est sans doute un véritable esclavage. D'ailleurs, on ne va presque jamais à la cause principale des maux ; comment ces remèdes pourraient-ils avoir quelque effet ? Les hommes veulent manger à leur aise de tout ce qui est le plus de leur goût, sans nulle autre mesure que leur appétit, sans nulle autre règle que leur sensualité. Dussent-ils donc suivre ces ordonnances et ces observations, elles ne leur seraient d'aucun usage. La plupart des hommes abandonnent tout, et même leur santé, à ce qu'ils nomment le hasard (1). Ils se fondent sur ce proverbe trivial : *Qui vit médicinalement, vit misérablement.* Ils regardent comme une misère de ne pouvoir manger avec excès de tout ce que les autres mangent ; de n'oser jamais suivre leur appétit entièrement. Ils mangent donc des deux et trois fois le jour de toutes sortes de choses , et souvent même par delà leur appétit. Après de tels repas, ils s'appliquent quelques heures à des occupations où l'esprit a plus de part que le corps (2) ; et ils ne s'avisent jamais de se purger en de certains temps, à moins que quelque incommodité pressante ne les y oblige. Ils se croient dans la meilleure disposition du monde , tant qu'ils ne sentent aucun mal. Ils ne laissent pas de se remplir peu à peu d'humeurs et de crudités dangereuses qui s'accroissent avec le temps, se corrompent et en deviennent plus malignes. A la plus légère occasion de chaleur, ou de froid, ou de vent, ou de promenade, ou de quelque autre exercice, ou de quelque sorte d'excès, ou d'incommodité que ce puisse être, ces crudités et ces humeurs s'enflamment et causent des maladies mortelles.

J'ai vu mourir par-là plusieurs personnes illustres à la fleur même de leur âge, et qui au-

______

(1) Mais ce prétendu hasard n'est pas moins qu'une disposition d'événements réglés de toute éternité par la providence de Dieu, et qui n'arrivent que dans les temps marqués par cette même providence.

(2) Rien n'est plus capable d'empêcher la digestion des aliments que le travail de l'esprit. Cette application détourne une partie des esprits qui servent à cette digestion.

raient pu vivre longtemps très-utiles au public par leur érudition, ou par des actions aussi glorieuses pour eux-mêmes qu'avantageuses aux autres, et mériter pour le ciel une bien plus glorieuse couronne, s'ils eussent eu plus de soin de ménager leur santé. Combien y en a-t-il, et dans le cloître et dans le siècle, qui souvent ne sont incapables, par leur mauvaise santé, de s'appliquer à l'étude et aux autres fonctions de l'esprit, comme ils le souhaiteraient eux-mêmes et comme le demanderait l'état où ils sont appelés, que faute de savoir l'utilité d'un bon régime.

C'est ce que j'ai remarqué depuis plusieurs années en divers lieux, et ce qui m'a fait penser que ce serait rendre au public un service qui pourrait n'être pas peu considérable que de proposer aux hommes le moyen de se conserver toujours dans une santé parfaite. J'en ai fait l'expérience moi-même. De savants médecins ne jugeaient pas que je pusse encore vivre plus de deux ans. Je me prescrivis un régime qui me guérit de plusieurs maux, et qui me rendit la santé. Je me suis encore rendu par-là capable de choses qui n'ont point de rapport aux sens. Quelques autres de notre compagnie et d'ailleurs se conservent, depuis très-longtemps, par le même régime, dans une entière vigueur d'esprit et de corps. On en a vu beaucoup d'exemples dans des saints et des philosophes des siècles passés. Ce régime, de vie consiste principalement dans une certaine mesure de boire et de manger, qui, loin de surcharger, d'affaiblir et d'altérer notre tempérament, y soit si propre et si proportionnée, qu'elle ne fasse au contraire qu'en réparer les forces et les augmenter.

Dans le temps que je pensais à faire ce traité, il me tomba entre les mains un écrit sur la vie sobre, composé en italien par un homme de qualité, de Venise, nommé Louis Cornaro. C'était un homme d'une grande réputation, qui avait beaucoup de bien, et encore plus d'esprit, et qui était marié. Il rapporte avec tout l'agrément possible le régime qu'il s'était prescrit : il en fait voir les avantages, et les prouve très-clairement par une longue expérience. Je lus ce petit écrit avec beaucoup de plaisir, et le crus très-digne d'être traduit. Je le traduisis donc, et ce fut en latin, pour le rendre intelligible dans toutes sortes de pays ; et comme pour y servir de préface, je crus y devoir mettre à la tête ce petit traité.

Quoique je fasse profession de théologie et non de médecine, ce traité ne doit point paraître étranger à mon ministère. D'ailleurs, j'avais autrefois quelque teinture de la théorie de la médecine, et cet art n'est point éloigné de l'emploi d'un théologien. Il ne s'agit pas ici de moins que de la tempérance, cette vertu si belle ; que de faire voir en quoi elle consiste ; quel en est le juste milieu ; quelle est la mesure précise de son objet ; comment on peut la trouver ; quels sont enfin les avantages de cette vertu. Toutes ces vues ne sont donc point tellement du ressort de la médecine, qu'elles n'appartiennent encore en quelque manière à la théologie et à la philosophie morale.

La fin que j'y ai principalement en vue est très-digne d'un théologien. C'est de donner lieu à quantité de personnes de piété, soit dans le cloître ou dans le monde, de servir longtemps le Seigneur avec plus de facilité, de joie, de ferveur et même de plaisir, mais d'un genre tout spirituel, et de mériter, par-là, pour toute l'éternité, une bien plus grande gloire. Il est incroyable avec combien de liberté et de consolation intérieure ceux qui mènent une vie sobre sont appliqués à la prière, à la célébration du saint sacrifice de nos autels, à la lecture et à la méditation de l'Ecriture sainte, quelque peu éclairés qu'ils puissent être d'ailleurs sur ces sortes de choses (1). Tel est mon principal motif dans ce traité et ce que j'y recherche le plus. De quelle conséquence encore ne peut-il point être à d'autres pour le progrès de leurs études et pour le succès de leurs autres affaires, à quoi l'esprit et le génie ont le plus de part. Nous essaierons, dans la suite de cet écrit, de mettre en un plus grand jour toutes ces choses et leurs avantages. De quelque manière donc que l'on considère ce traité, on n'y trouvera rien qui ne convienne avec l'emploi d'un théologien. Telles sont encore une fois les vues que je me suis proposées dans ce petit ouvrage.

(1) La raison en est naturelle : c'est que l'excès de nourriture envoie à la tête quantité de fumées qui offusquent le cerveau, qui est comme le siège de l'âme, et par conséquent sont un obstacle à ses opérations.

CHAPITRE II.

Ce que c'est que la vie sobre, et quelle est la mesure convenable du boire et du manger.

Pour entrer en matière, nous dirons ce que l'on
entend ici par *vie sobre;* comment on peut déterminer la juste mesure de son objet; quels sont
les fruits qu'on peut en recueillir.

Nous entendons ici par les termes de *vie sobre,*
un usage modéré du boire et du manger, selon le
tempérament du corps et sa disposition actuelle,
par rapport même aux fonctions de l'esprit. Nous
nommons encore *vie sobre, une vie d'ordre, de
règle et de tempérance ,* et nous ne prétendons
par ces différents termes faire entendre que la
même chose.

Mais il ne faut pas laisser d'éviter avec soin
toute autre sorte d'excès, comme de chaleur, de
froid, de travail, etc., qui altèrent la santé, et qui
sont un obstacle aux fonctions spirituelles.

Cette mesure doit être différente selon la différence de l'âge, de la complexion, de l'humeur
qui domine, et selon que l'on est d'une bonne ou
d'une mauvaise santé. Comme les estomacs n'ont
pas tous la même capacité, on doit y proportionner les aliments. Cette proportion consiste dans
une telle mesure, qu'elle suffise pour nourrir le
corps, et que la digestion ne s'en fasse pas moins

parfaitement, dans les occupations du corps ou de l'esprit à quoi chacun peut être destiné.

Je dis dans les occupations de l'esprit et du corps, les unes demandant bien moins de nourriture que les autres. Les premières sont un obstacle à la prompte digestion : dans le temps qu'elles détournent les puissances de l'âme, elles suspendent en quelque manière les puissances inférieures. Nous l'éprouvons toutes les fois qu'une forte attention à l'étude ou à la prière nous empêche d'entendre l'horloge, ou de voir ce qui est devant nos yeux. Souvent donc il faut la moitié moins de nourriture dans les exercices de l'esprit qu'en ceux du corps, de quelque âge et de quelque tempérament que l'on puisse être.

Toute la difficulté consiste à trouver cette mesure précise. C'est aussi ce que marque saint Augustin dans son livre contre Julien (chap. 14). « Quand, dit-il, nous venons à goûter cette » espèce de plaisir, nécessairement attaché à l'u- » sage des viandes qui servent à réparer les forces » de notre corps et à le nourrir, qui pourrait expri- » mer comment ce plaisir que nous y trouvons, » principalement lorsqu'on nous sert des mets ca- » pables de l'exciter, ne nous permet pas de sentir » jusqu'où va le simple besoin, et nous en cache » tellement les salutaires bornes, qu'ils ne man- » que presque jamais de nous les faire passer. » Quoique la nature ait alors ce qui lui suffit, » nous nous imaginons que ce qu'elle a ne lui » suffit pas, et nous croyons faire pour la santé » ce que la sensualité seule nous fait faire. Le

» plaisir que nous goûtons nécessairement nous
» fait ignorer où finit le simple nécessaire. » Nous
parlerons donc, dans le second article, et de cette
mesure et des moyens de la trouver.

Mais au moins, diront quelques-uns, il n'est
pas besoin que ceux qui sont dans des monastères
prennent soin de se prescrire là-dessus aucune
mesure ; leurs supérieurs l'ont fait avec prudence
et discrétion : ils ont déterminé, selon la différence
des temps, une certaine quantité de viande,
d'œufs, de poissons, de légumes, de riz, de beurre, de fromage, de fruits, de bière ou de vin.
Nous pouvons donc, diront-ils, prendre de toutes
ces choses en assurance, et sans craindre d'y
passer les bornes d'une juste mesure. Ces sortes
de personnes ne croient pas que les catharres, les
rhumes, les maux de tête et d'estomac, les fièvres
et les autres maladies dont ils sont souvent tourmentés, viennent d'excès dans le boire ou dans le
manger. Ils les attribuent aux vents, à la malignité de l'air, à des veilles, à des excès de travail,
ou à de semblables causes étrangères. Il est évi-
dent qu'ils se trompent ; la même quantité de nourriture ne saurait être également proportionnée à
tant de tempéraments si différents. Ce qui peut
n'être précisément que ce qu'il faut à telle personne jeune et robuste, peut être deux ou trois
fois plus qu'il ne faudrait à telle autre qui a plus
d'âge et moins de force. C'est ce qu'après Aristote
enseigne si bien saint Thomas (seconde *Quest.*,
XIV, art. 6), et qui est assez clair de soi-même. Si
les supérieurs de monastères ont cru devoir ordon-

ner une telle quantité de nourriture, c'était seulement afin qu'elle pût convenir même aux plus robustes, mais que les autres n'en prissent que ce qu'il leur en faudrait, et que par rapport à ce qu'ils laisseraient, ils pussent avoir le mérite de la tempérance. Il n'est pas difficile d'en suivre les règles tant que l'on n'a point occasion de ne les pas suivre ; mais d'être tempérant, quand on pourrait ne le pas être, et de réprimer l'intempérance dans l'usage des choses les plus capables de l'irriter, c'est ce qui n'est pas si facile, principalement aux jeunes gens et à ceux qui n'ont point encore fait d'effort pour vaincre cette passion. Aussi, est-ce quelque chose de bien agréable à Dieu que de la surmonter. C'est même pour augmenter le mérite de la tempérance, que l'on donne dans quelques monastères plus de nourriture et plus diversifiée que ne le permettraient les bornes de cette même tempérance (1). Nous en avons un exemple illustre dans la vie de saint Pacôme, écrite depuis cent-vingt ans, avec beaucoup de fidélité, et marquée, selon Surius, le quatorze mai. On y rapporte que dans ces monastères, principalement dans ceux où il y avait des jeunes gens, il voulait qu'on leur servît non-seulement du pain avec du sel, mais encore quelque autre chose ; en sorte que si la plupart de ces saints solitaires s'en abstenaient, et qu'ils se con-

(1) Il faut cependant convenir que le plus sûr serait sans doute de ne se faire servir précisément que ce que permettent les bornes d'une tempérance exacte. On n'en aurait pas moins de mérite.

tentassent de pain et de sel, ou de quelque fruit, il ne tînt qu'à eux de manger quelque chose de plus ou de s'en abstenir, et qu'en cas qu'ils s'en abstinssent par mortification, et dans la seule vue de Dieu, ils n'en eussent que plus de mérite. Il est plus difficile de s'abstenir d'un mets que l'on a devant les yeux, dont on peut user, et qui par sa présence excite l'appétit, que s'il n'était pas présent. On peut voir là-dessus quantité d'autres choses dans *Jacques de Paz* (tom. II, liv. III., *De la mortification de l'homme extérieur*), sur la mortification des sens.

C'est une faible objection de dire que l'on donne ces choses pour récréer en quelque manière la nature. Cette récréation ne consiste pas à passer considérablement les bornes ordinaires de la tempérance, mais à réjouir le goût par l'agrément et la variété de ces viandes que l'on ne donne que rarement, et toujours selon la mesure de la sobriété, en sorte que l'appétit ne soit pas entièrement rassasié (1). Dans quelques occasions que ce puisse être, pour peu que l'on passe les bornes d'une exacte tempérance, c'est toujours un mal : et c'est les passer que de manger de telle sorte que l'estomac ne puisse plus si bien digérer.

(1) On peut ajouter à cela ce que dit saint Augustin, que Dieu n'a attaché quelque sorte de plaisir à l'usage de certaines fonctions purement animales, que pour lever en nous la répugnance naturelle que nous n'aurions pas manqué d'y avoir sans cet adoucissement ; mais que s'il y a des choses que l'on ne puisse faire sans plaisir, on ne doit au moins rien faire dans la vue de ce plaisir.

CHAPITRE III.

Sept règles pour trouver cette juste mesure.

Pour trouver cette mesure, nous pouvons nous servir de ces règles tirées de l'expérience.

La première est de ne prendre ordinairement qu'une telle quantité de nourriture, qu'on puisse ensuite ne pas moins s'en appliquer à des fonctions purement spirituelles, à la prière, à la méditation, à l'étude. Il est clair que dès que l'on ne le peut, on a passé les bornes de cette juste mesure. La nature et la raison demandent que l'on se nourrisse de manière que la faculté animale et la faculté raisonnable n'en soient point offensées. La nourriture doit être utile à ces deux facultés; et loin d'être un obstacle à leurs fonctions, elle doit les leur faciliter. Lors donc que l'on se surcharge tellement de nourriture, que les sens, l'imagination, la mémoire, l'entendement en sont moins libres dans leurs opérations, c'est une preuve que l'on a passé cette juste mesure. Cet obstacle vient surtout de vapeurs qui s'élèvent abondamment de l'estomac à la tête, et qui ne s'y éleveraient pas dans une telle abondance, si l'on ne passait point de telles bornes; tout le monde en a l'expérience. Ceux qui mènent une vie sobre sont aussi disposés à s'appliquer après le repas qu'auparavant. C'est de quoi notre auteur rend souvent témoignage dans son traité que nous avons joint à celui-ci. C'est ce que j'éprouve souvent, et que plusieurs autres de notre compagnie ont reconnu comme moi par leur propre expérience. Ceux des saints Pères qui ne mangeaient qu'une fois le jour, le faisaient si sobrement, qu'ils n'en étaient pas moins disposés à s'appliquer à des choses purement spirituelles. Combien plus aisément le pourraient faire ceux qui prennent à deux fois la même quantité de nourriture (1)?

J'ai dit que ces vapeurs qui offusquent la sérénité du cerveau, après le repas, viennent surtout de l'estomac. Quoique c'en soit la cause principale, ce n'en est pas la seule. Elles naissent nonseulement des viandes que l'on vient de prendre, et dont la digestion commence à se faire, mais encore d'une abondance de sang et d'humeurs qu'il y a dans le foie, dans la rate, dans les veines; ces humeurs se fermentent ensemble et envoient quantité de vapeurs. La vie sobre corrige peu à peu cette replétion et cette intempérie, et réduit tout aux termes convenables. Après le repas il ne monte plus à la tête de ces sortes de vapeurs. Tant que les humeurs sont dans un équilibre parfait, on ne doit craindre aucune maladie, ni rien qui puisse être un obstacle aux fonctions spirituelles.

(1) Il faut avouer, cependant, que ceux-mêmes qui vivent le plus de régime, ne doivent point s'appliquer sitôt après le repas.

L'usage où sont plusieurs de ceux qui mènent une vie sobre, de se reposer et de dormir un peu après dîner, ne tire point à conséquence ; ils ne le font que pour réparer un épuisement d'esprits causé par quelques travaux d'esprit ou de corps, et pour reprendre une vigueur nouvelle. Le sommeil sert à l'un et à l'autre : de plus il est de très-peu de durée, et s'ils n'y étaient engagés par l'habitude ou par quelque abattement, ils pourraient aisément s'en passer. Quelques-uns prolongent un peu plus ce sommeil ; mais c'est autant de rabattu sur celui de la nuit : ils partagent en deux reprises leur repos de chaque jour.

Il est cependant plus sain d'éviter le sommeil après dîner : c'est l'avis le plus commun des médecins.

La seconde règle, est de ne prendre qu'une telle quantité de nourriture, qu'ensuite on ne ressente nul engourdissement, nulle pesanteur, nulle lassitude corporelle. Si l'on ne se sent alors dans une disposition aussi libre et aussi vive qu'auparavant, c'est une preuve que l'on a passé cette mesure convenable, à moins que ce ne soit l'effet ou le reste de quelque maladie. Bien loin que le boire et le manger doivent surcharger et affaiblir la nature, ils ne doivent au contraire que la rendre plus libre, plus gaie, plus animée. Ceux donc qui sont d'un tempérament à ressentir cette pesanteur, doivent examiner avec soin si cette incommodité vient d'excès de manger et de boire, ou de tous les deux ensemble ; et après l'avoir découvert, en retrancher peu à peu, jusqu'à ce qu'ils

soient parvenus à une telle mesure, qu'ils n'en
soient plus incommodés.

Plusieurs s'y trompent souvent : ils mangent
et boivent beaucoup ; ils prennent même des
choses très-nourrissantes, et ils ne s'en plaignent
pas moins de faiblesse. Ils s'imaginent que c'est
faute de nourriture et d'esprits ; ils demandent
donc des viandes encore plus nourrissantes. Dès
le matin ils se hâtent de déjeûner, de peur, disent-
ils, que, manque d'aliments, la nature ne tombe
en défaillance. Ils se trompent encore une fois,
et bien misérablement : ils ne font que surcharger d'humeurs leur estomac, qui n'en est déjà
que trop chargé. Loin que la faiblesse de ces sortes
de personnes vienne d'inanition, elle ne vient
que de réplétion. On peut le remarquer par l'enflure qu'elle leur cause, et par le fonds même
de leur tempérament. Cette abondance d'humeurs relâche par excès les muscles et les nerfs,
qui sont les canaux des esprits ; ces esprit sont
comme les instruments de l'âme les plus univer-
sels et les plus immédiats dans les mouvements qu'elle communique au corps, et dans les
sensations dont elle n'est capable à son tour que
par l'entremise des organes corporels. Ils ne
peuvent donc plus ni couler avec la même liberté, ni faire sur ces organes la même impression.
Cette faiblesse, cette pesanteur de corps, cet engourdissement des sens, sont donc alors l'effet
d'une espèce d'interception de ces mêmes esprits.
L'expérience l'apprend tous les jours dans la
plupart de ceux qui sont ou replets, ou remplis

de mauvais sucs. Souvent, pour avoir trop soupé, ils se trouvent le lendemain matin surchargés de quantité d'humeurs que le sommeil de la nuit n'a fait qu'entretenir ; mais après s'être soulagés de beaucoup de pituite et d'autres superfluités, ou les avoir consumées par la diète, ils deviennent peu à peu plus libres, plus gais, plus capables de toutes leurs fonctions ; et cette vigueur croît jusqu'au soir, quoiqu'ils mangent très-peu à midi, et que même ils ne mangent rien. Si dans le temps qu'ils sentent cet excès d'humeurs, et qu'ils sont dans l'abattement qui en est une suite nécessaire, ils ne laissent pas de manger encore, principalement des choses de beaucoup de suc et en grande quantité, non-seulement il demeurent dans leur incommodité, mais ils l'augmentent encore considérablement. Qui voudra donc avoir un libre usage de ses sens et de ses autres organes dans toutes ses opérations, même corporelles, doit faire assez de diète pour consumer toute humeur superflue.

Les esprits en couleront plus aisément dans toutes les parties du corps, et l'âme les en trouvera plus disposés à produire à son gré, dans les organes corporels, les mouvements divers qui conviennent à leurs différentes fonctions.

La troisième règle, est de ne point passer immédiatement d'une vie déréglée à une vie trop exacte ; mais le faire insensiblement, et ne diminuer que peu à peu du boire et du manger, jusqu'à ce que l'on soit parvenu à une mesure incapable d'offusquer l'esprit et d'appesantir le corps ;

c'est ce que tous les médecins enseignent. Les changements trop subits, pour peu qu'ils soient considérables, causent toujours quelque préjudice. C'est comme une seconde nature, que l'habitude ; on ne s'en défait qu'avec violence pour en suivre une toute contraire. Nous ressentons vivement, et par conséquent avec peine et comme quelque chose d'opposé à la nature, tout ce qui l'est à la coutume, tant qu'elle est encore dans sa vigueur. Il ne faut donc s'en défaire que comme par degrés. La mauvaise habitude s'affaiblit et se déracine peu à peu, comme elle s'était enracinée et fortifiée, et un tel changement fait si peu de peine dans la suite, qu'on ne s'en aperçoit presque pas.

La quatrième règle, est fondée sur ce qu'on ne peut déterminer une même quantité de nourriture proportionnée à chaque tempérament, à cause de la différence des âges, des forces et des aliments.

Il semble donc que pour ceux qui ne sont plus jeunes, ou qui sont infirmes, c'est d'ordinaire assez de douze, treize ou quatorze onces de solide, comme de grain, de viande, d'œufs ou d'autres mets, selon ce qui convient à chacun, et autant ou un peu plus de liquide.

C'est l'avis de plusieurs médecins, fondés sur la raison et l'expérience, et ce n'est que pour ceux qui font moins d'exercice de corps que d'esprit. L'illustre Cornaro approuvait tellement cette mesure, qu'il se la prescrivit dès l'âge de trente-six ans, et qu'il s'y tint jusqu'à la fin de

sa vie, qui en fut et plus longue et plus saine (1).
Plusieurs saints pères des déserts, qui ne vivaient
que de pain et d'eau, ne passaient point cette mesure, et la prescrivaient même dans presque tous
leurs monastères comme une espèce de loi, selon
ce qu'en écrit Cassien. Quelqu'un demandait à
l'abbé Moïse quelle devait être, selon les règles
les plus exactes de la tempérance, la mesure ordinaire du manger. Nous savons, lui répondit-il,
que nos anciens pères ont souvent traité cette
matière. Après avoir examiné les différentes
sortes de tempérances que chacun observait, en ne
vivant presque jamais que de légumes, ou d'herbes, ou de simples fruits, ils y substituèrent du
pain ; mais en même-temps ils en déterminèrent
la mesure à deux petits, qui ne pesaient en tout
qu'une livre. Cette quantité de pain qu'ils déter-
minaient à chacun, et qui, selon eux, devait suffire par jour, n'était donc que de douze onces. La
livre chez les anciens était de douze onces précisément, et non pas de seize comme parmi nous.
(*Conf*. de l'abbé Moïse, ii, ch. 19.)

Quelques-uns croient que ces petits pains dont
parle l'abbé Moïse, étaient d'une livre chacun.
Pour peu d'attention que l'on y fasse, on verra
clairement que les deux ensemble n'était que
d'une livre ; il voulait marquer combien pesaient
les deux ensemble et non pas séparément. D'ail-

(1) On peut objecter à cela que ceux qui sont sous un climat plus froid, tel que le nôtre, ne pourraient se contenter d'une
nourriture si frugale ; c'est de quoi l'on ne peut disconvenir.
Il ne prétend pas non plus, comme il le dit lui-même, en faire
une règle générale. Cela ne va que du plus au moins.

2.

leurs cette quantité de pain passait pour une mesure un peu trop juste ; le même abbé Moïse le
dit au même endroit (chap. xxi). Mais si ces deux
pains eussent été d'une livre chacun, c'eût été
deux livres par jour, cette quantité sans doute eût
été plus que suffisante, principalement aux plus
âgés. A qui pourrait ne pas suffire tant de pain par
jour ? Pourrait-on dire que qui en aurait mangé
deux livres n'en aurait que peu mangé ? Il serait au
contraire surprenant parmi nous, qui sommes sous
un climat bien plus froid, que quelqu'un mangeât deux livres de pain dans un seul repas : loin
de passer pour sobre et pour abstinent, ne passerait-il pas au contraire pour intempérant ? De
plus, ces deux petits pains étaient si peu capables
de rassasier, que quelques-uns aimaient mieux
s'en abstenir deux jours que de manger chaque
jour avec les autres, afin de prendre ensuite une
double portion, et de satisfaire leur appétit. Le
même abbé Moïse le rapporte au même endroit,
et le désapprouve. D'ailleurs, qui pourrait dans
un repas manger quatre livres de pain sec, c'està-dire, selon eux, quarante-huit onces, surtout
s'il ne s'applique qu'à des choses spirituelles ?
Enfin, selon ce qu'en rapporte le même abbé,
dans le temps que Sérapion n'était encore qu'enfant, mais qui dans la suite devint abbé lui-même,
après avoir mangé avec les autres deux petits
pains à trois heures après midi, il avait encore
faim, et en dérobait un troisième qu'il mangeait
ensuite en secret. Y a-t-il jamais eu d'enfant qui
ait pu manger trois livres de pain par jour ? Il

paraît donc constant, que chacun de ces petits pains n'était que de six onces, et que les deux ensemble n'étaient à peu près que d'une livre.

Si ces pères jugeaient par une longue expérience que ce fût assez par jour de douze onces de pain sans autre chose, et qu'ils soient même parvenus par cette diète à la plus extrême vieillesse, dans une parfaite santé et dans une entière vigueur de tous leurs sens; combien plus peuvent suffire six ou sept onces d'autres choses plus agréables au goût, et plus succulentes que du pain sec. On peut ajouter qu'ils ne buvaient que de l'eau, et que l'eau ne nourrit point comme la bière et le vin. Enfin l'expérience fait voir clairement qu'il y a bien des gens qui mangent et boivent bien moins, et qu'ils ne laissent pas d'être suffisamment nourris (1).

Quoique le régime dont nous avons parlé jusqu'ici regarde plus les personnes infirmes ou âgées que les autres, je crois cependant qu'il serait aisé de prouver qu'il pourrait encore suffire à ceux qui se portent bien, qui sont d'un tempérament robuste et même dans la fleur de leur âge, s'ils sont appliqués à l'oraison, à l'étude ou à d'autres choses de ce genre. La preuve en est dans une infinité d'exemples de saints, qui, même dès l'âge de quinze ou vingt ans, s'en sont tenus à cette mesure et quelquefois à moins, quoiqu'ils ne vécussent que de pain et d'eau, ou d'un peu d'herbes et de légumes. Quelques-uns vivaient, et très-longtemps

(1) Supposé, comme il le sous-entend, toutes choses d'ailleurs égales.

et très-sainement, au milieu même de grandes peines d'esprit et de corps. On le peut voir dans plusieurs dont la vie est écrite. Nous en rapporterons quelques-unes dans la suite. Il y avait même quantité de monastères où cette mesure était prescrite comme une loi commune aux plus jeunes et aux plus âgés, et comme une mesure qui d'ordinaire devait suffire à chacun d'eux également. Ces pères donc, qui avaient une grande expérience de ces choses-là, et qui savaient parfaitement ce que demande la nature, jugèrent que cette mesure suffisait à tout âge. C'est l'avis de notre auteur; il le prouve même par son exemple, puisqu'il commença ce régime dès l'âge de trente-six ans.

Quelques-uns objectent que le potage emporte souvent des huit ou neuf onces, et que comme il n'en reste plus alors que trois ou quatre de pain ou d'autre nourriture, il faudrait ou ne point manger de potage ou ne manger presque rien autre chose. Pour prévenir cet inconvénient, il n'y a qu'à manger moins de potage, et proportionner tellement le solide avec le liquide, en les pesant séparément, que le tout ensemble ne passe point la mesure prescrite. Mais notre dessein n'est pas de descendre dans ces minuties, il nous suffit d'avoir fait voir en général que cette mesure est raisonnable.

La cinquième règle, regarde la qualité des aliments; mais il n'est pas nécessaire de s'en mettre fort en peine, quand on se porte bien, et que la nourriture que l'on prend convient à la nature.

Presque toutes les viandes dont on use d'ordinaire conviennent à ceux qui sont d'un bon tempérament, pourvu que l'on y garde une juste mesure. Tel peut vivre, et très-longtemps et très-sainement, de pain, de lait, de beurre, de fromage (1) et de bière, principalement s'il y est accoutumé dès l'enfance; mais il faut s'abstenir de toutes choses malsaines, quelque agréables qu'elles puissent être, quand ce ne serait que de crainte d'en prendre par excès.

Presque toutes les choses trop grasses sont contraires à la santé. Elles relâchent trop l'estomac, elles en désunissent les forces, qui ne sauraient être trop réunies; elles empêchent la digestion des autres aliments; elles les font descendre de l'estomac à demi-digérés; elles envoient à la tête quantité de fumées qui causent des espèces de vertiges, des toux, des asthmes et d'autres maux de poitrine. Si les aliments enfin ne se digèrent pas parfaitement, et en autant de temps qu'il en faut pour une parfaite digestion, quelque bon estomac qu'on puisse avoir, ils se tournent en mauvaises humeurs, et ces humeurs en bile et en crudités, toutes matières de fièvres.

Ceux donc principalement qui s'appliquent à l'étude, doivent manger sobrement, et proportionner le pain à ce qu'ils mangent d'ailleurs, pour empêcher, au moins en partie, les mauvais

(1) Il faut cependant demeurer d'accord qu'à l'égard du fromage, comme dit l'école de Salerne, qui moins en mange est le plus sage; aussi bien que la noix, dont elle dit au même endroit qu'une vaut mieux que deux ou trois: Rien ne cause plus d'obstruction que l'un, et plus d'indigestion que l'autre.

effets qui pourraient en arriver (1), comme les fluxions de tête, les vapeurs, les vertiges, les toux, les indigestions d'estomac, les enflures, les coliques, les tranchées, et tout ce qui peut d'ailleurs être contraire au corps et à l'esprit. Ce serait une folie d'acheter au prix de tant et de si grandes incommodités, un plaisir aussi vil et d'aussi peu de durée que celui du boire et du manger. Rien ne marque d'avantage que l'on en est l'esclave que de s'y satisfaire, à peine d'en être incommodé. Ce n'est pas que l'on ne doive jamais user de ces sortes d'aliments, quelque sobrement qu'on en use, comme font scrupuleusement quelques-uns, qui ne mangent ni choux, ni oignons, ni pois, ni fèves, ni fromage, de crainte d'amasser des humeurs mélancoliques, bilieuses, gluantes et capables de gonfler : c'est seulement que l'on ne doit en prendre qu'avec modération. Quand on n'en prend que peu ou rarement, ils ne peuvent incommoder, principalement s'ils sont agréables au goût ; et souvent ceux qui nuisent par leur excès, sont utiles à la nature dans un usage modéré.

De toutes les sortes d'aliments, aucun ne convient mieux aux personnes infirmes ou avancées en âge, qu'une espèce de panade avec un ou deux œufs : on peut vivre de cela seul, et d'une vie aussi longue que saine. Notre auteur le prouve par sa propre expérience. Les Italiens nomment

______

(1) Le pain empêche les autres aliments de se corrompre, de gâter l'estomac, et de rendre, par conséquent, l'haleine mauvaise.

panade une espèce de bouillie faite de pain, d'eau et de jus de viande cuits ensemble. Cette nourriture est une espèce de chyle presque aussi fait que celui qui se forme dans l'estomac par la coction des viandes. Cette panade est composée de choses très-tempérées ; elle n'est point sujette, comme plusieurs autres, à se corrompre dans l'estomac. Enfin il s'en forme un sang pur, et dans une juste quantité.

On peut même aisément y ajouter de quoi la rendre ou plus chaude ou plus nourrissante. Aussi le sage dit-il (*Eccl.*26) : « que le pain et l'eau sont » le fondement de la nourriture de l'homme. » Il veut faire entendre par là que ces deux choses sont les plus propres à soutenir et à conserver la vie ; ou pourrait au moins se passer de viande ou de poisson, et de tout ce qui peut d'ailleurs exciter l'appétit.

Plutarque n'approuve pas l'usage de la viande (liv. du soin de conserver la santé) : « On doit » beaucoup, dit-il, en appréhender les crudités ; » elle charge extrêmement dès que l'on en a » mangé, et elle laisse dans la suite de fâcheux » restes. Il eût été bien plus avantageux d'accou-» tumer la nature à n'en point désirer. La terre » produit assez de choses nourrissantes et agréa-» bles, et qui, pour la plupart, n'ont pas besoin » d'apprêt, et que l'on peut cependant diversifier » d'une infinité de manières. » Plusieurs médecins sont de cet avis, et l'expérience l'autorise. Il y a beaucoup de nations chez qui l'usage de la viande est très-rare, et qui ne vivent principalementque de riz et de fruits : ils n'en vivent cependant que plus longtemps et plus sainement. Les Japonais, les Chinois, plusieurs régions de l'Afrique, et même les Turcs sont de ce nombre. On le voit d'ailleurs en une infinité de laboureurs et de gens de métier, qui d'ordinaire ne vivent que de pain, de beurre, de bouillie, de légumes, d'herbes, de fromage (1), et ne mangent de la viande que très-rarement; ils ne laissent pas d'être sains et robustes et de vivre très-longtemps. On le peut voir encore dans l'histoire des anciens pères des déserts et de tous les religieux de ce temps-là.

La sixième règle, est de s'abstenir d'une trop grande variété de viandes et assaisonnées d'une manière trop recherchée. Disarius, très-savant médecin, et Socrate (*Saturnales* de Macrobe, liv. VII, ch. 4), avertissent de s'abstenir de ces sortes de mets et de boissons, qui excitent l'envie de manger et de boire au-delà même du nécessaire. C'est la maxime la plus commune des médecins. Cette variété excite toujours un nouvel appétit; et quoique souvent on mange trois ou quatre fois plus que le besoin ne le demande, il ne semble presque jamais que l'on ait assez mangé. De plus, comme les différents mets sont de nature différente, peu convenables au tempérament, et souvent contraire, parmi ces divers aliments, les uns se digèrent plutôt que les autres; c'est ce qui

______

(1) Mais il faut remarquer que ce fromage est d'ordinaire tout frais, et par conséquent bien moins malfaisant que les autres.

cause de prodigieuses crudités dans l'estomac , et quelquefois d'entières indigestions , des enflures , des coliques, des obstructions, des maux de reins, la gravelle, etc. Cet excès donc, et cette diversité de nourriture , causent dans toute la masse du chyle dont se forme le sang , des crudités qui ne peuvent que se corrompre. Valériola , fameux médecin , dit : « que rien n'est plus contraire à la santé » qu'une nourriture trop abondante et trop diver- » sifiée dans un même repas. »

On peut encore voir là-dessus quantité de choses dans Macrobe (l'endroit cité un peu plus haut). Xénophon (liv. des dits et des faits de Socrate) marque que la manière de vie de Socrate était si simple et si frugale, que par rapport à la dépense il n'y avait personne qui ne pût aisément vivre de la même manière : il n'en coûtait presque rien. Athénée (Théophraste, liv. II) nous apprend qu'un certain Phabin n'avait vécu toute sa vie que de lait (1) , et que quantité d'autres vivaient d'une nourriture presque aussi simple. Pline rapporte (liv. II, ch. 42) que pendant vingt ans que Zoroastre avait passés dans le désert, il n'y avait vécu que de fromage (2), et que néanmoins tout était en lui si tempéré, qu'il ne ressentait point le poids de ses années.

Enfin, dans tous les siècles passés , ceux qui n'ont usé que d'aliments simples et dans une juste

(1) Le savant Bayle, de Toulouse, a fait un excellent traité latin sur l'usage du lait pour rétablir les étiques.

(2) Il y a bien de l'apparence que c'était du fromage tout frais, rien n'est plus malsain que tout autre.

quantité, ont vécu plus sainement et plus long-temps que les autres. On le remarque même encore dans toutes sortes de nations.

La septième règle, est que comme toutes la difficulté de déterminer et de garder cette juste mesure vient de l'appétit sensuel, chacun doit être persuadé que l'envie de boire ou de manger n'est que trop capable de séduire, et que par conséquent ce ne doit nullement être une règle pour trouver la mesure dont il s'agit. En voici quatre raisons :

La première, c'est que la nature n'a donné à l'homme, et même aux autres animaux, l'appé-tit (1) des aliments que pour la conservation de cha-que animal particulier, et pour la propagation de son espèce. Ceux donc qui veulent vivre chaste-ment et n'être point accablés d'humeurs, qui ne peuvent causer que des maladies, ne doivent point suivre entièrement leur appétit, et doivent retrancher tout superflu.

La seconde raison, c'est qu'il y a souvent dans l'estomac quelque humeur maligne qui fait dési-rer beaucoup plus qu'il ne convient à la santé, comme dans la faim canine, et lorsque quelque suc acide ou mélancolique s'est attaché aux membranes de l'estomac. En pareil cas, il ne faut point suivre son appétit. Si ce sont de telles causes qui excitent une faim violente et une soif, on doit avoir recours aux remèdes de la

(1) Avec cette différence, que ce qui se fait dans les hommes avec sentiment, ne se fait dans les bêtes que machi-nalement

médecine ; mais si cette soif et cette faim sont modérées, elles ne méritent pas qu'on y fasse attention.

La troisième raison, c'est que la diversité des viandes réveille toujours l'appétit par des goûts tout nouveaux et par de nouveaux assaisonnements. Tous ceux qui ont soin de leur santé doivent donc éviter une telle variété de mets et ces assaisonnements trop recherchés ; tous les médecins l'enseignent ainsi. Comment toutes ces viandes de nature si différente, chaude, froide, sèche, humide, bilieuse, flegmatique, facile ou difficile à digérer, etc., pourraient-elles former un chyle pur et uniforme (1) ?

La quatrième et dernière raison, est que comme l'idée que l'on se forme des viandes est toujours agréable, dès qu'elle est tant soit peu forte, elle excite l'appétit, comme l'idée de choses que l'on n'ose nommer en excite le désir. Quoique l'imagination ait plus de force dans ces choses-ci que dans les autres, cependant elle n'en a que trop encore dans ces autres, comme l'expérience l'apprend, principalement à la vue et à l'odeur de certaines viandes. Il faut donc faire en sorte de corriger une telle imagination, pour pouvoir modérer ensuite bien plus facilement le désir qui n'en est qu'une suite, puisqu'il n'a pour objet que ce que cette imagination représente comme agréable. Entre autres moyens d'y parvenir, en

____

(1) Et comment un sang formé de chyle composé de parties si hétérogènes, pourrait-il être dans ce parfait équilibre sans lequel on ne peut être dans une parfaite santé ?

voici deux qui peuvent beaucoup y contribuer :

Le premier, est d'éviter la vue de ces sortes de viandes, de peur que leur vue et leur odeur ne réveillent l'imagination et ne donnent envie d'en goûter. La présence d'un tel objet fait naturellement impression sur la puissance qui y a rapport. Il est beaucoup plus difficile de contenir son appétit à la présence des viandes, que de ne les point désirer quand elles ne sont pas présentes. Il en est de même de tous les autres objets qui peuvent faire plaisir à l'âme par l'entremise des sens (1).

Le second moyen, est de se représenter ces choses qui excitent l'appétit, non comme capables de flatter le goût et l'odorat, telles qu'elles paraissent actuellement, mais comme sales, dégoûtantes, d'une odeur détestable, telles qu'elles vont devenir.

Rien ne paraît ce qu'il est véritablement, que lorsqu'il est revenu à l'état où il était à son origine : ce n'est qu'alors que l'on y découvre ce qui y était caché sous une fausse apparence. Qu'y a-t-il de plus dégoûtant et d'une plus mauvaise odeur que les mets les plus délicieux, quelque peu d'altération qu'ils aient soufferte dans l'estomac ? Plus la nourriture est exquise, plus elle est sujette à se corrompre, et plus l'odeur en est ensuite insupportable. Si la plupart de ceux qui mènent une vie délicieuse n'ont soin de porter sur eux quelque espèce de parfum, on s'aperçoit dès cette vie de l'état de corruption où leurs corps

(1) Aussi Jésus-Christ nous dit-il, que qui aime le péril y périt.

seront après leur mort. C'est ce qui est encore plus sensible dans de certaines fonctions aussi indispensables que naturelles, quoique très-humiliantes, et dans l'haleine de la plupart de ceux qui vivent d'une vie trop délicieuse et trop sensuelle. Il n'en est pas de même des paysans et des gens de métier qui ne vivent que de pain, de fromage et d'autres aliments vulgaires, quand ils en usent modérément (1). Dieu l'a voulu ainsi, afin de nous apprendre à mépriser les délices et à nous contenter de vivres simples. Il faut donc ne penser à ces choses-là que de cette manière, afin d'y accoutumer son imagination.

CHAPITRE IV.

On répond à quelques doutes et à quelques objections.

Mais, dira-t-on, ne faut-il pas du moins changer de régime selon les saisons? Il semble que l'on doive manger davantage l'hiver que l'été. L'hiver, dit Hippocrate, les estomacs sont plus chauds, le froid qui les saisit au dehors en fait retirer la chaleur de la circonférence au centre, c'est-à-dire au cœur. L'été, ils sont plus languis-

(1) On a remarqué dans de certains hôpitaux, que tant que l'on n'y donnait aux pauvres que des nourritures de laitage, on ne s'apercevait point de cette corruption, et qu'on ne commença de s'en apercevoir que lorsque l'on eut commencé à leur donner de la viande.

sants par une raison contraire ; la chaleur, poussée du centre à la circonférence, se dissipe. Il semble, par la même raison, que l'hiver il faille prendre des aliments secs et chauds, parce que la pituite, alors plus abondante, ne peut se dissiper, et que l'été l'on doive en prendre d'humectants et de rafraîchissants, parce que la chaleur de l'air dont on est entouré dissipe beaucoup d'humeurs et dessèche le corps.

Il paraît véritablement, de l'aveu même des médecins, qu'on doit en user de cette manière, autant qu'on le peut commodément. Si l'on a besoin d'une nourriture plus sèche, comme en hiver et quand il a plu longtemps, il est aisé d'augmenter de quelque chose le manger, et de diminuer le boire à proportion, et même les aliments qui ont un peu trop de suc. Si l'abondance de la boisson et des aliments qui ont beaucoup de suc fait du bien dans un temps sec, elle ne peut qu'incommoder quand on a respiré quelques jours un air trop humide et trop froid : cette sorte d'air cause des fluctions, des toux, des enrouements. Quand on a besoin d'une nourriture plus humectante, on n'a qu'a mêler avec le vin un peu plus d'eau, ou prendre au lieu de vin un peu de bière : c'est une boisson qui humecte et qui rafraîchit assez. Il ne paraît pas que les saints pères eussent beaucoup d'égard à cette différence de saisons : ils réglaient pour toute l'année une même sorte de nourriture et dans la même quantité, et ils en vivaient plus longtemps. A présent on a plus d'égard dans les monastères à ce qui convient à la santé. Mais si l'on y donne des mets conformes aux saisons, ceux qui veulent vivre sobrement peuvent choisir entre autres ceux qui leur sont plus convenables. En ce cas-là, dira-t-on, lequel vaut le mieux de prendre en un seul ou en plusieurs repas cette quantité de nourriture dont nous avons parlé ?

Encore que ceux d'entre les anciens qui ont eu beaucoup de soin de garder la tempérance, se soient contentés d'un seul repas par jour, et même après le soleil couché, ou à trois heures après midi, comme Cassien le rapporte, plusieurs croient cependant qu'en un âge avancé il vaut mieux faire deux repas, mais toujours sobres, à cause de la faiblesse qui accompagne un tel âge ; loin de se surcharger de nourriture, la digestion s'en fera plus aisément. On pourra donc en prendre sept ou huit onces à dîner, et le soir trois ou quatre, ou sept ou huit le soir et trois ou quatre à dîner selon sa commodité. Tout dépend principalement de la complexion et de l'habitude. Si l'estomac est rempli de pituite froide et lente, il paraît plus à propos de ne manger qu'une fois le jour. Il faut beaucoup plus de temps pour cuire ces crudités et pour les dissiper ; c'est ce que l'expérience nous a fait connaître très-clairement. Quand même on croirait ne devoir manger que le soir, il ne faudrait pas laisser de prendre à midi quelque chose, et de nature à dessécher la trop grande humidité de l'estomac ; ou si l'on dîne à midi, il faudra prendre quelque chose le soir, comme un peu de pain avec quelques raisins ou choses semblables. Plus on avance en âge, plus on doit avoir soin de corriger cette humidité de l'estomac et de la tête.

« La sagesse, dit un ancien, réside en un lieu » sec, et non en un lieu marécageux et plein » d'eau ; c'est ce qui fait dire à Héraclite, que » l'âme du sage est comme la lumière sèche. »

Quelqu'un objectera peut-être que de savants médecins n'approuvent pas une manière de vivre si mesurée, de peur que l'estomac ne se resserre et ne s'accoutume tellement à cette quantité précise, que, pour peu qu'on la passe, il n'en ressente une pesanteur considérable, et que cela ne l'oblige de s'étendre plus qu'à l'ordinaire. Pour éviter cet inconvénient, ils conseillent de ne pas s'en tenir toujours si scrupuleusement à la même quantité de nourriture, mais d'en prendre quelquefois plus et quelquefois moins. C'est ce qu'il semble qu'Hippocrate confirme. « Un vivre trop » mesuré, dit-il (*Aphor.* v, sect. 1), est dange- » reux, même aux personnes saines ; pour peu que » l'on en passe les bornes ordinaires, on n'en est » que plus exposé à s'en trouver incommodé. Il » y a donc moins de danger de manger un peu » plus qu'un peu moins qu'il ne faut. »

Ce passage, dont quelques médecins se prévalent, ne regarde que ceux qui ne peuvent observer cette uniformité de régime, à cause des fréquentes occasions de festins qu'ils ne peuvent ou ne veulent pas éviter, et qui ne sont point assez maîtres de leur bouche pour pouvoir garder une tempérance uniforme dans de si fréquentes occasions d'intempérance, principalement lorsque les autres les sollicitent par leur exemple à donner quelque chose à la nature. Si pour lors ils mangent par excès, ils s'en trouvent incommodés; on vient d'en rapporter la véritable raison. C'est ce qui n'arrivera point à ceux qui sont capables d'éviter ces occasions d'excès et de garder un régime de vie suivi. Rien ne leur convient mieux, principalement s'ils sont d'une complexion délicate ou d'un âge avancé. L'expérience et la raison ne permettent pas d'en douter. Il n'importe même de passer de quelque peu cette mesure, pourvu que ce soit rarement. De si petits excès ne sont pas fort capables d'incommoder, pourvu qu'ils ne soient pas fréquents, et qu'immédiatement après on revienne à son régime ordinaire.

Si l'on mange plus que de coutume à dîner, il faut ou ne point souper, ou souper plus légèrement. Si l'on a trop mangé à souper, il faut le lendemain moins manger à dîner, ou ne point dîner du tout. Un tel inconvénient n'est donc pas si considérable, que pour le prévenir on doive éviter une vie de régime.

Mais s'il arrivait trop souvent que l'on mangeât avec quelque sorte d'excès, quelque léger même qu'il fût d'ailleurs, il pourrait être fort dangereux, surtout à ceux dont nous venons de parler, et qui seraient accoutumés à vivre de régime. Notre auteur nous l'apprend par son exemple même. Il rapporte, dans son traité, que, depuis l'âge de trente-six ans jusqu'à celui de soixante-quinze, il n'avait pris de nourriture par jour que douze onces de solide et quatorze de liquide, et qu'il avait vécu dans une santé parfaite ; qu'ensuite, de l'avis de quelques médecins et à la sollicitation de ses amis, il avait ajouté deux onces de l'un et de l'autre, et que, dès le dixième jour, ce peu d'augmentation lui avait causé de très-fâcheuses maladies, un fort grand mal de côté, une oppression de poitrine et une fièvre de cinq semaines. Les médecins qui l'avaient mis dans cet état, jugèrent eux-mêmes que c'était un homme mort s'il ne reprenait son régime ordinaire. Je connais un homme qui depuis plusieurs années ne faisait qu'un repas, il soupait, mais il ne prenait à midi que très-peu de chose, et même quelque chose d'assez sec. A la sollicitation de plusieurs personnes, il prit à midi un peu plus de nourriture et plus humectante. Dix ou douze jours après, ce changement lui causa, pendant quelques semaines, de si grandes douleurs d'estomac et d'entrailles, que l'on croyait qu'il allait mourir. Il fut guéri par de grands remèdes que lui avaient ordonnés de savants médecins. Il retomba une seconde fois dans la même maladie, et fut guéri par les mêmes remèdes, A quelque temps de là il retomba encore malade, pour la troisième fois ; il se trouva même plus mal qu'à l'ordinaire, et cela quelques jours de suite. Il jugea qu'un tel mal ne lui venait que pour avoir changé de régime. Après avoir examiné la chose avec beaucoup de soin, il le reprit. Dès le premier jour, ses maux commencèrent à diminuer, et dès le quatrième, ils se trouvèrent tellement diminués, qu'il ne lui resta plus qu'une grande faiblesse, qui s'en alla même peu à peu par le secours de ce régime. Ce n'est ni la quantité des mets, ni leur délicatesse qui peut fortifier un tempérament faible, mais une juste proportion d'aliments convenables.

L'aphorisme d'Hippocrate, cité un peu plus haut, n'est point contraire à ceci : il ne parle que d'aliments si mesurés, et d'ailleurs si peu capables de nourrir, qu'ils ne suffisent pas pour soutenir les forces d'un tempérament. Nous parlons ici d'un genre de nourriture convenable à la nature de chacun, sans en marquer nul de précis, et d'une quantité proportionnée aux forces de l'estomac et propre à maintenir dans une santé parfaite.

Mais, dira-t-on, tout le monde ne peut pas garder un régime de vie si exact. N'y a-t-il donc point, pour ceux qui ne peuvent s'y assujettir, quelque autre moyen de se conserver en santé et de vivre longtemps? C'est de se bien purger au moins deux fois l'année, au printemps et en automne, et de se délivrer par-là de toute mauvaise humeur. Ceci ne regarde que ceux qui, d'ordinaire, font moins d'exercices de corps que d'esprit, comme les ecclésiastiques, les religieux, les jurisconsultes et tous les autres gens d'étude.

Mais il faut préparer les humeurs à cette purgation; c'est le sentiment d'habiles médecins. Elle ne doit point non plus être trop forte, ni de nature à faire d'abord tout son effet. Il faut s'y préparer deux ou trois jours auparavant, par quelque remède qui n'opère que d'une manière insensible.

Cette manière fait sans doute et plus d'effet et moins de peine (1). Le premier jour, les entrailles se purgent; le second, le foie; le troisième, les vaisseaux où il s'amasse quantité de mauvaises humeurs (2). Ceux qui ne vivent pas sobrement ajoutent chaque jour quelques crudités, qui passent par les vaisseaux et se répandent dans toutes les parties du corps, qui est comme une éponge.

Souvent, en un ou deux ans, il s'amasse dans le corps plus de deux cents onces de mauvaises humeurs, qui font plus de six pintes (3). Ces humeurs se corrompent par succession de temps, et causent des maladies qui avancent la mort de la plupart des hommes. C'en est presque la seule cause dans tous ceux qui meurent avant l'extrême vieillesse, à la réserve de ceux qui meurent de mort violente. Il meurt en peu de temps, par la malignité de ces humeurs, au milieu même de toute sorte de commodités, une infinité de personnes qui, dans une galère, à ne vivre que de biscuit et d'eau, comme les matelots, auraient pu vivre longtemps et dans une santé parfaite. Pour prévenir ce danger, on n'a qu'à se purger à

(1) Elle fait moins de peine sans doute, dès que cette opération est insensible ; elle fait plus d'effet, parce que la nature a plus de loisir de se débarrasser de ce qui l'incommode, et que d'ailleurs le corps en est plus fluide.

(2) Cela ne veut dire autre chose, sinon que ces mauvaises humeurs ne peuvent s'évacuer que successivement.

(3) Mais il ne faut pas croire que de tout ce qui s'en est amassé pendant tout ce temps-là, il ne s'en soit point dissipé d'une manière ou d'une autre, quand ce ne serait que par l'insensible transpiration. Autrement, le corps ne serait presque plein que de mauvaises humeurs.

propos, au moins deux fois l'année. Il ne pourra rester alors beaucoup de ces humeurs, et elles ne seront pas si sujettes à se corrompre. J'ai connu plusieurs personnes qui, sans aucune maladie grave, sont parvenues, par ce moyen, jusqu'à l'âge le plus avancé.

CHAPITRE V.

Des avantages de la sobriété par rapport au corps.

La vie sobre délivre et préserve l'homme de presque toutes sortes de maladies, de catarrhes, de toux, d'asthmes, de vertiges, de maux de tête et d'estomac, d'apoplexie, de léthargie, d'épilepsie, de tout autre accident qui peut attaquer le cerveau, de la goutte, de la sciatique, de toute congestion qui cause une infinité de maladies ; enfin elle tempère les humeurs, et les maintient dans une juste proportion. Il n'y a point de maladie à craindre partout où les organes sont dans une parfaite symétrie, dans un équilibre parfait. C'est dans cette proportion que consiste la santé ; la raison et l'expérience nous l'apprennent de concert. Ceux qui vivent d'une vie sobre, vivent d'ordinaire d'une vie saine ; et dans les maux qu'ils souffrent, ils ont bien moins à souffrir que ceux qui sont remplis de mauvaises humeurs, qui ne viennent que d'intempérance, et il ne leur faut que très-peu de temps pour être parfaitement guéris. Je connais quantité de gens naturellement faibles, et sans cesse appliqués à des choses spirituelles, et qui ne doivent qu'à leur tempérance leur grand âge et leur santé; les saints pères et quantité de religieux sont de ce nombre.

Presque toutes les maladies des hommes ne viennent que de ce qu'on prend plus de nourriture que la nature n'en demande et que l'estomac n'en peut parfaitement digérer. La preuve en est, que la plupart des maux ne se guérissent que par évacuation.

On ne saigne, on n'applique les ventouses, on ne donne de certains remèdes, que pour dégager la nature; c'est encore pour cette raison qu'on ordonne l'abstinence et qu'on prescrit un régime de vie très-frugal. Cette manière de guérir les maladies prouve qu'elles ne viennent que de réplétion. Les maux ne se guérissent ordinairement que par quelque chose de contraire à ce qui les a causés. Toutes les maladies qui viennent de réplétion, dit Hippocrate (sect. 2, *Aph.* XXII), ne se guérissent que par évacuation; et celles qui viennent de trop d'évacuation, ne se guérissent que par le remplacement de ce qui s'est de trop évacué. Mais celles-ci sont rares, si ce n'est dans un long siége où l'on manque de vivres, ou dans un long voyage de mer, ou dans de semblables occasions. En ce cas-là, il faut purger les humeurs que la chaleur naturelle a trop recuites faute d'aliments; ensuite nourrir et fortifier le corps, mais insensiblement, et n'augmenter sa nourriture que peu à peu. Il faut faire la même chose dans les grandes maladies, pour réparer les forces épuisées par de trop grandes évacuations. Si presque toutes les maladies ne viennent que de ce qu'on prend plus de nourriture que la nature n'en demande, il s'ensuit que si l'on n'en prend que ce qu'elle en demande, on ne sera sujet à presque nulle sorte de dérangement. On le peut inférer de ce même passage d'Hippocrate : « *Pour se bien porter, il faut* » *toujours demeurer sur son appétit, et faire* » *quelque exercice* (1). »

Les crudités sont la source la plus ordinaire de toutes les maladies. « On ne peut tomber malade, » dit Galien, tant que l'on évite avec soin tout ce » qui peut causer des crudités ; l'intempérance en » tue plus que l'épée. Plusieurs, dit la sainte Écri- » ture, abrégent leurs jours par leur intempé- » rance, au lieu que par l'abstinence ils les pro- » longeraient. N'ayez d'avidité, dit-elle un peu » auparavant, en aucun repas, ni ne vous aban- » donnez à aucune sorte d'aliment. » L'excès des viandes ne fait qu'affaiblir la nature, et causer des crudités qui sont des sources de maladies. On nomme crudité ce qui n'a pu se digérer parfaitement. Lorsque l'estomac ne cuit qu'à demi les aliments, ou parce qu'ils sont indigestes, ou à cause de leur trop grande variété dans un même

______

(1) Si pour se bien porter il faut observer ces deux choses, comment, à plus forte raison, peut-on y parvenir en observant ni l'une ni l'autre ?

repas, ou faute d'un temps suffisant pour une digestion parfaite, le chyle qui se forme des parties les plus succulentes des aliments est formé de crudités qui causent quantité de maux ; elles remplissent les entrailles et le cerveau de pituite et de bile ; elles causent beaucoup d'obstructions jusque dans les plus petits vaisseaux ; elles gâtent le tempérament, et remplissent enfin tout le corps d'humeurs corrompues, d'où naissent de très-fâcheuses affections.

Tant que le chyle est encore trop cru dans l'estomac, et c'est ce qu'Aristote appelle corruption et non pas digestion, il n'est pas possible que le sang puisse se purifier parfaitement dans le foie ; la seconde digestion ne peut rectifier la première ; et, loin que d'un mauvais sang il puisse se faire une bonne nourriture, il faut nécessairement que le tempérament se ressente d'une telle corruption, et qu'on en devienne sujet à quelques maladies. Cette crudité de chyle est encore cause que les vaisseaux répandus par tout le corps se remplissent d'un sang impur et mêlé de quantité de mauvaises humeurs, qui se corrompent de plus en plus, s'enflamment à la première occasion de fatigue, de chaleur, etc., et causent de très-dangereuses fièvres, dont une infinité de personnes meurent à la fleur même de leur âge ; un bon régime préserve de tous ces inconvénients. Tant que l'on ne prend de nourriture qu'autant que l'on peut aisément en faire la digestion, on n'a point de crudités à craindre, il se fait un chyle convenable à la nature : de cette sorte de chyle il se fait un sang pur, et c'est le bon sang qui fait le bon tempérament; les humeurs en sont moins sujettes à se corrompre dans les vaisseaux; il ne se trouve dans les entrailles, ni obstructions, ni superfluités, qui, le plus souvent, causent des maux de tête et d'estomac, et même des ressentiments de goutte. Ce régime nous maintient dans un bon tempérament et dans une santé parfaite. L'un et l'autre dépendent d'une juste proportion et d'un parfait équilibre d'humeurs, et dans une telle [disposition qu'il n'y ait dans nulle partie du corps, qui est tout poreux, aucune obstruction capable d'empêcher les esprits et le sang d'y avoir un cours entièrement libre. Non-seulement la sobriété empêche les crudités et tout ce qui en est une suite, elle consume encore les humeurs superflues, et même bien plus sûrement que les excès du corps. Virinque, docteur en médecine, le fait voir savamment (liv. V, *de la Diète*, ch. 3, 4 et 5). Le travail exerce toujours quelque partie du corps plus que les autres : c'est ce qui souvent trouble les humeurs, échauffe considérablement, et cause des fièvres, des pleurésies, des fluxions très-douloureuses. L'abstinence fait son effet jusque dans les parties les plus intimes, jusque dans les moindres jointures, et ne fait d'évacuations que d'une manière aussi douce qu'uniforme. Elle subtilise en très-peu de temps les humeurs les plus grossières, elle dégage les pores, elle consume les superfluités, elle ouvre les conduits des esprits, elle rend ces esprits plus purs, sans même trou-

bler les humeurs, sans causer des fluxions fâcheuses, sans échauffer le corps, sans mettre en
danger de maladies, et l'esprit même n'en est que
plus libre dans ses opérations. On ne peut néanmoins disconvenir que les exercices du corps qui
ne passent point de justes bornes et qui se font
à propos, ne soient utiles et même nécessaires. Mais la plupart de ceux qui vivent sobrement et qui ne s'appliquent qu'aux choses de
l'esprit, n'ont pas besoin d'exercices de longue
haleine, et qui d'ailleurs consumeraient trop de
temps : ils peuvent se contenter d'un quart-
d'heure ou d'une demi-heure d'une sorte d'exercice
qu'on peut prendre avant le repas sans sortir de
sa chambre, qui est en usage chez les personnes les
plus graves, et surtout de professions sédentaires,
et qui n'a rien d'indigne d'eux. Il se fait de deux
manières : l'une, à prendre dans chaque main des
poids d'une livre ou d'une livre et demie chacun,
et de se secouer les bras de toute sorte de sens,
comme si l'on combattait en l'air ; l'autre manière consiste à prendre des deux mains un grand
bâton où il y ait à chaque bout une livre ou une
livre et demie de plomb, et, laissant entre les deux
mains un intervalle de quatre pieds, se secouer les
bras, comme on vient de le dire, ou seulement autour de soi : rien n'exerce mieux les muscles de la
poitrine et des épaules, et ne dissipe mieux les
humeurs qui embarrassent les jointures (1). On

(1) Rien n'est donc plus propre à délasser. La lassitude
ne vient que d'humeurs qui embarrassent les jointures et les
muscles, et qui les empêchent de se mouvoir dans une entière
liberté.

peut voir ce que dit Mercurial (*Traité des exercices du corps*) de ces deux sortes d'exercices et de quelques autres.

CHAPITRE VI.

Suite des avantages de la vie sobre par rapport au corps.

La vie sobre préserve des maladies qui viennent de crudité et de corruption, et précautionne même contre leurs causes extérieures. Ceux dont le corps est pur et les humeurs tempérées ne sont pas si sujets à se trouver incommodés de chaleur, de froid, de fatigue ni de rien de semblable, que ceux qui sont chargés de mauvaises humeurs, et s'ils en ressentent quelque incommodité, ils en sont plus aisément et bien plus tôt guéris. Il en est de même quand on se fait quelque contusion, ou qu'on se démet, ou que l'on se rompt quelque os : il ne se jette point d'humeurs sur la même partie offensée, ou il ne s'y en jette que très-peu, et rien n'est plus capable d'en empêcher la guérison et de causer même de vives douleurs et de grandes inflamations que lorsqu'il s'y fait quelque dépôt ; notre auteur (art. II de son *Traité*) le prouve bien clairement par sa propre expérience. La vie sobre préserve de la peste.

Tant que le corps est pur, on résiste plus aisément à un tel venin. C'est cette frugalité qui préserva Socrate de la peste dont Athènes fut souvent ravagée (Laërce, *Vie des philos.*, liv. II).

La vie sobre guérit tous les maux qui peuvent se guérir, et adoucit les autres. On éprouve même tous les jours que l'esprit n'en est que plus en état d'agir. Les ulcères du poumon, les squirres (1) du foie ou de la rate, la pierre qui se trouve quelquefois dans les reins ou dans d'autres parties, l'intempérie d'entrailles, quelque invétérée qu'elle puisse être, et l'eût-on de naissance, les descentes et les autres accidents de cette nature, n'empêchent point de vivre longtemps, d'être toujours dans une parfaite sérénité d'esprit et en état de s'appliquer à des choses qui n'ont point de rapport aux sens. Rien n'est plus capable d'irriter ces maux et de faire mourir en peu de temps que l'intempérance ; mais les incommodités sont très-rares et très-aisées à supporter dans le cours d'une vie de régime.

CHAPITRE VII.

Que la sobriété fait vivre longtemps, et qu'elle rend l'esprit et le corps plus libres dans leurs opérations.

Quand on a vécu sobrement, on meurt presque sans peine et de pure défaillance de nature. Les

(1) Ou corps étrangers.

anciens pères, qui se retiraient, les uns dans les déserts, les autres dans des monastères, ont vécu très-longtemps, quoiqu'ils vécussent très-durement. Leur extrême sobriété leur faisait même trouver des délices dans une vie qui d'ailleurs n'était rien moins que délicieuse. Saint Paul, premier ermite, saint Antoine, saint Paphnuce, saint Hilarion, saint Jacques l'ermite, originaire de Perse, saint Macaire, saint Arsène, précepteur de l'empereur Arcade, saint Siméon Stylite, dont l'abstinence et les travaux paraissent si fort au-dessus de la nature humaine, saint Romuald Italien (1), saint Udalric, évêque de Padoue, saint François de Paul, saint Martin, archevêque de Tours, saint Epiphane, saint Augustin, saint Remy (2), le vénérable Bède, et un grand nombre d'autres, même de notre siècle et de l'un et l'autre sexe, dont il serait trop long de rapporter les noms, ont vécu la plupart de la manière du monde la plus austère, et ils n'ont pas laissé de vivre, les uns au moins soixante-dix ans, d'autres quatre-vingt, d'autres cent, quelques autres même jusqu'à cent vingt.

On ne saurait dire que ce n'ait point été par la force de la nature, mais par un don surnaturel, que ces sortes de personnes sont parvenues à un si grand âge ; on en a vu trop d'exemples, à la

(1) Fondateur des Camaldules.

(2) Archevêque de Reims. De tels exemples sont d'autant plus admirables, que la vie en elle-même la plus laborieuse et la plus pénible est celle d'un évêque qui connaît ses devoirs et qui sait les remplir.

réserve de ceux qui sont morts d'accidents. Il y a bien de l'apparence que saint Jean l'évangéliste, le seul des apôtres qui ne soit point mort de mort violente, a du moins vécu cent ans ; saint Siméon en avait cent-vingt quand il souffrit le martyre ; saint Denis l'aréopagite en avait plus de cent ; saint Jacques le jeune en vécut plus de quatre-vingt-seize , quoique dans de continuels jeûnes et dans une assidue prière. La longue vie n'est pas un don qui ne soit réservé qu'aux saints ; les brachmanes même, chez les Indiens, ceux des Turs qui font profession de suivre exactement les superstitions de Mahomet, et qui mènent une vie très abstinente et très-austère, ne doivent leur grand âge qu'à leur grande frugalité. « Les Es-
» séniens, dit Josèphe (*Guerre des Juifs,* liv. II,
» ch. 2), vivaient très-longtemps ; plusieurs d'en-
» tre eux parvenaient à l'âge de cent ans, par la
» simplicité et le bon régime de leur vie : ils ne
» vivaient que de pain et de bouillie. » Démo-
crite et Hippocrate vécurent cent cinq ans, Platon plus de quatre-vingt.

Enfin, quand l'Ecriture dit (*Eccl.* 37) que l'abs-
tinent vivra longtemps, elle parle en général de quiconque garde l'abstinence, et non pas des saints seulement. J'avoue néanmoins que les impies, principalement les homicides et les blasphéma-
teurs, ne vivent pas longtemps pour la plupart, quelque tempérés d'ailleurs qu'ils puissent être dans leur manière de vivre : la justice de Dieu ne manque jamais de les poursuivre. Au moins ne meurent-ils point de corruption d'humeurs ,

mais d'une mort violente. Pour revenir aux intempérants, il est certain qu'ils ne sauraient vivre
longtemps. Rien n'épuise tant les esprits et
n'est plus capable d'affaiblir et de détruire la
nature.

Mais, dira-t-on, l'intempérance de quelques-uns
ne les empêche pas de parvenir à l'âge le plus
avancé. Ces exemples sont rares, et d'ordinaire
ces sortes de personnes ne sont pas d'un tempérament bien robuste. La plupart de ceux qui
mangent beaucoup meurent avant le temps ; et
si ceux qui vivent sans règle vivaient plus sobrement, leur vie en serait sans doute et plus longue
et plus saine, et ils seraient plus en état de faire
usage de ce qu'ils peuvent avoir et d'esprit et d'é-
rudition. Il n'est pas possible que ceux qui ne vivent pas frugalement ne se remplissent de mauvaises humeurs, qu'ils ne soient souvent attaqués
de maladies, et que, sans faire tort à leur santé ,
ils puissent s'appliquer longtemps à des choses
qui demandent quelque contention d'esprit. Toute
la force de la nature et des esprits doit être occupée à la digestion des aliments, et si l'on détourne
avec violence ce que ces esprits ont de vigueur,
leur coction ne se fera que très-imparfaitement,
ou ce sera la source de beaucoup de crudités ; la
tête se remplira de vapeurs qui offusqueront l'esprit et causeront même de la douleur, si l'on
s'applique trop fortement. Ces sortes de malades
ont souvent besoin d'exercices corporels, ou de
remèdes capables de dégager le corps ; et quelque long temps qu'ils vivent, c'est toujours peu ,

du moins par rapport à l'esprit et à ses fonctions ;
La plupart de leur vie est employée à des besoins
corporels. C'est la chair qui devrait être l'esclave
de l'esprit ; c'est au contraire leur esprit qui est
l'esclave de leur chair. Une telle vie convient-elle
à un homme, principalement à un chrétien, qui,
dans l'usage des choses sensibles, ne doit avoir que
des objets tout spirituels, et mortifier continuellement ses sens et ses passions ?

Si ceux qui sont d'une complexion délicate
vivent de régime, ils sont bien plus sûrs de vivre longtemps et en santé, que ceux qui sont les
plus robustes et qui vivent dans l'intempérance.
Ceux-là n'ont point de mauvaises humeurs, ou
du moins en telle abondance qu'elles puissent
causer des maladies ; ceux-ci se remplissent nécessairement, dans le cours de quelques années
de quantité d'humeurs, qui se corrompent de
plus en plus, et qui deviennent des occasions de
maladies fâcheuses et souvent mortelles. Aristote marque, dans ses problèmes, qu'un certain
philosophe nommé Hérodique, quoiqu'il fût
d'un tempérament très-faible, et qu'il fût même
étique, avait vécu cent ans par le moyen d'un bon
régime. Platon en fait aussi mention. Galien rapporte qu'il y avait de son temps un certain philosophe qui avait fait un livre où il prétendait en-
seigner l'art de vivre sans vieillir, jusqu'à l'âge le
plus avancé. Galien prouve clairement que cette
prétention est vaine et chimérique. Ce philosophe
fait voir par sa propre expérience que cet art lui
avait au moins servi à prolonger sa vie. À l'âge

de quatre-vingts ans, où il était si épuisé qu'il n'a-
vait plus que la peau et les os, il trouva le moyen,
par cet art qui consistait uniquement dans un régime particulier, de vivre encore longtemps, et
il ne mourut que d'étisie et de langueur. « Ga-
» lien rapporte encore que ceux qui ne sont point
» naturellement d'une complexion délicate peu-
» vent parvenir à l'âge le plus avancé dans une
» entière liberté de leurs sens, et même exempts
» de toute maladie et de toute douleur. Quoique
» je sois, ajoute-t-il, naturellement maladif, et
» que ma profession ne m'ait pas permis de vivre
» toujours d'un régime uniforme, depuis l'âge de
» vingt-huit ans que j'ai mis cet art en usage, je
» n'ai eu aucune maladie, ou tout au plus que
» quelque fièvre éphémère (1) qui ne venait que
» de fatigue. »

Ceux qui vivent de régime, non-seulement
parviennent à l'âge le plus avancé, exempts de maladies et de douleurs, mais ils n'en ressentent pas
même à la mort ; ils ne meurent que par une
simple dissolution, ou de pur épuisement du
fluide vital, comme une lampe qui ne s'éteint
que faute d'huile. Une lampe s'éteint ou d'un souf-
fle ou avec de l'eau, ou manque d'aliment : la vie
de l'homme est comme une lampe, qui peut s'é-
teindre ou par une violence étrangère, ou par une
abondance de mauvaises humeurs, ou par un pur
épuisement du principe vital. La chaleur naturelle même n'est que trop capable de s'épuiser

______

(1) C'est-à-dire d'un jour.

par succession de temps ; et c'est ce qui se fait par l'insensible transpiration, à peu près comme de l'eau ou de l'huile par le moyen du feu. Dans la première et la seconde manières, il se fait une grande révolution dans la nature ; il n'est donc pas possible que, pour peu que cela dure, on n'en ressente de grandes douleurs ; comment le tempérament pourrait-il résister à des effets qui lui sont si contraires ? c'est donc alors avec violence que l'âme se dégage des liens du corps. Mais de la troisième manière, on ne ressent aucune douleur, ou l'on n'en ressent que de très-légères. Le tempérament se détruit lui-même, d'une manière insensible : l'humide radical et la chaleur naturelle, les deux premiers principes de la vie, se consument peu à peu. A mesure que diminue cet humide radical, la chaleur diminue aussi, et dès que l'un est consumé, l'autre s'éteint comme une lampe. C'est de cette manière que meurent presque tous ceux qui vivent de régime, à moins que ce ne soit de mort violente. Ils se préservent, par la diète, de tout ce qui pourrait détruire avec violence leur humide radical, ou étouffer leur chaleur naturelle. Rien ne les empêche donc de vivre jusqu'à ce que ces deux premiers principes de la vie soient consumés. L'homme mourrait de la même manière, si Dieu cessait de conserver l'un avec l'autre.

Le cinquième avantage de la vie sobre, est de rendre le corps léger, agile, libre dans toutes ses fonctions et dans tous ses mouvements. La pesan-

teur, l'accablement, la lenteur dans les opérations naturelles ne viennent que d'humeurs qui
s'emparent des jointures et les abreuvent par
excès. On les évite par le moyen de la diète ; il
se fait une bonne digestion, il s'en forme un sang
pur, et, par conséquent, des esprits aussi purs que
ce sang, et qui donnent au corps tout ce qu'il
peut avoir de vigueur et d'agilité.

CHAPITRE VIII.

Que la vie sobre donne de la vigueur aux sens

Nous avons rapporté cinq sortes d'avantages de
la sobriété par rapport au corps ; voyons présen-
tement ceux qui se rapportent à l'esprit. Ils peuvent de même se réduire à cinq sortes.

La vie sobre donne de la vigueur à l'esprit, dès
qu'elle en donne aux sens extérieurs. La vue s'affaiblit avec l'âge ; des humeurs superflues et des
vapeurs s'emparent des nerfs optiques, et ne permettent pas aux esprits d'y avoir un cours entièrement libre. La vie sobre prévient un tel
inconvénient ; on y remédie beaucoup par l'abstinence des choses trop grasses, de vins trop forts

et trop fumeux, de cidre trop épais (1), ou de boissons composées d'herbes aromatiques.

La surdité ne vient non plus que d'une abondance de mauvaises humeurs. On y peut remédier par le moyen de certains remèdes, à moins que le mal ne soit invétéré et trop enraciné ; mais la vie sobre en est le préservatif.

Le goût ne se gâte que lorsque son organe est abreuvé d'humeurs ou bilieuses, ou acides, ou salées, et qui font que tout ce qu'on prend paraît ou amer, ou acide, ou salé.

La diète fait trouver plus de goût et même plus de plaisir aux aliments communs et au pain sec, que les intempérants n'en trouvent aux mets les plus délicats et les mieux assaisonnés. Dès que l'on s'est purgé de ces mauvaises humeurs qui gâtaient l'estomac et qui causaient du dégoût, l'appétit revient et fait que l'on trouve dans les aliments le vrai goût et le vrai plaisir que l'on doit y trouver. C'est par le même moyen que l'on conserve les autres sens.

Ce n'est pas qu'un grand âge ne soit tout seul que trop capable d'affaiblir la vigueur des sens, principalement de la vue et de l'ouie ; il s'en faut peu même qu'il ne les détruise entièrement. La bonne constitution des organes, aussi bien que des autres parties, se détruit peu à peu, à mesure que

---

(1) Il ne s'ensuit pas que le cidre soit plus sain quand il est fait avec plus d'eau que ce qu'il en faut pour le faire ; l'expérience prouve le contraire. Cette épaisseur dépend de la qualité du fruit. D'ailleurs si on le trouve trop fort, on y peut mettre de l'eau, mais seulement quand on en veut boire.

l'humide radical et la chaleur naturelle se consument ; les sensations ne sont plus si vives, les conduits et les pores sont remplis d'une pituite froide, qui est un fort grand obstacle aux opérations de l'âme. Un grand âge rend sujet à quantité de crudités. La vieillesse n'est que froideur et sécheresse de tempérament, causées par l'épuisement de l'humide radical et de la chaleur naturelle, et nécessairement suivies d'une abondance de pituite froide répandue partout le corps.

CHAPITRE IX.

Que la vie sobre adoucit les passions.

Le second avantage de la vie sobre, par rapport à l'âme, est de réprimer et d'affaiblir ses inclinations ou ses passions. Cela seul ne rendrait-il pas cette manière de vie estimable ! Est-il rien de plus honteux que d'être l'esclave et le jouet de sa colère, de son intempérance, de toutes les saillies, de tous les emportements de son imagination ? que de se répandre d'une impétuosité aveugle dans une infâme crapule et dans d'autres excès encore bien plus infâmes ? Est-il rien de plus indigne que ces excès si contraires à la vertu, si nuisibles à la santé, et même si incompatibles avec l'honneur du monde? La vie sobre remédie aisément à ces maux; elle ôte une partie des humeurs qui les causent, et elle corrige l'autre. Les médecins, les philosophes et l'expérience nous apprennent queles humeurs sont en partie la cause de telles'passions.

Ceux qui sont trop chargés ou de bile ou d'humeurs bilieuses, sont ordinairement emportés et impétueux; ceux qui sont d'humeurs mélancoliques, sont, à la première occasion, accablés de tristesse ou saisis de crainte. Si ces humeurs s'enflamment dans le cerveau, elles causent la frénésie et la folie. S'il s'attache quelque humeur acide aux membranes de l'estomac, elle cause une faim continuelle, et fait que l'on dévore plutôt que l'on ne mange. Si le sang est trop abondant ou trop bouillant, on en ressent, d'une manière plus vive, les pointes de la concupiscence, principalement à l'occasion des objets qui ne sont que trop capables de l'irriter. La raison en est que l'esprit est souvent la dupe de l'imagination, et les images qu'elle se forme sont presque toujours conformes à la disposition du corps et aux humeurs qui y dominent. Les songes des bilieux sont de feux, d'incendies, de guerres, de meurtres; ceux des mélancoliques, de ténèbres', d'enterrements, de sépulcres, de spectres, de fuites, de fosses, de toutes choses tristes; ceux des pituiteux, de lacs, de fleuves, d'inondations, de naufrages; ceux des sanguins, de vols d'oiseaux, de courses, de festins, de concerts, de choses même que l'on n'ose nommer. Les songes ne sont que des impressions de l'imagination, quand les autres sens sont assoupis. L'imagination représente d'ordinaire, même pendant que l'on veille, des images qui ont rapport aux humeurs qui dominent, principalement à l'occasion du premier objet qui se présente, avant que la raison règle l'impression qu'il est capable de faire sur l'âme. C'est donc l'excès de ces humeurs qui cause tant de désordres. Comme la bile est une humeur très-âcre et très-contraire à la nature, elle représente à l'imagination comme quelque chose de préjudiciable, quoi que ce soit qui puisse déplaire dans les discours ou dans les actions des autres. Et comme cette humeur est ardente et impétueuse, l'impression qu'elle fait est vive et forte : on veut repousser promptement ce qui fait de la peine et s'en venger au plus tôt. L'humeur mélancolique est pesante, froide, séche, assoupissante, acide, noire, de nature à resserrer le cœur : elle est cause que l'on se forme de tout des idées fâcheuses, tristes, sombres ; et comme elle est froide, pesante, d'une nature contraire à la bile, elle n'inspire que la crainte, la fuite, la lenteur. La pituite est humide et froide : c'est ce qui rend l'imagination tardive, languissante, sans vigueur, sans vivacité, sans gaîté. La bile rend donc un homme téméraire, audacieux, de mauvaise humeur, sujet à se fâcher de tout, querelleur, impétueux, toujours prêt à jurer, à faire des imprécations, à crier, à tempêter. C'est l'origine de tant de querelles, de batteries, de meurtres parmi les hommes. Ceux mêmes de ces désordres que l'on attribue à l'ivresse, ne viennent d'ordinaire que d'une bile dont le vin ne fait qu'augmenter et enflammer la fureur. La mélancolie rend les hommes tristes, pusillanimes, craintifs, ennemis de la société, rêveurs, sujets même au désespoir. Et comme la bile, tant soit peu échauffée, empêche l'esprit de juger sainement, la mélancolie envoie presque toujours des vapeurs noires au cœur et à la tête. La pituite rend les hommes lents, languissants assoupis, craintifs, sujets à l'oubli, enfin peu propres aux grandes choses. Quoique cette humeur ne soit pas un aussi grand obstacle aux fonctions corporelles que la bile et la mélancolie, c'en est un des plus grands aux fonctions de l'âme. La froideur de cette humeur affaiblit la vigueur des esprits, en humectant par excès le cerveau et les conduits de ces mêmes esprits.

La sobriété remédie à la plupart de ces maux, elle diminue peu à peu les mauvaises humeurs. Ce n'est pas que la nature, principalement aidée de certains remèdes, ne puisse beaucoup y contribuer; mais enfin le tempérament du corps ne se rétablit que lorsque le sang est pur et tempéré. La vie sobre rend les hommes affables, doux, complaisants, de belle humeur, de bon commerce, modérés en toutes choses. Un suc naturellement doux rend les inclinations et les humeurs aussi douces; et un mauvais suc, tel que la bile et la mélancolie, principalement si elle est trop abondante, rend les mœurs et les inclinations insupportables. Et ce qui mérite d'être remarqué, c'est que si les mauvaises humeurs irritent les passions, et même les font naître, les passions à leur tour, par une certaine convenance, enflamment et fortifient ces mauvaises humeurs, qui, enflammées et mortifiées, augmentent encore de nouveau ces mêmes passions. C'est ce qui paraît dans ceux en qui la bile domine. Dès que la moindre chose qui les choque se présente à leur imagination remplie de vapeurs bilieuses, ils s'emportent. Ce tempérament irrite les esprits et la bile : cette bile irritée représente à leur imagination d'une manière plus vive et plus forte l'injure qu'ils croient avoir reçue ; elle leur paraît alors bien plus grande qu'auparavant, et par-là cet emportement même s'augmente et se fortifie. Aussi passe-t-on quelquefois de la colère à la fureur, pour peu que l'on s'entretienne de l'idée de cette injure. Il ne faudrait donc point faire d'attention aux injures qu'on a reçues (1) : ce serait un bien pour le corps aussi bien que pour l'âme. L'humeur mélancolique ne serait toute seule que trop capable de faire imaginer des choses tristes ; or la tristesse resserre le cœur, souvent même elle pousse au désespoir et à de terribles extrémités.

(1) Cette maxime est d'un usage indispensable dans le commerce de la vie. Elle est fondée sur ce que les hommes n'agissent proprement que par rapport à l'intention ; ils ne sont que comme les instruments dont Dieu se sert par rapport à l'extérieur de l'action. C'est donc se révolter contre Dieu même que de se révolter contre les hommes.

CHAPITRE X.

Que la vie sobre conserve la mémoire.

Le troisième avantage de la vie sobre, par rapport à l'âme, est de conserver la mémoire. L'humeur froide qui s'empare du cerveau, surtout lorsque l'on vit d'une vie intempérante, ou que l'on est avancé en âge, fait d'ordinaire beaucoup de tort à la mémoire : cette humeur cause des obstructions dans les conduits les plus serrés des esprits ; elle assoupit ces esprits eux-mêmes ; les idées en sont plus lentes, plus languissantes, plus sujettes à s'évanouir ; souvent au milieu du discours elles s'évanouissent tellement, que l'on ne sait plus ce que l'on vient de dire, ou de quoi l'on vient de parler ; on demande à la compagnie sur quoi l'on en était ; c'est ce qui peut arriver de trois manières : Premièrement, lorsqu'une humeur pituiteuse intercepte tout-à-coup ce qu'elle trouve en son chemin d'esprits, dont l'imagination se sert pour toutes ses opérations ; cette interception fait cesser l'idée de la chose conçue et par conséquent en fait cesser le souvenir. Secondement, lorsque les idées ont été languissantes, et que l'on n'y a point réfléchi ; or l'idée de quoi que ce soit, qui n'est point suivie de réflexion, ne peut laisser de vestige capable d'en conserver le souvenir. Troisièmement, le défaut de mémoire peut venir de la part des esprits. Quoique le vestige soit en quelque manière suffisant, il arrive souvent que parce que les esprits sont ou épuisés, ou impurs, ou assoupis, ou trop vifs, nous ne pouvons nous servir suffisamment de ce vestige pour rappeler nos idées. Il arrive même quelquefois que l'on perd entièrement la mémoire, lorsqu'une trop grande quantité de pituite froide cause des obstructions dans les conduits du cerveau les plus étroits, en assoupit les esprits, humecte et refroidit par excès toute la substance du cerveau.

On peut aisément se préserver ou se guérir de tous ces maux par un genre de vie sobre et convenable ; mais il faut surtout s'abstenir de toute boisson trop forte et trop fumeuse, ou n'en prendre que très-peu. Quoique le vin soit naturellement chaud, cependant, si l'on en boit souvent avec excès, il engendre des maladies froides, des fluxions, des toux, des rhumes, l'apoplexie, la paralysie. La tête se remplit de vapeurs, ces vapeurs s'y condensent en une pituite froide qui cause tous ces maux. Il faut s'abstenir même de tout aliment trop humide, et vivre le plus qu'il se peut de choses sèches de leur nature (1), tant pour prévenir ou dissiper les humeurs superflues et les obstructions qui en naissent, que pour dégager les conduits des esprits, et rendre

_____

(1) Ceci ne regarde que ceux qui sont d'un tempérament trop humide.

ces esprits plus subtils et plus propres aux opérations de l'âme. Le cerveau reprend par là son tempérament naturel, et en devient plus propre lui-même aux opérations de la mémoire et de l'imagination.

CHAPITRE XI.

Que la sobriété donne de la vigueur à l'esprit.

Le quatrième avantage de la vie sobre, est de donner de la vigueur à l'esprit pour ses opérations naturelles ou surnaturelles. Ceux qui vivent dans l'abstinence sont vigilants, circonspects, prévoyants, de bon conseil, d'un jugement droit. S'agit-il de sciences, même les plus abstraites? ils n'ont pas de peine à y exceller ; s'agit-il de prière, de méditation, de contemplation? ils s'en acquittent avec beaucoup de facilité, de plaisir et de goût spirituel. Quelque abstinents que fussent les anciens Pères, ils n'en étaient pas moins dans une continuelle vigueur d'esprit ; ils n'en passaient pas moins les nuits entières dans la prière, dans la méditation des choses divines ; et leur âme y trouvait une si grande consolation, que ce leur était comme l'avant-goût des célestes délices. Ils ne s'apercevaient point de la durée du temps. C'est principalement par la frugalité de leur vie qu'ils sont parvenus à une si parfaite santé, qui les rendait les amis de Dieu (1). Quelques-uns même avaient le don de prophétie; quelques autres celui de faire des miracles, et ils faisaient tous dès cette vie l'admiration de tout l'univers.

Comme ils tenaient sans cesse leur âme élevée vers les choses d'en haut, et qu'ils ne perdaient jamais Dieu de vue, ils méritèrent que Dieu s'abaissât vers eux (2), pour les éclairer d'une manière si admirable. Aussi Dieu nous dit-il : Approchez-vous de moi, vous serez éclairés. Dieu leur faisait encore part de ses secrets et du don de faire des miracles, afin que les hommes comprissent par-là combien une telle vie lui est agréable, et qu'ils fussent animés à suivre un tel exemple.

La vie sobre est la plus sûre voie pour parvenir au comble de la sagesse et des vertus chrétiennes. On ne peut même, sans le secours de la sobriété, faire de grands progrès dans les sciences, ni, à plus forte raison, des découvertes dont on puisse faire part aux autres. La tempérance est donc avantageuse, et par rapport aux choses humaines, et par rapport aux choses divines. La sobriété, dit Cassien, est comme la base et le fondement de toutes ces choses. (*De la Gourm.*,

(1) Si Dieu aime les saints, même dans le temps, parce qu'ils sont saints, ils ne sont saints que parce que Dieu les aimait de toute éternité.

(2) Mais il faut toujours que Dieu commence à s'abaisser vers nous, avant que nous puissions nous élever vers lui.

liv. V, ch. 14 et 17.) Tous les saints qui ont voulu bâtir la tour sublime de la perfection évangélique, ont commencé par cette vertu, comme par ce qui en est le fondement.

C'est ce qui ne laisse pas d'être vrai, quoique la foi soit le fondement de toutes les autres vertus, et par conséquent de tout édifice spirituel. La foi est bien le fondement intérieur, et le premier sur quoi toutes les autres vertus sont immédiatement appuyées, mais l'abstinence est le fondement extérieur et qui sert à seconder l'autre. Elle éloigne les obstacles à l'usage de la foi et aux opérations de l'entendement ; et comme l'abstinence écarte ce qui les rend difficiles, désagréables, pénibles, elle leur donne lieu en même temps d'être nettes, faciles, agréables. Tout progrès spirituel dépend premièrement de l'usage de l'esprit et de la foi qui y réside. Nous ne pouvons ni aimer quelque bien que ce soit, ni haïr quelque mal que ce puisse être, que l'entendement ne nous le représente comme digne d'amour ou de haine. Ceux qui ont reçu de Dieu le don de ne jamais perdre de vue les choses célestes et divines, comme l'ont reçu les Apôtres et plusieurs hommes apostoliques, n'auront pas de peine à mépriser toutes les choses terrestres, à s'élever à un sublime degré de sainteté et de mérites, et enfin à obtenir dans le ciel la couronne de gloire. La volonté se conforme sans peine au jugement de l'intelligence, quand l'intelligence lui propose un objet, non en passant, mais d'une manière vive et continuelle.

C'est ce qui fait voir clairement que ce qui est un obstacle aux opérations de l'esprit, ou qui les rend difficiles et pénibles, est cause, la plupart du temps, que l'on ne parvient à un éminent degré de perfection, ni en science, ni en piété, ni en sainteté de vie ; et ce qui rend les opérations de l'esprit aisées, libres, nettes, agréables, rend l'homme propre à s'appliquer aisément et avec plaisir aux choses spirituelles, et le rend capable d'atteindre à un degré éminent de sagesse et de sainteté.

Comme donc la sobriété facilite les actions de l'esprit et les rend agréables, c'est avec raison qu'on la nomme le second fondement de la sagesse et de tout progrès spirituel. On a fait voir plus haut de quelle manière cela se fait.

Quelles sont les choses qui empêchent la méditation, ou du moins qui la rendent difficile ? Une trop grande humidité de cerveau, une abondance de fumées et de vapeurs noires, une obstruction des organes dont l'esprit même dépend dans quelques-unes de ses opérations, une trop grande quantité de sang ou de bile trop recuite, qui envoient à la tête des vapeurs mélancoliques qui s'emparent du cerveau. La vie sobre prévient tous ces inconvénients, elle les surmonte même et les corrige peu à peu, avec le secours de quelques remèdes, s'il en est besoin, surtout dès le commencement et avant que le mal soit invétéré. Mais si la pituite ou la mélancolie se sont emparées du cerveau, elles conduisent à la folie, ou du moins à la stupidité ; et de tels maux sont incurables. La vie sobre nous rend propres à la réflexion ; comme le sang en est plus pur, les esprits en sont plus tempérés ; et si l'intempérance a rendu le cerveau trop humide, ou trop froid, ou trop sec, ou trop chaud, la diète le rétablit peu à peu dans l'état où il doit être.

Cet avantage de la vie sobre est extrêmement estimable. Qu'y a-t-il de plus à souhaiter pour un homme, et principalement pour un chrétien, que d'avoir, dans l'âge même le plus avancé, un esprit sain ? que d'être de bonne humeur, que de se sentir dans une entière liberté pour toutes ses fonctions ? Est-il rien de plus agréable et de plus avantageux à l'âme ? Alors l'expérience d'un long âge fait connaître plus clairement que le monde n'a rien que de vain, de vil, de méprisable. Nous avons et plus de dégoût pour les choses de la terre, et plus de goût pour celles du ciel ; nous ne perdons point de vue les choses à venir, qui sont à tout moment sur le point d'arriver. Pour nous y préparer dignement, tout ce que nous avons de connaissances acquises depuis l'usage de la raison nous est d'un grand secours, et nous en recueillons les agréables fruits. Après avoir calmé les passions de notre âme et leurs troubles, nous pourrons nous appliquer avec beaucoup de plaisir et de facilité à la prière, à la méditation des choses divines, à la lecture de l'Écriture sainte et des Pères de l'Eglise ; repasser continuellement quelque chose de pieux dans notre esprit ; y rappeler, selon la coutume des saints Pères, quelque sentence éma-

née de la bouche de Dieu même ; réciter dignement les prières canoniques ; offrir le saint sacrifice de nos autels avec beaucoup de respect
et de piété. On ne saurait dire avec quelle prodigieuse facilité, quel plaisir, quelle consolation
d'esprit, ceux qui sont sobres ont de coutume,
nonobstant même leur grand âge, de s'acquitter
de toutes ces fonctions, et de quel mérite elles
sont pour le ciel.

Tel est mon principal motif dans cet écrit.
Je ne propose à ceux qui ont de la piété, et
principalement aux religieux, les avantages d'un
aussi grand bien que celui de vivre longtemps en
santé, que comme un moyen de servir Dieu
avec plus de facilité et de joie, de se rendre
l'esprit plus propre à recevoir les inspirations et
les lumières divines, et pour leur donner lieu
par-là de s'amasser de grands trésors de bonnes
œuvres. Qu'y a-t-il de plus inutile et de plus
méprisable qu'une vie plus conforme au monde
qu'à Dieu, et où l'on ne suit que la vanité, l'ambition et le plaisir ? Mais qu'y a-t-il au contraire
de plus utile et de plus estimable que de vivre
longtemps, lorsqu'on ne vit que pour Dieu ? La
vie sobre a la vertu de rendre l'esprit et le corps
propres à remplir leurs devoirs à l'égard de Dieu
et du monde ; mais la piété qui consiste dans la
seule envie de plaire à Dieu doit être le principal motif de la sobriété. Le seul plaisir d'une
si digne vie ne devrait-il pas suffire pour nous
y engager, en attendant celui dont le prix est
infini aussi bien que la durée.

CHAPITRE XII.

Que la vie sobre émousse les pointes de la concupiscence, et qu'elle en éteint même les feux.

Le cinquième avantage de la vie sobre, est de modérer l'impétuosité de la concupiscence, de surmonter les tentations de la chair, et de procurer un grand calme et à l'âme et au corps. C'est ce qui a fait dire à un certain auteur, « que » sans Cérès et Bacchus, Vénus ne fait que lan- » guir. » Tous ceux même qui se sont signalés par leur sainteté, se sont servis de la tempérance comme d'un remède contre les atteintes de la concupiscence.

Après la grâce de Dieu, c'est le remède le plus efficace contre un tel mal. La sobriété en soustrait la matière, la cause mouvante et la cause excitante. J'en nomme la matière, l'abondance de celle dont les enfants sont formés dans le sein de leur mère ; la cause mouvante, l'abondance des esprits qui mettent cette matière en mouvement ; et la cause excitante, les images des choses que la pudeur ne permet pas de nommer. Ces images excitent premièrement l'ardeur de la concupiscence ; elles poussent aussitôt les esprits à mettre en mouvement ce qui en est la matière ; et cette impression devient si vive, que si la

volonté ne la réprime, le mal s'accomplit entièrement. Le principal combat que le chrétien ait
à soutenir, surtout à la fleur de l'âge et tant
que la nature est encore dans toute sa vigueur,
consiste à faire tous ses efforts pour vaincre cette
concupiscence.

La sobriété en soustrait donc la matière et la
cause mouvante. S'il y a trop de cette matière
dont on vient de parler, la vie sobre en diminue
peu à peu la quantité et la chaleur ; elle diminue de même la chaleur et la quantité des esprits,
par une abstinence d'aliments trop chauds et trop
venteux, et de vin ou de cidre trop fort, jusqu'à
ce qu'on en soit venu à une juste médiocrité.
Et quand cette matière et les esprits capables de
la mettre en mouvement sont tempérés, les
images dangereuses cessent d'elles-mêmes de se
présenter ; ou si elles se présentent encore, nous
les chassons aisément, à moins que Dieu ne per-
mette que le démon nous les suggère, afin de
nous humilier. Ceux qui vivent sobrement sont
la plupart exempts de ces sortes d'imaginations
et de tentations, ou n'en sont que fort rarement
tourmentés ; la sobriété les empêche aisément
de naître ; elle ne permet de manger ou boire
que ce qu'il faut pour nourrir le corps. La quantité des alimens ne doit pas se mesurer sur l'appétit, qui n'est capable que de séduire, mais sur
la raison, qui ne considère là-dessus que ce qui
convient au corps et à l'esprit.

Si l'appétit n'est capable que de séduire, c'est
pour les quatre raisons que nous en avons fait

voir plus haut, et que nous pouvons réduire à deux. La première est, que c'est pour la conservation de chaque animal particulier, et même de son espèce, que la nature a donné l'appétit à l'homme et l'instinct aux autres animaux, pour le boire et le manger. La raison apprend donc, à qui veut vivre chaste et exempt des aiguillons de la concupiscence, à ne suivre son appétit qu'autant qu'il faut pour soutenir le corps. Si l'on s'en tient là précisément, il n'y aura point trop de cette matière dont on vient de parler, et encore moins d'aiguillons de la concupiscence. Cette matière est le superflu des aliments. Dès que l'on n'en prend donc que ce qu'il en faut pour la nourriture, il n'y a plus ou presque plus de superflu. Ce qui prouve d'ailleurs que l'on n'est que trop souvent la dupe de son appétit, c'est que souvent on désire bien plus qu'il ne convient au soutien du corps et à sa propagation. Ce désir vient d'une mauvaise disposition de l'estomac, comme dans la faim canine, et lorsqu'il s'est attaché aux membranes de l'estomac quelque humeur mélancolique, ou à cause des différentes manières d'assaisonner les viandes, qui continuellement réveillent le goût et irritent l'intempérance, soit par leur variété, soit par leur différente saveur. Tous ceux donc qui veulent vivre d'une vie sobre et chaste; tous ceux même qui ont soin de leur santé, ne peuvent éviter avec trop d'attention une telle diversité de viandes et d'assaisonnements. C'est ce qu'enseignent tous les médecins, comme nous l'avons dit plus haut.

On peut voir clairement par toutes ces choses que, pour dompter la concupiscence, la vie sobre a beaucoup plus de force que les mortifications du corps, les cilices, les haires, les disciplines, le travail des mains. Ces choses ne nous mortifient que superficiellement ; elles ne vont point jusqu'à la cause du mal, qui est cachée au-dedans. L'abstinence ramène le tempérament à une juste médiocrité. Ce que l'on vient de dire mérite bien que l'on y fasse quelque attention.

Nous avons traité jusqu'ici des avantages de la sobriété, et nous pourrions les prouver par tout ce que les saints Pères en ont dit ; mais, pour abréger, je ne citerai là-dessus que saint Chrysostôme. « Le jeûne, dit-il, nous rend en » quelque manière tout spirituels, comme de » pures intelligences ; il nous donne du mépris » pour les choses présentes : c'est une école de » prières. Il sert de nourriture à l'âme, de frein » à la langue et aux lèvres, d'adoucissement à la » concupiscence ; il appaise la colère, il calme les » fougues de la nature, il réveille la raison, il » rend les idées nettes et vives ; il rend le corps » dispos, il préserve des illusions de la nuit, il » guérit les maux de tête, il rend la vue claire » et distincte. Ceux qui jeûnent ont un air sage » et grave, une langue libre et dégagée ; ils » pensent juste, etc. » (Voyez encore ce que dit ailleurs ce même Père, 1, *Homélie sur la Gen.*) On peut lire quantité de choses semblables dans saint Basile, saint Ambroise, saint Cyprien et plusieurs autres auteurs chrétiens.

CHAPITRE XIII.

Que la vie sobre n'a rien de fâcheux, et que l'intempérance cause de très-grands maux.

Mais, dira-t-on, c'est quelque chose de bien incommode qu'une telle frugalité de vie, qui oblige de rester toujours sur son appétit. Ne serait-il point plus avantageux de vivre moins, que de vivre d'une telle manière? Et ne pourrait-on pas appliquer à ceci ce que disait autrefois un homme qui ne voulait pas qu'on lui coupât la jambe : « La vie, dit-il, n'est pas digne d'être achetée au prix d'une si grande douleur (1). »

Il faut convenir que d'abord il y a quelque sorte de peine, à cause d'une habitude contraire, et que la capacité de l'estomac est plus grande (2); mais cette peine diminue peu à peu, et à la fin elle ne subsiste plus. Il ne faut pas passer tout d'un coup d'un excès à l'autre, mais retrancher chaque jour quelque chose, jusqu'à ce que l'on en soit venu à une juste mesure, comme Hippocrate l'enseigne souvent. Par-là l'estomac se resserre peu à peu et sans peine, et n'a plus cette avidité qu'il avait auparavant. Dès que l'estomac

(1) *Ah! non est tanto digna dolore salus.*

(2) Ou plutôt parce que le ferment de l'estomac est plus actif et en plus grande abondance.

est réduit à une juste capacité, il n'y a plus rien de fâcheux dans la vie sobre. Cette quantité, quelque juste qu'elle paraisse, répond parfaitement aux forces de cette capacité nouvelle. La plupart de ceux qui ont accoutumé de déjeûner, et qui ont de la peine à s'en passer au commencement du carême, s'en passent ensuite sans peine. Plusieurs même se trouvent si bien de ne point déjeûner, qu'ils voudraient ne déjeûner jamais. D'autres éprouvent la même chose quand ils ne soupent pas. De même, pour peu d'usage que l'on ait de s'abstenir de certains aliments, surtout peu salutaires, on s'en abstient sans peine, quelque goût même qu'on y eût auparavant. Il est donc faux qu'il y ait tant de peine à rester sur son appétit ; mais quand même cela serait, ce qui cependant n'est pas, une telle peine ne serait-elle pas assez dignement compensée ? La tempérance chasse les maladies ; elle rend le corps agile, sain, pur, exempt de toute mauvaise odeur. La vie sobre fait vivre longtemps ; elle rend le sommeil doux et tranquille ; elle fait trouver agréables les mets les plus communs ; elle donne de la vigueur aux sens et à la mémoire, de la pénétration et de la netteté à l'esprit : elle le rend même capable de recevoir les lumières divines ; elle calme les passions, elle bannit la colère et la tristesse ; elle abat l'impétuosité de la concupiscence ; elle remplit l'âme et le corps d'une infinité de biens ; elle produit même une sage gaîté ; enfin une telle vertu est comme l'âme de toutes les autres.

L'intempérance, tout au contraire, fait acheter bien cher ce plaisir si court et si borné qu'elle cause dans le boire et le manger. Elle charge l'estomac, elle cause une infinité de maux ; elle rend le corps sale, de mauvaise odeur, dégoûtant, plein de pituite et d'excréments ; elle enflamme la concupiscence, elle rend l'âme esclave des sens, elle affaiblit les sensations, elle altère la mémoire, elle rend les idées obscures ; elle rend encore l'esprit et le cœur pesants et peu propres, l'un aux sciences, l'autre à la prière ; on en a sans doute et moins de lumière et moins de piété. Quelle étrange sorte de bien est-ce donc que ce qui cause tant de maux? Le plaisir du boire et du manger ne dure que quelques moments ; on ne le ressent que pendant que l'on mange et que l'on boit, et que ce que l'on boit ou ce que l'on mange passe dans l'estomac. Qu'un tel plaisir est de soi-même et vil et méprisable ! Nous l'avons de commun avec les bêtes (1), et il ne flatte que quelques parties du corps (2), la langue, le palais, le gosier. C'est cependant pour un tel plaisir que l'on souffre tous les maux qui en sont une suite nécessaire. La seule crainte de se priver d'un plaisir si funeste fait toute la difficulté de vivre sobrement. S'il n'y avait aucun plaisir à boire et à manger, il n'y aurait aucune peine à n'y point passer les bornes du simple nécessaire ;

(1) Avec cette différence, comme on l'a dit dans une des notes précédentes, que ce qui est sensible en nous n'est que machinal dans les bêtes.

(2) Ou plutôt l'âme par l'entremise de ces organes.

ce plaisir, encore une fois, tout vil et tout borné qu'il est, est le seul prétendu bien qui se trouve dans l'intempérance. Quelle indignité n'est-ce donc point à l'homme de se rendre l'esclave d'un si misérable plaisir, et de l'acheter au prix même de sa santé?

Si les personnes sages, si les hommes de bien, dont l'existence s'écoule douce et tranquille au milieu des désordres d'ici-bas, examinent avec soin ce que l'on vient de dire, et qu'ils ne se contentent pas d'un examen fugitif et stérile, il est impossible qu'ils ne trouvent pas plus de facilité et de plaisir à vivre d'une vie sobre que d'une vie intempérante. Nous rougissons de la faiblesse de notre âme quand elle se rend l'esclave de nos sens. Comment peut-elle s'assujétir à un si dur empire, et d'une manière si servile?. Comment ne peut-elle pas résister à des charmes aussi bornés que méprisables! Qu'y a-t-il de plus honteux que d'être l'esclave de sa gourmandise? Qu'y a-t-il de plus insensé que de renoncer à tous ces biens de l'esprit et du corps, que nous apporte la sainte sobriété, pour un aussi misérable plaisir que celui du boire et du manger, et que de s'exposer à toutes les incommodités et à tous les maux dont l'intempérance nous accable? Misérable sort des mortels, d'être sujets à quelque chose de si vain et de si frivole, aux ténèbres d'un tel aveuglement, à de telles erreurs, et de souffrir que leur esprit soit le jouet d'un bien qui n'est qu'imaginaire, comme ceux dont on ne jouit qu'en songe!

Nous nous contenterons de ce que nous venons de dire de la sobriété, considérée comme la voie la plus sûre et la plus aisée pour parvenir à la santé du corps et à la vigueur de l'esprit, pour les conserver, même dans l'âge le plus avancé, et pour procurer à l'esprit et au corps des biens très-grands et très-convenables à chacun. Je prie Dieu de toutes mes forces que cet écrit leur soit salutaire. Je le terminerai par ce passage de saint Paul : « Mes frères, soyez sobres et vigilants. Le diable, » votre ennemi, tourne sans cesse autour de vous » comme un lion rugissant. Il ne cherche qu'à » vous dévorer : fortifiez-vous dans la foi, pour » pouvoir lui résister. »

On a tâché de faire voir dans ce petit traité que la vie sobre est d'un grand secours, et pour surmonter tous les vices, et pour s'élever même au comble de toutes les vertus.

CONSEILS

POUR VIVRE LONGTEMPS.

Par L. Cornaro.

PREMIER DISCOURS.

De la vie sobre et réglée.

Il est démontré, depuis longtemps, que l'habitude devient aisément une seconde nature, et qu'elle exerce sur tous les corps un immense pouvoir : elle a même souvent sur l'esprit plus d'autorité que la raison. Le plus honnête homme, en fréquentant des libertins, oublie peu à peu les maximes de probité qu'il a sucées avec le lait, et s'abandonne à des vices qu'il voit continuellement pratiquer. Est-il assez heureux pour être séparé de cette mauvaise société et pour se trouver souvent en meilleure compagnie, la vertu triomphe à son tour ; il revient insensiblement à la sagesse qu'il avait abandonnée. Enfin tous les changements que nous voyons arriver dans le tempérament, dans la conduite et dans les mœurs de la plupart des hommes, n'ont presque jamais d'autres principes que la force de l'habitude.

J'ai remarqué que c'est par elle que trois maux fort dangereux se sont introduits, depuis peu de temps, dans la société. Le premier est l'esprit d'adulation et de cérémonie; le second est le scepticisme, qui continue à faire des progrès; le troisième est l'ivrognerie et la gourmandise.

Le premier de ces maux exclut de la vie civile la bonne foi, la franchise, la sincérité. Le second va droit à la destruction de la véritable piété; et je suis si persuadé que les gens de cœur qui attaquent ces deux monstres, les combattront avec succès, que je ne doute point d'en voir le monde purgé avant que je meure. Quant au troisième, qui est si contraire à la santé, qu'on peut l'appeler son plus mortel ennemi, je lui déclare moi-même la guerre. J'entreprends de le décrier dans le monde, et de lui soustraire autant de sacrifices et de victimes qu'il me sera possible.

C'est un malheur pour les hommes de notre siècle que la profusion des mets soit devenue à la mode, et que, de toutes parts, elle s'élève triomphante sur les ruines de la frugalité. L'une cependant est fille de la tempérance, et l'autre n'est produite que par l'orgueil et par l'appétit déréglé. Nonobstant la différence de leur origine, la profusion s'appelle aujourd'hui magnificence, générosité, grandeur; elle est généralement estimée dans le monde; et la frugalité passe pour de la bassesse dans l'esprit de la plupart des hommes. Voilà une des erreurs que l'habitude et la coutume ont consacrées.

Cette erreur nous a tellement séduits, qu'elle

nous fait renoncer à une vie frugale, enseignée par la nature dès les premiers âges du monde, vie frugale qui conserverait nos jours, tandis que la profusion nous jette dans des excès qui en abrègent le nombre. Nous sommes vieux, sans avoir pu goûter le plaisir d'être jeunes; le temps qui ne devrait être que l'été de la vie, est souvent le commencement de son hiver. On s'aperçoit qu'on n'est plus si robuste, on sent les approches de la caducité, on décline avant que d'être arrivé à l'âge mûr. Au contraire, la sobriété nous maintient dans l'état naturel où nous devons être ; nous sommes jeunes plus long-temps; l'âge viril est accompagné d'une vigueur qui ne commence à décroître qu'après beaucoup d'années ; il faut le cours d'un siècle pour creuser nos rides et blanchir nos cheveux. Cela est si vrai, que, lorsque la volupté avait moins d'empire sur les hommes, ils avaient à quatre-vingts ans plus de force et de vivacité qu'ils n'en ont aujourd'hui à quarante.

O malheureux univers! ne t'aperçois-tu pas que la gourmandise t'enlève chaque année plus d'habitants que la peste, la guerre et la famine n'en pourraient détruire? Tes véritables fléaux sont tes festins fréquents, qui sont si prodigieux qu'on ne peut plus construire de tables assez grandes pour y ranger la quantité de plats dont ta prodigalité les couvre, de sorte qu'on est obligé de servir les viandes et les fruits en pyramides. Quelle fureur! quelle folie! Oh! mets-y bon ordre pour l'amour de toi-même, si tu ne le fais pour l'amour de Dieu. Je suis certain qu'il n'est point de péché qui lui déplaise davantage, ni de volupté qui le soit plus funeste. Tâche de t'en garantir comme de ces maladies épidémiques dont on se préserve par la bonne nourriture et par des précautions qui les empêchent d'arriver. Il est aisé d'éviter les maux que nous causent les excès de la gourmandise. Le souverain remède contre la réplétion, n'est pas difficile à trouver ; la nature nous l'enseigne. Contentons-nous de lui donner ce qu'elle nous demande, et ne la surchargeons pas : peu de chose lui suffit. Les règles de la tempérance tirent leur origine de celles de la raison ; accoutumons-nous donc à ne manger que pour vivre. Ce qui excède la quantité nécessaire pour nous nourrir, n'est qu'un levain de maladie et de mort ; c'est un plaisir qu'on paie chèrement, et qui ne saurait être innocent ni excusable, dès qu'il peut nous être nuisible.

Combien ai-je vu périr de gens à la fleur de l'âge, victimes de la malheureuse habitude de trop manger ! Combien m'a-t-elle enlevé d'amis illustres, qui pourraient encore embellir l'univers, faire honneur à leur patrie, et me donner autant de plaisir à les voir que j'ai eu de douleur à les perdre !

C'est pour arrêter le cours de cette contagion que j'entreprends de démontrer, dans ce petit ouvrage, que l'abondance et la diversité des mets est un abus pernicieux, qu'il faut détruire en vivant sobrement, comme faisaient les premiers hommes. Quelques jeunes gens, qui méritent mon estime par leurs belles qualités, ayant perdu leurs pères plutôt qu'ils ne devaient s'y attendre, m'ont témoigné un extrême désir de savoir de quelle manière j'ai vécu, afin de s'y conformer. J'ai trouvé leur curiosité judicieuse. Rien n'est plus raisonnable que de souhaiter une longue vie. Plus nous avançons en âge, plus nous acquérons d'expérience ; et si la nature, qui ne veut que notre bien, nous conseille de vieillir et nous vient en aide dans ce dessein, c'est qu'elle sait parfaitement que, le corps étant affaibli par le temps qui détruit tout, l'esprit, dégagé des embarras de la volupté, se trouve plus en état de jouir de la raison et de goûter les douceurs de la vertu. Ainsi, je veux satisfaire ces personnes, et rendre en même temps un bon office au public, en révélant à tous les motifs qui m'ont fait renoncer à la débauche pour pratiquer la sobriété ; en expliquant de quelle manière je l'observe, quelle est l'utilité que j'en retire ; en démontrant enfin que rien n'est plus avantageux à l'homme qu'un bon régime, que la pratique n'en est pas impossible, et qu'il est très-nécessaire de l'observer.

Je dis donc que la faiblesse de ma constitution, qui s'était considérablement accrue par la manière dont je vivais, me réduisit à un si pitoyable état, que je fus obligé de quitter entièrement la bonne chère, pour laquelle j'avais eu toute ma vie un grand penchant. Je me livrais si souvent à la débauche, que mon tempérament délicat n'en put plus soutenir les fatigues. Je devins sujet à diverses maladies, telles que crampes d'estomac, coliques, goutte. J'avais presque toujours une fièvre lente, et j'éprouvais une soif insupportable. Cet état faisait désespérer de ma guérison, et, quoique je ne fusse âgé que de trente-cinq ou quarante ans, je ne croyais trouver la fin de mes maux que dans celle de ma vie.

Les meilleurs médecins d'Italie épuisèrent leur science à chercher à me remettre dans mon état naturel, sans en pouvoir venir à bout. Enfin, lorsqu'ils eurent perdu toute espérance, ils me dirent, en m'abandonnant, qu'ils ne savaient qu'un seul traitement qui pût me tirer d'affaire, si j'avais assez de résolution pour l'entreprendre et le continuer. C'était la vie sobre et réglée qu'ils m'exhortèrent à suivre le reste de mes jours, m'assurant que, si les excès m'avaient occasionné tant d'infirmités, il n'y avait que la tempérance qui pût m'en délivrer.

Je goûtai cette proposition, je compris que, malgré le triste état où ces excès m'avaient réduit, je n'étais pas encore si incurable qu'un traitement contraire ne pût me rétablir, ou du moins me soulager. Je me sentis d'autant plus affermi dans cette idée, que je connaissais des gens d'un grand âge et d'une mauvaise santé qui se conservaient par l'unique secours du régime, tandis que j'en savais qui avaient apporté en naissant un tempérament merveilleux, et qui l'avaient usé par l'intempérance. Il me parut assez naturel qu'une manière différente de vivre et d'agir produisît des effets différents, puisque l'art peut servir à corriger la nature, à la perfectionner, à l'affaiblir, ou à la détruire, selon le bon ou le mauvais usage qu'on en fait.

Les médecins, commençant à me trouver docile, ajoutèrent à ce qu'ils m'avaient dit, qu'il fallait choisir entre le régime et la mort ; que je ne pouvais vivre longtemps, si je ne suivais leur conseil, et que si je différais davantage à m'y résoudre, il ne serait plus temps de commencer. Le cas était pressant : je ne voulais point cesser sitôt de vivre, et j'étais las de souffrir ; d'ailleurs, j'étais convaincu de leur expérience et de leur capacité. Enfin, avec la certitude morale que je ne pouvais mieux faire que de les croire, je pris la résolution de pratiquer exactement ce genre de vie, tout austère qu'il me paraissait.

Je priai les médecins de m'apprendre précisément de quelle manière il fallait me gouverner. Ils me répondirent que je devais me traiter toujours comme un malade, c'est-à-dire ne prendre que de bonne nourriture et en petite quantité.

Il y avait longtemps qu'ils m'avaient prescrit ce traitement ; mais jusqu'alors j'en avais ri. Lorsque j'étais dégoûté des viandes qu'ils m'ordonnaient, je mangeais de toutes celles qu'ils m'avaient défendues, et, me sentant échauffé et altéré, je buvais du vin abondamment. Cependant je ne m'en vantais pas; j'étais du nombre de ces malades imprudents qui, ne pouvant se résoudre à faire tout ce qu'on leur ordonne pour leur santé, ne songent pas qu'en trompant leurs médecins ils se trompent beaucoup plus eux-mêmes.

Dès que j'eus pris le parti de croire les miens, et que je me fus mis en tête qu'il est honteux de n'avoir pas la force d'être sage, je m'accoutumai si bien à vivre sobrement, que j'en contractai l'habitude sans peine et sans violence. Peu de temps après je me sentis soulagé ; et, ce qui paraîtra incroyable, c'est qu'au bout de l'année je ne m'aperçus pas seulement d'un mieux qui me surprit, je fus encore parfaitement guéri de tous mes maux.

Lorsque je me vis rétabli, et que je commençai à goûter les douceurs de cette espèce de résurrection, je fis une infinité de réflexions sur l'utilité du régime ; j'en admirai la vertu, et compris que s'il avait eu assez de pouvoir pour me guérir, il en aurait suffisamment pour me préserver des maladies auxquelles j'avais toujours été sujet.

L'expérience que je venais de faire ne me permettant plus d'en douter, je commençai à m'appliquer à la connaissance des aliments qui m'étaient propres. Je voulus éprouver si tout ce que je trouvais à mon goût, était utile ou nuisible à ma santé, et si le proverbe ne ment point, lorsqu'il dit que tout ce qui est agréable à la bouche est bon au cœur. Je reconnus que ceux qui le croient, se trompent, et que cet adage n'est qu'à l'usage des gens sensuels, qui ont besoin de faire excuser leur imprudente complaisance pour tout ce qui flatte leur appétit.

Je ne pouvais autrefois me passer de boire à la glace ; j'aimais les vins fumeux, les melons, toutes sortes de fruits crus, les salades, les viandes salées, les ragoûts, la pâtisserie, et cependant tout cela m'incommodait. Je foulai donc aux pieds le proverbe, et, convaincu de sa fausseté, je choisis les vins et les viandes dont l'usage convenait à mon tempérament ; j'en proportionnai la quantité à la force de mon estomac ; je m'accoutumai à me passer des autres, et me fis une loi de demeurer toujours si bien sur mon appétit, qu'il m'en restât assez après mes repas, pour manger encore avec plaisir. Enfin, je dis un adieu éternel à la vie déréglée, et fis vœu de continuer, le reste de mes jours, le régime que j'observe. Heureuse résolution, dont la persévérance m'a délivré de toutes mes infirmités, qui, sans elle, eussent été incurables ! Jusque là, je n'avais point passé d'année sans faire au moins une forte maladie ; eh bien ! cela n'est plus arrivé depuis lors ; et je n'ai pas cessé d'être sain de corps et d'esprit, depuis que je suis sobre.

La nourriture que je prends étant d'une qualité et d'une quantité suffisante pour me nourrir, n'engendre point les mauvaises humeurs qui altèrent les meilleurs tempéraments. Il est vrai qu'outre cette précaution, je n'en ai pas négligé une infinité d'autres. Je n'ai rien négligé pour me préserver du grand froid et du grand chaud ; je n'ai point fait d'exercices violents ; j'ai renoncé aux veilles, et me suis abstenu de femmes ; je n'ai point habité de lieux où l'on respire un mauvais air, et j'ai toujours évité, avec un soin égal, de m'exposer au grand vent et à l'excessive ardeur du soleil. Tous ces ménagements paraissent moralement impossibles aux gens qui n'ont d'autres guides que leurs passions dans le commerce du monde; et cependant, ils ne sont point difficiles à pratiquer, lorsqu'on est assez raisonnable pour préférer la conservation de sa santé à la volupté des sens et à l'agitation des affaires.

Je me suis encore fort bien trouvé de ne me point livrer au chagrin, en chassant de mon esprit tout ce qui m'en pouvait causer. J'ai employé toutes les forces de ma raison à modérer celles des passions dont l'impétuosité trouble souvent l'harmonie des corps les mieux organisés. Il est vrai que je n'ai pas toujours été assez philosophe, ni assez prévoyant, pour ne me pas trouver quelquefois dans quelqu'une des situations que je voulais éviter; mais cela m'est arrivé rarement, et le régime de l'alimentation, qui est celui qu'on doit principalement observer, m'a garanti de toutes les suites fâcheuses qu'auraient pu avoir pour moi d'autres petites irrégularités.

Il est certain que les passions exercent moins d'empire et causent moins de désordre dans un corps réglé par la diète, que dans celui qui donne à la gourmandise tout ce qu'elle désire : Galien l'a dit avant moi. Je ne manquerais pas d'autorités pour soutenir cette opinion, mais je ne veux alléguer que mon expérience. Il m'a été impossible de ne pas souffrir quelquefois du froid et du chaud, et de résister victorieusement à tous les sujets de chagrin qui ont traversé ma vie; cependant, ces épreuves n'ont point altéré ma santé, et bien des témoins attesteraient, au besoin, que beaucoup de gens ont succombé à de moindres fatigues corporelles, et à de moindres peines d'esprit.

Nous eûmes à soutenir dans notre famille un procès fort important contre des adversaires dont le crédit prévalut sur notre bon droit. Un de mes frères et quelques-uns de mes parents, qui n'étaient jamais incommodés des excès d'intemrance auxquels ils se livraient fréquemment, ne purent résister au chagrin que leur causa la perte de ce procès ; elle fut suivie de celle de leur vie. Je ne fus pas moins sensible qu'eux à l'injustice dont nous étions victimes, mais je n'en mourus pas, et j'attribue leur perte et mon salut à la manière différente dont nous vivions. Je fus dédommagé de mon malheur par la consolation d'avoir pu m'empêcher d'y succomber, et je ne doutai plus, dès lors, que les passions ne soient moins violentes dans un homme sobre que dans celui qui ne l'est pas.

Je fis encore, à soixante-dix ans, une autre expérience de l'utilité de mon régime : Une affaire pressante m'ayant obligé d'aller à la campagne, les chevaux de mon équipage s'élancèrent plus vite que je ne voulais ; animés par les coups de fouet, ils prirent le mors aux dents ; je versai et fus traîné assez loin avant qu'on pût les arrêter. On me tira de mon carrosse la tête fracassée, un bras et une jambe démis, enfin dans un état pitoyable. Dès qu'on m'eut reconduit chez moi, on envoya chercher les médecins, qui ne crurent pas que je pusse vivre trois jours ; cependant ils résolurent de me faire saigner, pour prévenir la fièvre qui suit ordinairement un accident semblable à celui qui m'était arrivé. J'étais si certain que la vie réglée que je menais depuis longtemps, m'avait empêché de contracter des humeurs dont je dusse craindre la surexcitation, que je m'opposai à leur ordonnance. Je me fis panser la tête, je me fis remettre le bras et la jambe, je souffris qu'on me frottât de quelques huiles spécifiques pour les contusions, et, sans autres remèdes, je fus bientôt guéri, au grand étonnement des médecins et de tous ceux qui me connaissaient. J'en conclus que la vie réglée est un excellent préservatif contre les maux qui arrivent naturellement, et que l'intempérance produit des effets contraires.

Il y a environ quatre ans que je fus sollicité puissamment de faire une chose qui pensa me coûter cher : Mes proches, que j'aime, et qui ont pour moi une véritable tendresse, mes amis, pour qui j'ai toujours eu de la bienveillance, enfin les médecins, qui sont ordinairement les oracles de la santé, se joignirent tous ensemble pour me persuader que je mangeais trop peu, que la nourriture que je prenais n'était pas suffisante dans un âge aussi avancé que le mien, et que je ne devais pas seulement alimenter ma vie, mais qu'il fallait encore en augmenter la vigueur, en mangeant un peu plus que je ne faisais. J'eus beau leur représenter que la nature se contente de peu, que, ce peu m'ayant maintenu depuis longtemps en bonne santé, cette habitude était passée chez moi en nature ; qu'il était plus raisonnable de croire que, la chaleur naturelle diminuant à proportion que l'âge augmente, je devais diminuer aussi l'exercice que je faisais prendre à mon estomac. Pour donner plus de force à mon opinion, je leur alléguais le proverbe qui dit : *Qui mange peu, mange beaucoup*, c'est-à-dire que pour avoir besoin plus longtemps de nourriture, il en faut prendre frugalement. Je leur disais aussi que ce qu'on laisse d'un repas, dont on mangerait encore, nous fait plus de bien que ce que nous avons déjà mangé. Tout cela ne les persuada point. Lassé de leur opiniâtreté, je fus obligé de les satisfaire. Ainsi, ayant accoutumé de prendre, en pain, soupe, jaunes d'œufs et viande, la pesanteur de douze onces, j'accrus ce poids jusqu'à quatorze, et, buvant quatorze onces pesant de vin, j'en augmentai la dose jusqu'à seize.

Cette augmentation de nourriture me fut si funeste, que, de fort gai que j'étais, je commençai à devenir triste et de mauvaise humeur ; tout me chagrinait, je me mettais en colère pour le moindre sujet, et l'on ne pouvait vivre avec moi. Au bout de douze jours, j'eus une furieuse colique, qui dura vingt-quatre heures, et à laquelle succéda une fièvre continue, qui me tourmenta trente-cinq jours de suite, et qui, dans les premiers, m'agita si cruellement, qu'il me fut impossible, pendant tout ce temps-là, de dormir l'espace d'un quart-d'heure. Il ne faut pas demander si l'on désespéra de ma vie, et si l'on se repentit du conseil qu'on m'avait donné : on me crut, plusieurs fois, près de rendre l'âme ; cependant, je me tirai d'affaire , quoique je fusse âgé de soixante-dix-huit ans, et que nous fussions dans un hiver plus rude qu'il n'a coutume de l'être dans notre climat.

Rien ne put me tirer de ce péril, que le régime que j'observais depuis longtemps. Il m'avait empêché de contracter les mauvaises humeurs dont sont accablées, dans leur vieillesse, les personnes qui n'ont pas la précaution de se ménager quand elles sont jeunes. Je ne trouvais point en moi le vieux levain de ces humeurs, et n'ayant à combattre que les nouvelles, engendrées par cette légère augmentation d'aliments, je résistai et surmontai mon mal, malgré toute sa violence.

On peut juger, par cette maladie et par ma convalescence, de ce que peuvent sur nous le régime qui me préserva de la mort, et la réplétion qui, en si peu de jours, me mit à toute extrémité. Il est probable que, l'ordre étant nécessaire à la conservation de l'univers, et notre vie corporelle n'étant autre chose qu'une harmonie et une parfaite intelligence entre les qualités élémentaires dont nous sommes composés, nous ne pouvons longtemps exister en menant une vie déréglée, qui ne saurait engendrer que de la corruption.

L'ordre est si utile, qu'on ne saurait trop l'observer en toutes choses. C'est par l'ordre que nous arrivons à la perfection des arts ; c'est l'ordre qui nous facilite l'acquisition des sciences. Il rend les armées victorieuses ; il entretient la police dans les villes et la concorde dans les familles ;

il rend les états florissants ; enfin il est le soutien
et le conservateur de la vie civile et naturelle ,
et le meilleur remède qu'on puisse appliquer à tous
les maux généraux et particuliers.

Quand un médecin désintéressé va voir un malade , qu'il se souvienne de lui recommander la
diète ; qu'il ordonne surtout le régime au con-
valescent. Il est certain que si tout le monde
vivait régulièrement et frugalement, il y aurait si
peu de malades , qu'on n'aurait presque plus besoin de remèdes. On serait soi-même son médecin,
et l'on demeurerait convaincu qu'on n'en peut
avoir de meilleur. On a beau étudier le tempérament d'un homme; chacun, s'il veut s'y appliquer,
connaîtra toujours mieux le sien que celui d'un
autre ; chacun fera une infinité d'expériences
qu'on ne peut faire pour lui, et jugera mieux que
personne de la force de son estomac, et des aliments qui lui conviennent ; car, encore une fois ,
il est presque impossible de bien connaître le tempérament d'autrui , les constitutions des hommes
étant aussi différentes que leurs visages.

Qui croirait que le vin vieux m'est nuisible, et
que le nouveau m'est salutaire ? Que des choses
qu'on croit échauffantes, me rafraîchissent et me
fortifient ? Quel médecin m'aurait fait remarquer
ces effets si peu communs dans la plupart des
corps, et si contraires à l'opinion vulgaire, puisque j'ai eu tant de peine à en découvrir moi-
même les causes, après une infinité d'expériences?

L'homme ne pouvant donc avoir de meilleur
médecin que lui-même , ni de préservatif plus

souverain que le régime, chacun devrait suivre mon exemple, c'est-à-dire s'appliquer à se connaître, et régler sa vie sous le niveau de la raison.

Je ne disconviens pas qu'un médecin ne soit quelquefois nécessaire. Il y a des maux dont la manifestation échappe à la prudence humaine. Il arrive des accidents qu'on ne peut éviter, et qui nous accablent de telle manière, qu'ils ôtent à notre jugement la liberté qu'il faut qu'il ait pour nous soulager. Alors c'est être fou que de se fier entièrement à la nature ; il faut lui venir en aide, il faut avoir recours à un médecin.

Si la présence d'un ami qui vient voir un malade pour lui témoigner la part qu'il prend à son mal, le console et le réjouit, autant qu'un homme qui souffre en est capable, à plus forte raison la visite d'un médecin doit nous être agréable, car le médecin est un ami, dont les conseils et les soins nous font espérer le prompt retour à la santé ; mais pour entretenir cette santé, il ne nous faut d'autre secours qu'une vie sobre et réglée. C'est une médecine spécifique et naturelle qui conserve l'homme, quelque délicat qu'il soit, le fait vivre jusqu'à plus de cent ans, lui épargne les douleurs d'une dissolution forcée, le laisse mourir doucement, quand le fluide vital est consumé, et qui, enfin, a les propriétés qu'on s'imagine trouver dans l'or potable et dans cet élixir de longue vie que bien des gens cherchent inutilement.

Malheureusement, la plupart des hommes se laissent séduire par les charmes de la volupté.

Ils n'ont pas la force de manquer de complaisance pour leurs appétits ; convaincus, par leurs préjugés, qu'ils ne peuvent s'empêcher de les satisfaire sans qu'il en coûte trop à leurs plaisirs, ils se font des systèmes pour se persuader qu'il vaut mieux vivre dix ans de moins , que de se contraindre et se priver de tout ce qui s'offre à leur convoitise.

Hélas! ils ne connaissent pas le prix de dix années d'une vie saine à un âge où l'homme peut jouir de toute sa raison et profiter de toutes ses expériences, à un âge où l'homme peut paraître véritablement homme par sa sagesse et par sa conduite, à un âge, enfin, où il est en état de recueillir le fruit de ses études et de ses travaux.

Pour ne parler que des sciences, il est certain que les meilleurs livres que nous ayons, ont été composés dans ces dix dernières années que les débauchés méprisent ; il est certain que, les esprits se perfectionnant à mesure que les corps vieillissent, les sciences et les arts auraient beaucoup perdu , si tous les grands hommes qui les ont cultivés avaient abrégé leurs jours de dix ans. Pour moi, je juge à propos de reculer autant que je le puis le terme fatal du tombeau. Si je n'avais pas été de cet avis , je n'aurais pas achevé plusieurs ouvrages qui feront plaisir et seront utiles à la postérité.

Les gens sensuels disent encore que la vie réglée est impossible à pratiquer. Je réponds à cela que Galien, qui fut un si grand homme, la choisit pour lui-même, et la conseille comme la meilleure. Platon , Cicéron , Isocrate , et quantité

d'hommes illustres des siècles passés, l'embrassè-
rent ; de notre temps, le pape Paul Farnèse, le
cardinal Bembo, et deux de nos doges, Lando et
Donato, l'ont pratiquée et sont parvenus à une
extrême vieillesse. J'en pourrais citer encore
d'autres, d'une moindre naissance, que j'ai connus ; mais, l'ayant moi-mêmeobservée, je ne puis,
ce me semble, alléguer un meilleur exemple que
moi, pour prouver qu'elle n'est pas impraticable,
et que laplus grande difficulté qu'elle présente,
est de s'y résoudre et de la commencer.

On m'objectera que Platon, tout sobre qu'il
était, n'a pas laissé de dire qu'un homme dévoué
au gouvernement de sa république, a grand peine
à mener une vie parfaitement réglée, étant souvent obligé, pour le service de l'état, de s'exposer
aux rigueurs du temps, aux fatigues des voyages,
à se nourrir de ce qu'il trouve. Cela est vrai ;
mais je soutiens que ce ne sont pas choses suffi-
santes pour faire mourir celui qui s'y voit con-
traint, quand il a coutume de manger frugalement. Il n'y a point d'homme, en quelque circonstance qu'il se trouve, qui ne puisse s'empêcher de trop manger, et qui ne doive se garantir
des maux que cause la réplétion. Ceux qui sont
chargés de la direction des affaires publiques, y
sont même plus obligés que les autres. Tant qu'il
ne s'agit point de la gloire de leur patrie, il ne
leur est pas permis de se sacrifier ; ils doivent se
conserver pour la servir, et s'ils suivent ma méthode, il est certain qu'ils se garantiront des maladies que le chaud, le froid, la fatigue leur pour-

raient causer, ou que s'ils en sont incommodés, ils ne le seront que légèrement.

On pourra m'objecter encore que tel qui se nourrit comme un malade étant sain, doit être embarrassé de sa nourriture lorsqu'il lui survient quelque maladie. A cela je répondrai que la nature qui conserve, tant qu'elle peut, tout ce qui existe, nous apprend elle-même comment nous devons nous gouverner en ces occurrences. Elle commence par nous ôter tout à fait l'appétit, afin que nous mangions très-peu, ou point du tout. Que le malade ait été jusqu'alors sobre ou déréglé, il ne doit user que d'aliments en rapport avec l'état dans lequel il se trouve, comme de bouillons, de gelées, de cordiaux, de tisanes, etc. Lorsque sa convalescence lui permet une nourriture plus substantielle, il doit en prendre encore moins qu'il n'avait coutume d'en prendre avant sa maladie, et, quelque soit son appétit, ménager les forces de son estomac jusqu'à sa parfaite guérison. S'il agissait différemment, il surchargerait la nature, et retomberait infailliblement dans le péril d'où il sort. Quoiqu'il en soit, je ne crains point de dire que celui qui observe une vie frugale et réglée, ne saurait être malade, ou ne peut le devenir que fort rarement, et pour peu de temps. Cette conduite nous préserve des humeurs qui causent nos infirmités, elle nous garantit, par conséquent, des maux qu'elles engendrent; l'absence de cause empêche physiquement la production de l'effet, et l'effet ne peut être dangereux, quand la cause est faible et légère.

Puisque la sobriété sert de frein aux passions, qu'elle conserve notre santé, qu'elle est aussi saine qu'utile, ne devrait-elle pas être embrassée et suivie par tous les hommes? L'amour de nous-mêmes bien entendu nous la conseille; elle n'est ni impossible ni difficile même, et la manière dont je vis n'en doit rebuter personne, car je ne prétends pas même que tout le monde soit obligé de manger aussi peu que moi, ou de se priver de bien des choses dont je n'use point. Je mange très-peu, parce que mon estomac est délicat, et je m'abstiens de certains mets, parce qu'ils me sont contraires. Ceux à qui ils ne nuisent pas, ne sont point obligés de s'en priver : il leur est permis de s'en servir; mais ils doivent s'abstenir de manger trop de ce qui leur est bon, parce que ce surcroît d'alimentation devient pernicieux, quand l'estomac surchargé ne peut le digérer aisément. Enfin, celui à qui rien ne fait mal n'a pas besoin d'examiner la qualité des aliments : il faut seulement qu'il s'observe sur la quantité qu'il en prend.

Il est inutile qu'on me dise qu'il se trouve des gens qui, ne se refusant rien, vivent cependant sans infirmités aussi longtemps que les plus sobres. Cela est rare, incertain, dangereux, et, pour ainsi dire, miraculeux. Les exemples qu'on en cite ne justifient point la conduite des personnes qui comptent sur un pareil bonheur, et qui sont ordinairement les dupes de leur bonne constitution. Il est plus certain qu'un vieillard infirme vivra longtemps en observant un bon régime, qu'un jeune homme, vigoureux et sain, qui fait toujours bonne chère.

Cependant il est indubitable qu'une bonne complexion, entretenue par une vie réglée, mènera son homme plus loin qu'une autre moins forte et ménagée avec un soin égal. Dieu et la nature peuvent faire des corps assez robustes pour être à l'épreuve de tout ce qui leur est contraire. Tel j'ai connu à Venise le procurateur *Thomas Contarani*, et à Padoue le chevalier *Antonio Capodi-Vaca;* mais sur mille, à peine s'en trouve-t-il un de cette trempe-là. Tous les autres, qui voudront vivre longtemps et sainement, mourir sans agonie et par pure dissolution, qui voudront, enfin, jouir des avantages d'une heureuse vieillesse, n'en viendront jamais à bout sans la sobriété.

Elle seule entretient le tempérament sans altération ; elle n'engendre que des humeurs douces et bénignes, qui, n'envoyant point de vapeurs au cerveau, laissent à l'esprit le parfait usage des organes, et ne l'empêchent point de s'élever de l'admiration des merveilles de l'univers à la contemplation de la puissance du Créateur. L'homme ne peut jouir du bonheur ineffable de ces sublimes méditations, quand sa tête est envahie par les vapeurs du vin et des viandes. Se sont-elles dissipées ? il comprend aisément, il remarque, il discerne mille choses agréables, qu'il n'aurait jamais ni connues, ni comprises dans un autre état. Il peut apprécier alors la fausseté des plaisirs que la volupté promet, les biens réels dont la vertu nous comble, et le malheur de ceux qu'une fatale illusion rend idolâtres de leurs passions.

Les trois plus dangereuses sont la sensation du goût, la recherche des honneurs et la possession des richesses. Les désirs qu'elles engendrent augmentent avec l'âge dans les vieillards qui, ayant toujours mené une vie sans frein, ont laissé prendre racine à leurs passions dans la jeunesse et dans l'âge viril. L'homme sage n'attend pas si tard pour se corriger ; il entreprend de bonne heure une croisade contre ces mauvais penchants, dont on ne triomphe qu'après de nombreux combats ; et la vertu, dont il assure le triomphe, le couronne lui-même à son tour, en lui attirant les faveurs du ciel et l'estime du monde.

Se voit-il près de payer le tribut qu'il doit à la nature ? Plein de reconnaissance des grâces qu'il a déjà reçues de Dieu, il en espère encore de sa miséricorde ; il n'est point effrayé des supplices éternels que méritent ceux qui, par leurs désordres, attentent à leur propre vie ; il meurt sans regret, parce qu'il ne peut pas toujours vivre ; il se fait une raison qui adoucit l'amertume de cette fâcheuse nécessité ; enfin, il quitte le monde généreusement, lorsqu'un grand nombre d'heureuses années l'ont laissé jouir assez longtemps de sa vertu et de sa réputation, et qu'il considère que, de plusieurs milliers d'hommes, à peine s'en trouve-t-il un seul qui, vivant autrement qu'il a vécu, reste aussi longtemps sur la terre.

Il se console d'autant plus aisément, que cette séparation se fait sans violence, sans douleur, sans fièvre; il finit doucement, à mesure que se dissipe le fluide vital; il s'éteint comme une lampe qui n'a plus d'huile, et, sans délire, sans convulsions, il passe de cette vie périssable à celle dont l'éternelle félicité est la récompense des gens de bien.

O sainte et heureuse vie! vie douce et réglée, que tu es digne d'estime, et que tu mérites d'être préférée à celle qui t'est contraire! Il ne faut que réfléchir aux différents effets de l'une et de l'autre, pour comprendre quels sont tes avantages, quoiqu'il semble que ton nom seul dût suffire pour t'attirer la préférence que tu mérites. Les syllabes qui composent ces mots : *vie réglée*, *sobriété*, n'ont-elles pas une signification et un son plus agréables que celles des mots *gourmandise et intempérance?* J'y trouve autant de différence qu'entre le nom *d'ange* et celui de *diable*.

J'ai expliqué les raisons qui m'ont fait renoncer au dérèglement de ma vie pour embrasser la sobriété; j'ai dit la manière dont je la pratique, l'utilité que j'en retire, et les avantages qu'elle procure à tous ceux qui en font profession. Je veux m'adresser maintenant aux personnes qui s'imaginent qu'il n'est point avantageux de parvenir à la vieillesse, parce qu'elles croient que, passé soixante-dix ans, la vie n'est que langueur, infirmité, misère. Je commence par les assurer qu'elles se trompent, et que je trouve l'âge où je suis, quoique bien plus avancé, le plus agréable et le plus beau de ma vie.

Pour savoir si j'ai raison, il faut examiner comment j'emploie le temps , quels sont mes plaisirs et mes occupations ordinaires, et en prendre à témoins tous ceux qui me connaissent. Ils certifieront unanimement que la vie que je mène n'est pas une vie morte ou languissante, mais une vie aussi heureuse qu'on la puisse souhaiter en ce monde.

Ils diront que ma vigueur est encore assez grande à quatre-vingt-trois ans pour que je puisse monter seul à cheval, descendre sans peine, non seulement un escalier, mais une montagne dont la pente est raide ; que je suis toujours gai, toujours content, toujours de belle humeur, nourrissant, à l'intérieur, une heureuse paix , dont la douceur et la sérénité resplendissent sur mon visage.

Ils savent, en outre, qu'il ne tient qu'à moi de passer fort agréablement le reste de ma vie, n'ayant rien qui m'empêche de goûter tous les plaisirs d'une société honnête, au milieu de personnes d'esprit et de mérite. Quand je veux être seul, je lis de bons livres, que je quitte quelquefois pour écrire, cherchant sans cesse l'occasion d'être utile au public, et de rendre service à mon prochain autant qu'il m'est possible. Je fais tout cela sans peine : chaque occupation a son temps, et n'empiète point sur celui que je destine à d'autres travaux.

Je loge dans une maison qui , outre qu'elle est bâtie dans le plus beau quartier de Padoue, peut être considérée comme une des plus commodes de la ville. Je m'y suis fait construire des appartements d'hiver et d'été , qui m'offrent un asile inviolable contre le grand froid et contre le grand chaud. Je me promène dans mon jardin, le long de mon ruisseau, près de mes espaliers, où je trouve toujours quelque petite chose à faire, qui m'occupe et me divertit.

Je passe les mois d'avril, de mai, de septembre et d'octobre à ma maison de campagne. Elle est dans la plus agréable situation qu'on se puisse imaginer; l'air y est bon, les avenues en sont belles, les jardins magnifiques, les eaux claires et abondantes; et cette demeure peut passer pour un séjour charmant. Quand j'y suis, je me livre quelquefois au divertissement de la chasse, mais à une chasse qui convient à mon âge, comme celle du chien couchant et des bassets.

Un autre jour, je vais, de mon plein pied, me promener à mon village, dont toutes les rues aboutissent à une grande place, au milieu de laquelle s'élève une église assez propre et assez spacieuse pour l'étendue de la paroisse.

Ce village est traversé par une petite rivière; son territoire s'embellit de toutes parts de champs fertiles et très-bien cultivés; et on y compte aujourd'hui un nombre considérable d'habitants. Il n'en était pas ainsi autrefois : c'était un lieu marécageux, où l'on respirait un air si mauvais, que ce séjour était moins propre aux hommes qu'aux grenouilles et aux crapauds. Je m'avisai de faire pratiquer des saignées dans la plaine, et, quand elle fut desséchée, l'air y devint meilleur; il s'y établit plusieurs familles, qui ont fort peuplé ce lieu, où je puis dire que j'ai donné au Seigneur un temple, des autels et des cœurs pour l'adorer, réflexion qui me fait un extrême plaisir toutes les fois que j'y pense.

Je vais quelquefois rendre visite à mes amis dans les villes voisines ; ils me procurent la connaissance des habiles gens qui s'y trouvent. Je m'entretiens avec eux d'architecture, de peinture, de sculpture, de mathématiques, d'agriculture. Ce sont des sciences pour lesquelles j'ai eu toute ma vie un penchant d'autant plus facile à satisfaire, qu'elles sont très-florissantes dans notre siècle.

Je vois avec curiosité les ouvrages nouveaux ; je me fais un nouveau plaisir de revoir ceux que j'ai déjà vus, et j'apprends toujours quelque chose que je suis bien aise de savoir.

Je visite les édifices publics, les palais, les jardins, les antiquités, les places, les églises, les fortifications, n'oubliant aucun lieu où je puisse contenter ma curiosité, ou acquérir quelque nouvelle connaissance.

Ce qui me charme le plus dans mes petits voyages, ce sont les diverses perspectives des lieux par où je passe ; les plaines, les montagnes, les ruisseaux, les châteaux, les villages, sont autant d'objets qui s'offrent agréablement à mes yeux ; tous ces différents points de vue m'enchantent.

Enfin, grâce à Dieu, la faiblesse de mes organes ne diminue point le charme des plaisirs auxquels je me livre. Je vois et j'entends aussi bien que jamais ; tous mes sens sont aussi libres,

aussi complets qu'ils l'ont jadis été, particulièrement le goût, que j'ai meilleur aujourd'hui,
avec le peu que je mange, que je ne l'avais lorsque j'étais esclave des voluptés de la table.

Le changement de lit ne m'empêche point de
dormir; je dors partout tranquillement, et si je
rêve, je ne fais que des songes agréables.

Je vois avec une extrême satisfaction arriver
la fin d'un travail si important à cet état, travail
qui a rendu fertiles tant de lieux jusqu'à ce jour
incultes et inutiles, travail que je n'espérais point
voir achevé, sachant combien les républiques
ont peine à commencer et à mener à bonne fin des
entreprises d'une si grande dépense, et si difficiles
à exécuter. J'ai été sur les lieux, pendant deux
mois, avec les commissaires qui ont eu l'inspection de ces travaux : j'y suis resté durant les
plus grandes chaleurs de l'été; et cependant, grâce
au régime, mon unique préservatif, le mauvais
air des marais, ni la fatigue ne m'ont point incommodé.

Voilà quelles sont les occupations et les plaisirs
de ma vieillesse, qui est, Dieu merci, délivrée
des troubles de l'âme et des infirmités du corps,
dont sont accablés tant de pauvres vieillards
catarrheux et caducs, et qui deviennent funestes
à tant de jeunes gens, qui en ont pitié.

S'il m'est permis de citer des futilités en trai-
tant un sujet comme celui-ci, je dirai qu'à l'âge de
quatre-vingt-trois ans, la vie sobre que je mène
m'a conservé assez de liberté d'esprit et assez de
gaîté, pour composer une pièce de théâtre, qui,

sans choquer les bonnes mœurs, est fort divertis-
sante. La comédie est ordinairement un fruit du
jeune âge, comme la tragédie est un fruit de la
vieillesse, celle-ci ayant plus de rapport par son
sérieux avec l'âge mûr, et l'autre étant par son
enjouement plus conforme à l'adolescence. Si l'antiquité a entouré de tant de louanges et d'admiration un poète grec (1), pour avoir, à soixante-
treize ans, composé une tragédie, qui est un poème
grave et sérieux, suis-je moins digne d'éloges,
et doit-on me trouver moins heureux pour avoir
composé une comédie, qui est une pièce réjouis-
sante, ayant dix ans de plus que cet auteur? Je
suis certain qu'avec les années qu'il avait de
moins, il n'était ni en meilleure santé, ni de
meilleure humeur que moi.

Enfin, pour comble de bonheur, je me vois,
pour ainsi dire, immortaliser et renaître dans
mes nombreux descendants. Je n'en trouve pas
seulement deux ou trois quand je rentre
chez moi : cela va jusqu'à onze petits-fils, dont
l'aîné est âgé de dix-huit ans et le plus jeune de
deux, tous enfants d'un même père et d'une
même mère, tous sains, tous bien faits et d'une
belle espérance. Je m'amuse à jouer avec les plus
jeunes, les enfants, depuis trois ans jusqu'à cinq,
étant ordinairement de petits espiègles assez di-
vertissants. Ceux qui sont plus âgés me tiennent
meilleure compagnie ; je les fais souvent chanter et jouer des instruments ; je me mêle quelquefois à leurs concerts, et j'ose dire que je

____
(1) Sophocle.

chante et que je soutiens ma voix mieux que je ne l'ai jamais fait.

Cela s'appelle-t-il une vieillesse incommode et caduque, comme disent ceux qui prétendent qu'on ne vit plus qu'à demi après soixante-dix ans ? Ils me croiront s'ils veulent, mais, en vérité, je ne changerais pas d'âge et de vie contre la plus florissante jeunesse, qui ne refuse rien à ses sens, certain que je suis qu'elle est sujette à une infinité de maux qui lui peuvent causer la mort.

Je me souviens de toutes les folies que je faisais dans ma jeunesse, j'en connais parfaitement le danger et l'imprudence. Je sais avec quelle rapidité les jeunes gens sont entraînés par leurs passions, et combien ils présument de leurs forces. Il semble qu'ils aient de bons garants de la durée de leur vie ; ils s'exposent témérairement à la perdre, comme si elle leur était à charge ; ils donnent tête baissée dans tout ce que leur exaltation leur inspire ; il faut qu'ils se contentent, à quelque prix que ce soit, sans s'apercevoir qu'ils grossissent continuellement un levain d'infirmités qui leur doit rendre leurs jours malheureux et avancer l'heure de leur mort.

De ces deux choses, l'une est cruelle, l'autre est horrible et insupportable à tous les hommes sensuels, particulièrement aux jeunes gens qui pensent avoir plus de droit à la vie que les autres hommes, et aux libertins, qui ne sont point assez aveuglés pour se flatter que Dieu laissera le vice impuni.

Pour moi, grâce au ciel, je me trouve exempt

des justes frayeurs qui doivent les alarmer, lorsqu'ils sont capables de réflexion. En premier lieu, je suis assuré que je ne tomberai point malade, parce que j'ai soin de prévenir les infirmités par la diète. Secondement, l'âge, qui m'approche de la mort, m'apprend à me résoudre sans peine à une chose inévitable, de laquelle il n'y a jamais eu d'homme qui ait pu se garantir. C'est une folie de craindre ce qu'on ne peut éviter ; mais j'espère, lorsque j'en serai là, que les mérites de Jésus-Christ ne me seront pas inutiles ; et, cependant, si je conviens que je dois mourir, je ne laisse pas d'être persuadé que ce ne sera pas de longtemps, étant certain que cet anéantissement ne saurait arriver que par la consommation du fluide vital, usé par la vieillesse.

La vie réglée que j'observe, ne laisse à la mort que cet unique moyen de me détruire. Les humeurs de mon corps ne peuvent me faire plus de mal que ne m'en firent les qualités élémentaires qui régnaient dans la nature lors de ma naissance. Je ne suis pas assez stupide pour ne pas comprendre qu'ayant eu un commencement, je dois avoir une fin ; mais, puisqu'il faut mourir, la mort la moins terrible est, sans doute, celle qui arrive par la dissolution naturelle des parties qui nous composent. La nature, ayant elle-même formé les nœuds de notre vie, peut aussi les délier avec moins de peine, et attendre plus tard à remplir cet office que les maladies, qui les rompent avec violence, et qui ne peuvent nous arriver que par des causes étrangères, puisque rien n'est plus contraire à la nature que ce qui contribue à nous détruire.

Lorsqu'on approche de sa fin, on sent peu à peu diminuer ses forces ; nos organes et toutes nos facultés s'affaiblisent. On ne saurait plus marcher, on a peine à parler ; le jugement et la mémoire baissent ; on devient aveugle, sourd, voûté ; enfin on voit que la machine s'use partout. Dieu merci, je n'en suis point encore là ; je dois me flatter, au contraire, que mon âme se trouve si bien dans mon corps, où elle ne rencontre que paix, union et concorde (malgré les qualités différentes des humeurs qui nous composent, et les diverses inclinations que produisent nos sens), qu'elle ne voudra pas sitôt s'en séparer, et qu'il sera besoin de beaucoup de temps pour l'y résoudre.

Enfin, je suis assuré que j'ai encore plusieurs années à vivre en santé, et que je jouirai long-temps de la douceur d'être au monde, douceur certainement bien agréable, lorsqu'on en sait profiter. J'espère trouver d'autres félicités plus grandes encore dans l'autre vie, et j'aurai toutes ces obligations aux vertus du régime auquel je dois la victoire que j'ai remportée sur mes passions. Il n'y a personne qui ne puisse espérer le même bonheur, s'il veut vivre comme j'ai vécu.

La vie sobre étant donc si heureuse, son nom si beau, sa possession si utile, il ne me reste plus, après ce que j'ai dit, que de conjurer tous les hommes, pour l'amour d'eux-mêmes, de mettre à profit un trésor de vie qui, étant ici-bas le plus précieux de tous les biens, mérite qu'on le

cherche quand on ne l'a pas , et qu'on le conserve
quand on l'a.

Ce trésor est la divine sobriété, toujours agréable à Dieu, toujours amie de la nature. Elle est
fille de la raison , sœur de toutes les vertus, com-
pagne de la tempérance , toujours gaie, toujours
modeste, toujours sage et réglée dans ses actions ;
elle est la source de la vie, de la joie, de la santé,
de l'intelligence et de tout ce qui est digne de
l'occupation d'un esprit bien fait ; elle a pour
appui les lois naturelles et divines. Lorsqu'elle
règne, la réplétion , les désordres, les mauvaises
habitudes, les humeurs superflues , les indigestions, les fièvres , les douleurs, les appréhen-
sions de la mort ne mêlent point leur dégoût et
leur amertume aux plaisirs de ce monde.

Sa félicité nous invite à l'acquérir, sa beauté
doit nous y engager. Elle nous garantit la durée
de notre existence mortelle ; elle est la fidèle gar-
dienne de la vie de l'être riche ou pauvre, vieux
ou jeune, à quelque sexe qu'il appartienne ; elle
apprend au riche à ne point abuser de son opu-
lence, au pauvre à souffrir patiemment les incommodités de la misère ; elle enseigne à l'homme la
sagesse, à la femme la chasteté, aux vieillards
le secret d'éloigner la mort, aux jeunes gens le
moyen de jouir longtemps de la vie ; elle efface
la rouille des sens, rend le corps vigoureux, l'esprit net, l'âme belle, la mémoire heureuse, les
mouvements libres , les actions justes. C'est par
elle que l'esprit, se dégageant de la matière, jouit
d'une plus grande liberté , et que le sang coule

doucement dans les veines, sans rencontrer d'obstacle à sa circulation. C'est par elle enfin que toutes les puissances du corps et de l'âme s'entretiennent dans cette parfaite union, que rien ne peut rompre qu'un état contraire.

O sainte et salutaire sobriété ! puissant secours de la nature ! nourrice de la vie ! véritable médecine du corps et de l'âme ! combien l'homme doit-il te rendre hommage et éprouver de reconnaissance pour tes bienfaits, puisque tu lui fournis des moyens de conserver sa vie et sa santé !

Mais n'ayant pas dessein de faire un plus long panégyrique de cette vertu, je finis et veux encore être sobre sur cette matière, non pas parce que j'en ai assez dit, mais afin d'en dire une autrefois davantage.

DEUXIÈME DISCOURS.

De la manière de corriger un mauvais tempérament.

Plusieurs personnes, dont la faible constitution a besoin de grands ménagements, s'étant bien trouvées de ce que j'ai écrit touchant la sobriété, l'expérience qu'elles ont fait de l'utilité de mes conseils, et la reconnaissance qu'elles en ont conservée, m'encouragent à reprendre la plume,

pour persuader ceux que les excès n'incommo-
dent point, qu'ils ont tort de se fier à la force de
leur tempérament.

Quelque bien organisé qu'il soit, il ne tient bon
que jusqu'à un certain âge ; ces gens-là d'ordinaire n'ont pas atteint soixante ans, qu'ils tombent tout à coup, et se sentent en proie à diverses
maladies. Les uns deviennent goutteux, hydropiques, catarrheux ; les autres sont sujets aux coliques, à la pierre, aux hémorrhoïdes, à une infinité de maux, enfin, qui ne leur arriveraient point
s'ils avaient eu la précaution de se soigner dans
leur jeunesse. S'ils meurent infirmes à quatre-
vingts ans, ils auraient vécu en bonne santé jusqu'à cent, et auraient fourni la carrière que la
nature a ouverte à tous les hommes.

Il est croyable que cette mère commune souhaite
que tous ses enfans vivent au moins un siècle
entier ; et puisque plusieurs d'entre eux ont été
jusque-là, pourquoi les autres ne seraient-il pas
en droit d'espérer le même avantage ?

Je ne disconviens pas que nous soyons sujets
aux influences des astres qui président à notre
naissance. Leurs aspects bons ou mauvais affai-
blissent ou fortifient les ressorts de notre vie ;
mais l'homme, étant doué de jugement et de raison, doit réparer, par une sage conduite, le tort
que lui fait son étoile ; il peut prolonger ses jours,
par le moyen de la sobriété, aussi longtemps
que s'il était né fort, robuste et vigoureux. La
prudence prévient et corrige la malignité des
planètes ; elles nous donnent certaines inclina-

tions, elles nous portent à certaines choses, mais elles ne nous y forcent pas; nous pouvons leur résister, et c'est en ce sens là que le sage est au-dessus des astres.

Je suis né fort bilieux, et, par conséquent, fort prompt; je m'emportais autrefois pour le moindre sujet, je brusquais tout le monde, et j'étais si insupportable, que beaucoup d'honnêtes gens évitaient de me fréquenter. Je m'aperçus du tort que je me faisais; je reconnus que la colère est une véritable folie, qu'elle nous trouble le jugement, qu'elle nous emporte hors de nous-même, et que la seule différence entre un homme qu'elle possède et un fou furieux, est que celui-ci a perdu l'esprit pour toujours, et que l'autre ne le perd que par intervalles. Ma sobriété m'a guéri de cette frénésie; par son secours je suis devenu si modéré et tellement maître de cette passion, qu'on ne s'aperçoit plus qu'elle est née avec moi.

On peut de même, avec la raison et une vie réglée, corriger un mauvais tempérament, et, malgré la délicatesse de sa complexion, vivre longtemps en bonne santé. Je n'aurais point passé quarante ans, si j'avais cédé à tous mes penchants; cependant me voici dans ma quatre-vingt-sixième année. Si les longues et dangereuses maladies que j'ai éprouvées dans ma jeunesse, n'avaient pas consumé en moi beaucoup de ce fluide vital, dont la perte est irréparable, je serais certain de vivre un siècle entier; mais, si je ne m'en flatte pas tout à fait, je trouve que c'est toujours beaucoup d'avoir vécu quarante-six ans plus que je ne devais espérer de vivre, et de voir, dans ma vieillesse, ma constitution encore si parfaite, que non-seulement mes dents, ma voix, ma mémoire et mon cœur sont à présent tels qu'ils étaient dans les plus belles années de mon adolescence, mais même que mon jugement n'a rien perdu de sa netteté ni de sa force.

Je suis persuadé que ce résultat provient de l'habitude que j'ai contractée de diminuer mon alimentation à mesure que je vieillis. L'expérience qui nous montre les enfants ayant plus d'appétit et ressentant plus souvent la faim que les hommes faits, doit nous prouver que, dans un âge avancé, nous avons aussi moins besoin de nourriture que dans les premières années de notre vie. Un homme extrêmement vieux ne saurait presque plus manger, parce qu'il ne peut guère digérer ; peu de nourriture lui suffit, un jaune d'œuf le rassasie ; je me réglerai sur cette observation à la fin de mes jours, espérant, par cette conduite, mourir sans violence ni douleur, et ne doutant point que ceux qui m'imiteront ne finissent par une mort aussi douce, puisque nous sommes tous de la même espèce, et composés tous les uns comme les autres.

Rien n'étant donc plus avantageux à l'homme sur la terre que d'y rester longtemps, il est obligé de conserver sa santé autant qu'il lui est possible, et c'est ce qu'il ne peut faire que par la sobriété. Certainement il y a des gens qui boivent et mangent beaucoup, et qui ne laissent pas de vivre

un siècle; leur exemple fait que d'autres se flat-
tent d'aller aussi loin qu'eux, sans avoir besoin de
se contraindre. Ils ont tort, pour deux raisons :
la première, c'est qu'entre mille, à peine s'en
trouve-t-il un d'une aussi bonne constitution; le
seconde, c'est qu'ordinairement la vie de ces
gens-là se termine par des maladies qui les font
beaucoup souffrir, ce qui n'arrivera point à ceux
qui se gouverneront comme je le fais. On risque
de ne pas atteindre cinquante ans si l'on ne se hâte
de se soumettre à une vie réglée, qui n'est point
impossible, puisque je la pratique, que bien des
gens l'ont observée et l'observent journellement;
et l'on devient, de la sorte, insensiblement homicide de soi-même, parce qu'on ne peut se mettre
dans l'esprit que, malgré le faux attrait de la
volupté, l'homme sage ne doit point trouver
difficile l'exécution de ce que la raison lui conseille.

Elle nous dira, si nous l'écoutons, qu'un bon
régime est indispensable pour vivre longtemps, et
qu'il consiste en deux choses, la qualité et la quantité. La qualité se résume à ne point user d'aliments contraires à notre estomac; la quantité,
à n'en pas prendre plus qu'il n'en faut pour une
digestion facile.

Notre expérience doit nous régler dans l'observation de ces deux principes, lorsque nous sommes
parvenus à quarante, à cinquante ans, au plus
tard à soixante. Celui qui met en pratique la connaissance de ce qui lui est bon, et qui continue
à mener une vie frugale, entretient les humeurs

dans un parfait équilibre, et leur enlève toute occasion de s'altérer, quoiqu'il souffre le froid et le chaud, qu'il se fatigue, qu'il veille, à moins toutefois que ce ne soit avec excès. S'il en est ainsi, n'est-on pas obligé de vivre sobrement? et ne doit-on pas se délivrer de l'appréhension de succomber à la moindre intempérie de l'air, à la moindre fatigue, qui nous rendent malades, pour peu qu'il y ait chez nous prédisposition?

Il est vrai que les plus sobres peuvent être incommodés quelquefois, lorsqu'ils se voient inévitablement obligés de s'écarter de la règle qu'ils ont coutume de suivre; mais enfin ils sont sûrs que leur indisposition ne durera tout au plus que deux ou trois jours, encore ne peuvent-ils avoir de fièvre. La lassitude et l'épuisement sont aisément réparés par le repos et par la bonne nourriture; l'inclémence des astres ne saurait mettre en mouvement les humeurs malignes de ceux qui n'en ont point. Les maux que produisent les excès de la gourmandise ont une cause intérieure, et peuvent être dangereux; mais ceux qui n'ont d'autre origine que les influences du ciel, n'agissant qu'extérieurement, ne sauraient produire de grands désordres.

On rencontre des gens adonnés à la bonne chère, qui soutiennent que tout ce qu'ils mangent les incommode si peu, qu'ils ne se sont point encore aperçus dans quelle partie de leur corps est leur estomac; et moi je leur soutiens qu'ils ne parlent pas sincèrement, et que ce qu'ils prétendent est impossible. Il n'est pas possible, non plus, que tout ce qui existe soit d'une composition assez parfaite pour que le froid, le chaud, le sec ou l'humide n'y domine, et les mets dont on se nourrit, différents en qualités, ne sauraient également convenir à tous les tempéraments. Les gens dont il est question ne peuvent disconvenir qu'ils soient quelquefois atteints, si ce n'est d'indigestions sensibles, au moins de maux de tête, d'insomnies, de fièvres, dont ils se guérissent en faisant diète et en prenant des médecines qui les débarrassent; ainsi il est certain que leurs maladies ne proviennent que de réplétion, ou de l'usage d'aliments contraires à leur estomac.

La plupart des vieilles gens s'excusent de la multitude et de la durée de leurs repas, en disant qu'il est nécessaire qu'ils s'alimentent beaucoup pour entretenir leur chaleur vitale, qui diminue à mesure que l'âge augmente, et que, pour exciter l'appétit, il faut qu'ils mangent des ragoûts, et qu'ils se nourrissent de tout ce qui leur plaît, ajoutant que, sans cette précaution, ils mourraient bientôt. Je leur répète encore que la nature, pour conserver le vieillard, l'a composé de manière qu'il pût vivre avec peu d'aliments, que son estomac n'en saurait même digérer une grande quantité, et qu'il ne doit point craindre de mourir faute de manger, puisque, lorsqu'il est malade, il est obligé d'avoir recours à la diète, que les médecins lui ordonnent dans beaucoup de cas; qu'enfin, si la diète a la vertu de nous retirer quelquefois des bras de la mort, on a tort de ne pas croire qu'en mangeant un peu plus qu'à l'ordinaire, quand on est malade, on puisse vivre longtemps sans le devenir.

D'autres aiment mieux être incommodés, deux ou trois fois l'année, de leur goutte, de leur sciatique et de leurs infirmités ordinaires, que de souffrir toujours la gêne et la mortification de ne pouvoir contenter leur appétit, étant assurés que, s'ils tombent malades, la diète sera pour eux une ressource infaillible qui les guérira. Qu'ils apprennent de moi, qu'à mesure que l'âge avance, la chaleur naturelle diminue; que la diète, méprisée comme précaution et considérée comme remède, ne saurait avoir toujours la même vertu, ni la même force pour cuire les crudités et réparer les désordres que cause la réplétion; qu'enfin ils courent risque d'être dupes de leur laisser aller et de leur gourmandise.

D'autres disent qu'il vaut mieux, en faisant bonne chère, se donner ce qu'ils appellent du bon temps, et vivre quelques années de moins. Il n'est pas surprenant que les fous méprisent la vie; le monde ne fait pas une grande perte quand ils en sortent, mais c'en est une considérable, lorsque des gens sages, vertueux et spirituels descendent au tombeau. Si l'un d'entr'eux était cardinal, il eût pu devenir pape en vieillissant; s'il était considérable dans sa république, il eût pu en devenir le chef; s'il était savant, s'il excellait en quelque art, il eût pu y exceller encore d'avantage, faire honneur à sa patrie, et devenir un objet d'admiration pour ses concitoyens.

Il en est d'autres qui, se sentant vieillir, quoique leur estomac devienne de jour en jour moins capable d'une bonne digestion, ne veulent pas pour cela diminuer leur nourriture ; ils diminuent seulement le nombre des séances qu'ils avaient coutume de faire à table, et, parce qu'ils se trouvent incommodés de deux ou trois repas par jour, ils croient conserver leur santé en n'en faisant plus qu'un, afin, disent-ils, que l'intervalle d'un repas à l'autre facilite la digestion des aliments qu'il auraient pris en deux fois. Ainsi ils mangent tant dans cet unique repas, que leur estomac, surchargé de viandes, s'en trouve accablé, et en convertit le superflu en mauvaises humeurs, qui engendrent les maladies et la mort. Je n'ai jamais vu personne vivre longtemps en menant cette conduite. Ces gens-là vivraient assurément d'avantage, s'ils diminuaient la quantité de leur nourriture ordinaire, à mesure qu'ils avancent en âge, et s'ils mangeaient beaucoup moins et un peu plus souvent.

Quelques-uns pensent qu'effectivement la sobriété peut conserver la santé, mais qu'elle ne prolonge pas la vie ; cependant il s'est vu des gens, dans les siècles passés, qui l'ont prolongée par ce moyen ; il s'en voit encore aujourd'hui, et j'en suis un exemple ; mais, puisqu'on ne peut pas dire qu'elle abrège nos jours, comme les infirmités causées par la réplétion, il ne faut pas beaucoup de sens commun pour comprendre que, pour vivre longtemps, il vaut mieux être sain que malade, et que, par conséquent, la sobriété contribue davantage à la durée de la vie, qu'une excessive abondance d'aliments.

Quoiqu'en puissent dire les voluptueux, la sobriété est infiniment utile à l'homme ; il lui doit sa conservation, elle éloigne de son esprit les tristes idées de la mort ; c'est en la pratiquant qu'il devient sage, et qu'il parvient à un âge où la raison et l'expérience lui donnent des armes pour s'affranchir de la tyrannie des passions, qui exercent sur nos cœurs un si cruel empire pendant presque tout le cours de notre vie. O sainte et bienfaisante sobriété ! c'est à toi que j'ai l'obligation de voir encore la lumière du jour ; tu es pleine de charmes, quand on suit tes maximes et qu'on observe constamment les lois que tu prescris ! Lorsque je ne refusais rien à mes sens, je ne goûtais point de plaisirs aussi purs que ceux dont je jouis à présent ; ils étaient alors si agités et si mêlés de peines, que je trouvais jusque dans la volupté plus d'amertume que de douceur.

O bienheureuse vie, qui, outre tous les biens que tu procures au vieillard, conserve son estomac en un état si parfait, qu'il trouve plus de goût au pain sec, que les gens sensuels aux mets les plus délicats et les mieux assaisonnés ! L'appétit que tu nous donnes pour le pain, est raisonnable, puisque c'est la nourriture la plus convenable à l'homme, quand elle est accompagnée du besoin et du désir de manger. La sobriété n'est jamais exempte de ce désir. Ainsi, mangeant peu, mon estomac a souvent besoin de cette manne, que je savoure quelquefois avec tant de plaisir, que je croirais pécher contre la tempérance, si je ne savais pas qu'il faut manger pour vivre, et qu'on ne peut user d'une nourriture plus simple et plus naturelle.

Et toi, mère de tous les humains ! nature, qui veilles avec tant d'amour à la conservation de notre être, que tu donnes au vieillard la facilité de vivre avec peu de nourriture, et lui fais comprendre que si, dans la vigueur de son jeune âge, il faisait par jour deux repas, il doit les partager en quatre, afin que son estomac ait moins de peine à digérer, je ne puis trop admirer ta sagesse et ta prévoyance ! je suis tes conseils et m'en trouve bien.

Mes esprits vitaux ne sont point suffoqués par la nourriture que je prends ; elle les répare seulement et les entretient. Je me retrouve toujours dans une égale santé ; je suis toujours gai, et plus encore après le repas qu'auparavant. J'ai coutume, en sortant de table, de lire ou d'écrire ; et je n'ai jamais remarqué que l'application, après le repas, m'ait incommodé : j'en suis également capable en quelque temps que ce soit, et ne me sens point assoupi, comme bien des gens, parce que le peu de nourriture que je prends ne suffit pas pour m'envoyer à la tête les fumées de l'estomac, qui remplissent le cerveau et le rendent incapable de remplir ses fonctions.

Voici de quoi je me nourris : je mange du pain, du potage, des œufs frais, du veau, du chevreau, du mouton, des perdrix, des poulets, des pigeons. Entre les poissons de mer, je choisis la dorade, et entre ceux de rivière, le brochet. Tous ces aliments conviennent aux vieillards. S'ils sont sages, ils doivent s'en contenter et n'en point chercher d'autres.

Le vieillard indigent, qui n'a pas la commodité de les avoir tous, doit se contenter de pain, de potage et d'œufs. Il n'y a point d'homme, si pauvre qu'il soit, à qui ces aliments puissent manquer. Je n'en excepte que les gueux de profession, qui sont réduits à l'aumône. De ceux-là je ne parle pas, parce que s'ils sont malheureux dans leur vieillesse, c'est pour avoir été paresseux et fainéants dans leur jeune âge ; ils sont plus heureux morts qu'en vie, et ne font qu'embarrasser le monde. Mes prescriptions ne s'adressent qu'à l'indigent, qui, n'ayant que du pain, du potage et des œufs, n'en doit pas prendre beaucoup à la fois, et doit régler si bien la quantité de ses aliments, qu'il ne puisse mourir que par pure dissolution ; car il ne faut pas s'imaginer qu'il n'y ait que les blessures qui fassent les morts violentes ; les fièvres et tant d'autres maladies qui nous tuent dans notre lit, appartiennent à la même catégorie, étant causées par des humeurs que la nature ne combattrait pas si elles étaient naturelles.

Quelle différence de la vie sobre à la vie déréglée ! Celle-ci avance notre dernière heure ; l'autre l'éloigne, et nous fait jouir d'une parfaite santé. Combien la bonne chère m'a-t-elle enlevé de parents et d'amis, qui seraient encore au monde, s'ils m'avaient cru ? mais elle n'a pu m'anéantir, comme tant d'autres ; et, parce que j'ai eu la force de résister à ses charmes, je respire et suis parvenu à une belle vieillesse.

Si je ne t'avais pas abandonnée, source infâme de corruption, je n'aurais pas le plaisir de voir autour de moi onze petits-fils, tous bien portants, ni le bonheur de jouir des embellissements que j'ai fait faire à mes propriétés et à mes jardins. Il fallait du temps pour ces réparations, et j'en ai eu de reste. Pour toi, cruelle gourmandise, tu tranches souvent les jours de tes esclaves avant qu'ils aient achevé ce qu'ils commencent. Ils n'osent rien entreprendre qui soit de longue haleine ; s'ils sont assez heureux pour voir la fin de leurs travaux, ils n'en jouissent pas longtemps. Mais, afin de te faire connaître tel que tu es, mortel poison, le plus dangereux ennemi de l'homme, et afin que l'univers entier conçoive de l'horreur pour toi, je prétends que mes onze petits-fils te déclarent la guerre, et qu'imitant mon exemple, ils servent à leur tour de modèles à tout le genre humain, pour lui démontrer le péril de la gourmandise et l'utilité de la diète.

Je ne puis comprendre qu'une infinité de gens, fort sages et fort raisonnables d'ailleurs, ne puissent se résoudre à modérer leur insatiable appétit à cinquante ou soixante ans, ou, du moins, lorsqu'ils commencent à ressentir les infirmités de la vieillesse. Il leur serait facile de s'en délivrer par la diète ; si elles deviennent incurables, c'est qu'ils ne l'observent pas. Je ne suis point

aussi surpris de ce que les jeunes gens ont de la
peine à s'y résoudre : ils sont bien moins capable
de réflexion, et leur jugement n'est pas encore
assez solide pour résister aux charmes des sens;
mais à cinquante ans, on doit savoir se gouverner
par la raison, qui nous prouvera, si nous la con-
sultons, que contenter, sans règle ni mesure, tous
nos appétits, est le moyen de devenir infirme et
de mourir jeune. Encore si le plaisir du goût du-
rait! mais à peine commençons-nous à en jouir,
qu'il passe et finit; plus on y a recours, moins
on y est sensible, et les maux qu'il nous procure
se perpétuent jusqu'au tombeau. L'homme sobre
ne doit-il pas être assez satisfait, lorsqu'il se
met à table, d'être certain que, lorsqu'il en sortira, rien de ce qu'il aura mangé ne l'incom-
modera ?

J'ai voulu ajouter ce supplément à mon *Traité:*
il est court et renferme de bonnes raisons. Si je
l'ai divisé en deux parties, c'est qu'on lit plus
volontiers un ouvrage court qu'un ouvrage long.
Je souhaite que beaucoup de gens aient la curiosité de parcourir l'une et l'autre, et qu'ils en
fassent leur profit.

TROISIÈME DISCOURS.

LETTRE A MONSEIGNEUR BARBARO, PATRIARCHE D'AQUILÉE.

Moyens pour jouir d'une félicité parfaite dans un âge avancé.

Il faut avouer que l'esprit de l'homme est un des plus sublimes ouvrages de la Divinité, et que c'est le chef-d'œuvre de notre Créateur. N'est-ce pas une chose merveilleuse que de pouvoir, en échangeant des lettres, s'entretenir de loin avec ses amis? Et la nature n'est-elle pas admirable de nous donner le moyen de nous voir avec les yeux de l'imagination, comme je vous vois à présent, Monseigneur? C'est de cette manière que j'entamerai la conversation avec vous, et que je vous raconterai bon nombre de choses agréables et utiles. Il est vrai que ce que je vous dirai n'est pas nouveau, quant au sujet; mais je ne vous l'ai jamais dit à quatre-vingt-onze ans. Il est étonnant, en vérité, que je puisse vous apprendre que ma santé et mes forces se soutiennent si bien, qu'au lieu de diminuer avec l'âge, elles semblent augmenter à mesure que je vieillis. Tous ceux qui me connaissent en sont surpris; et moi, qui sais à quoi je dois attribuer ce bonheur, j'en publie partout la cause; je fais mon possible pour prouver à tous les hommes qu'on peut jouir sur la terre d'une félicité parfaite après l'âge de quatre-vingts ans, et qu'on ne peut l'acquérir sans la continence et la sobriété, qui sont deux vertus chéries de Dieu, parce qu'elles sont ennemies des sens et favorables à notre conservation.

Je vous dirai donc, Monseigneur, que, ces jours passés, quelques docteurs de notre université, tant médecins que philosophes, sont venus s'informer à moi de la manière dont je me nourris, et qu'ils ont été bien surpris de voir que je suis encore plein de vigueur et de santé ; que tous mes sens sont parfaits ; que ma mémoire, mon cœur, mon jugement, le ton de ma voix, mes dents, n'ont pas changé depuis ma jeunesse ; que j'écris de ma main sept ou huit heures par jour, et que je passe le reste de la journée à me promener de mon pied, et à prendre tous les plaisirs permis à un honnête homme, jusqu'à la musique, où je fais très-bien ma partie. Ah ! Monseigneur, que vous trouveriez ma voix belle, si vous m'entendiez chanter les louanges de Dieu au son de ma lyre, comme un autre David ! Vous seriez surpris et charmé des torrents d'harmonie qui jaillissent de tout mon être. Ces Messieurs admirèrent particulièrement la facilité avec laquelle j'écris sur des matières qui demandent une extrême contention d'esprit, et qui, loin de me fatiguer, me délassent. Vous ne devez pas douter que, prenant aujourd'hui la plume pour avoir l'honneur de m'entretenir avec vous, le plaisir que me cause une semblable occupation ne soit encore plus sensible et plus grand pour moi que ceux que j'ai coutume de prendre.

Ces docteurs me dirent que je ne devais point être considéré comme un vieillard, puisque toutes mes œuvres, toutes mes occupations étaient celles d'un jeune homme, et ne ressemblaient nullement à celle des gens âgés, qui ne sont plus capables de rien après quatre-vingts ans ; qui se traînent accablés d'infirmités et de maux, et languissent et souffrent continuellement.

Ils ajoutèrent que s'il s'en trouve de moins infirmes, leurs sens sont usés ; la vue et l'ouïe leur manquent, leurs jambes et leurs mains tremblent ; ils ne peuvent plus marcher ni rien faire ; et s'il y en a quelqu'un exempt de ces disgrâces, sa mémoire diminue, son esprit baisse, son cœur s'affaiblit ; enfin, il ne jouit point de la vie aussi complètement que je le fais. Ce qui les étonna beaucoup, c'est une chose qui, en effet, est fort surprenante : une répugnance invincible m'empêche, chaque année, de boire de quelque vin que ce puisse être, pendant les mois de juillet et d'août. Tout vin m'est tellement contraire en ce temps-là, que je mourrais infailliblement si je m'efforçais d'en boire ; mon estomac, non plus que mon goût, ne peut les souffrir ; et cependant le vin est le lait des vieillards, et il me semble que je ne pourrais conserver ma vie en cessant d'en boire. Mon estomac étant donc privé, à cette époque, d'un secours si utile et si propre à entretenir sa chaleur, je ne puis manger que très-peu ; et ce peu de nourriture me cause, vers la mi-août, une faiblesse que les consommés et les cordiaux ne soulagent point : cependant cette débilité n'est accompagné d'aucune douleur, ni d'aucun accident fâcheux. Nos docteurs en conclurent que si le vin nouveau, qui me rétablit parfaitement au commencement de septembre, n'était point encore fait en ce temps-là, je ne pourrais éviter la mort. Ils ne furent pas moins surpris de voir qu'en trois ou quatre jours le vin nouveau me rendait la vigueur que le vin vieux m'avait ôtée ; particularité dont ils furent les témoins eux-mêmes, m'ayant examiné dans ces différents états, sans quoi ils n'auraient pu y croire.

Plusieurs médecins m'ont prédit, il y a plus de dix ans, qu'il me serait impossible de passer deux ou trois années avec cette fâcheuse répugnance ; et cependant je me suis trouvé encore moins faible, et me suis plutôt rétabli cette année que les précédentes. Cette espèce de prodige, et tant de grâces dont je suis redevable à Dieu, les forcèrent à me dire qu'en naissant, j'en avais reçu une spéciale et toute particulière de la nature ou des astres ; et, pour prouver leur assertion, ils se mirent en frais d'éloquence et me firent de magnifiques discours. Il faut avouer, Monseigneur, que l'éloquence a bien du pouvoir sur l'esprit humain, puisque souvent elle persuade que ce qui est, n'est point, et que ce qui n'est point, peut être. J'eus un sensible plaisir à les entendre parler, et cela ne pouvait manquer, puisque ce sont de fort habiles gens ; mais ce qui m'en causa principalement, ce fut la réflexion que je fis, que l'âge et l'expérience peuvent rendre un homme plus savant que ne le feraient les écoles.

Grâce à ces deux moyens infaillibles d'acquérir des lumières, j'eus bientôt découvert l'erreur de l'opinion émise par mes savants docteurs. Pour les détromper et les instruire, je leur répondis que leurs arguments étaient faux ; que la grâce que je recevais ne m'était point spéciale, mais qu'elle était générale et universelle ; qu'il n'y avait personne sur la terre qui ne pût la recevoir aussi bien que moi ; que je n'étais qu'un homme comme tous les autres ; que nous avions tous, outre l'existence, le jugement, l'esprit, la raison ; que nous naissions tous avec ces mêmes facultés de l'âme, parce que le Seigneur a voulu que nous eussions ces avantages sur les autres animaux, qui n'ont rien de commun avec nous que l'usage des sens ; qu'enfin le Créateur nous avait donné cette raison et ce jugement pour conserver notre vie, en sorte que cette grâce nous vient immédiatement de Dieu, et non de la nature ni des astres ; que l'homme, lorsqu'il est jeune, étant plus sensuel que raisonnable, donne tout à ses plaisirs, et que, lorsqu'il est parvenu à quarante ou cinquante ans, il doit savoir qu'il est à la moitié de sa vie, grâce à la bonté de son tempérament, qui l'a conduit jusque-là ; mais qu'étant arrivé à cette période, il descend vers la tombe, dont les infirmités de la vieillesse sont les avant-coureurs ; que la vieillesse est aussi différente de la jeunesse que la vie réglée est opposée à la débauche ; qu'ainsi il est nécessaire de changer sa manière de vivre quand on n'est plus jeune, particulièrement à l'égard de la quantité et de la qualité des aliments,

parce que c'est de là que dépendent radicale-
ment la santé et la durée de nos jours; qu'enfin,
si la première partie de la carrière a été toute
sensuelle, la seconde doit être raisonnable et réglée, l'ordre étant nécessaire à la conservation
de toute chose, et principalement à la vie de
l'homme, comme il est facile de le reconnaître
aux incommodités qu'engendrent les excès, et à
la santé de ceux qui observent un bon régime.
Oui, Monseigneur, il est impossible que ceux qui
veulent toujours contenter leur goût et leur appétit, n'altèrent pas leur tempérament; et, pour
ne pas altérer le mien, lorsque je suis parvenu à
un âge mûr, je me suis entièrement voué à la
sobriété. Il est vrai que ce n'est pas sans peine
que je pris cette résolution et que je renonçai
à la bonne chère. Je commençai par prier Dieu
de m'accorder la tempérance, et je me persuadai
bien que, quelque difficile que soit une chose
qu'on veut entreprendre, on en vient à bout
quand on s'opiniâtre à vaincre ce qui s'oppose
à son exécution. Ainsi je déracinai mes mauvaises habitudes, et j'en contractai de bonnes,
de sorte que je me suis accoutumé à une vie
d'autant plus austère et frugale, que mon tempérament était fort mauvais lorsque je commençai. Enfin, Monseigneur, mes docteurs, ayant
entendu mes raisons, furent obligés de s'y rendre. Le plus jeune d'entre eux me dit, qu'il convenait que cette grâce pouvait être universelle
pour tous les hommes, mais qu'elle était rarement efficace, et qu'il m'en avait fallu une spé-

ciale pour surmonter les délices et l'habitude
d'une vie aisée, et me déterminer à en embrasser
une si différente ; qu'il ne jugeait pas cette conduite impossible, puisque je la pratiquais, mais
qu'elle lui paraissait extrêmement difficile. Je lui
répondis que c'est manquer de cœur que d'a-
bandonner une belle entreprise à cause des difficultés qu'elle présente ; qu'au contraire, plus elle
en offre, plus il y a de gloire à les surmonter ;
que le Créateur souhaite que chacun parvienne à
une longue vie, à laquelle il a destiné l'homme,
parce que, dans sa vieillesse, l'homme doit être
délivré des fruits amers que produisent les sens,
pour ne recueillir que ceux qui proviennent de
la raison, briser les liens qui l'enchaînent au
vice, cesser d'être l'esclave du démon, et se mettre en état de faire son salut ; que Dieu, dont la
bonté est infinie, a ordonné que celui qui acheve-
rait son cours naturel, finît sa vie sans angoisse et
par pure dissolution, seul dénouement qu'on
puisse appeler une mort naturelle, toutes les autres étant des morts violentes, qu'on se procure à
soi-même par la réplétion et par les excès ; que
Dieu veut que l'homme passe d'une mort douce
et paisible à une vie immortelle et glorieuse,
comme celle à laquelle je m'attends. « Enfin,
leur dis-je en terminant, j'espère mourir en
chantant les louanges de mon Créateur ; la triste
réflexion qu'il faut un jour cesser de vivre, ne
me cause aucun chagrin, quoique je comprenne
aisément qu'à mon âge ce jour fatal ne puisse être
guère éloigné ; que je ne suis né que pour mou-

rir, et qu'une infinité de millions d'hommes sont sortis de la vie plus jeunes que moi. Je ne suis pas effrayé de la crainte de l'enfer, parce que je suis chrétien, que j'espère en la miséricorde de Dieu, et que j'ai foi aux mérites du sang de Jésus-Christ; je me flatte qu'une aussi belle vie que la mienne sera suivie d'une mort aussi heureuse. » A mes explications, le jeune docteur n'objecta rien; il me dit qu'il était résolu à pratiquer la sobriété, afin de vivre et de mourir aussi heureusement que je l'espérais; et que si, jusqu'à présent, il avait souhaité être longtemps jeune, il désirait maintenant être bientôt vieux, pour jouir des plaisirs d'une si admirable vieillesse.

Le désir que j'avais de m'entretenir longtemps avec vous, Monseigneur, comme avec une personne près de laquelle on ne connaît pas l'ennui, m'a décidé à vous écrire cette longue lettre, et m'engage à y ajouter un nouveau paragraphe avant de la terminer.

Quelques gens sensuels disent que je me suis donné bien de la peine pour composer mon *Traité* de la sobriété, et que j'ai perdu beaucoup de temps à persuader aux hommes de suivre une règle presque impossible; que mes conseils seront aussi inutiles que les lois que Platon voulut établir dans sa république, et dont l'exécution était si difficile, qu'il ne put jamais contraindre personne à s'y soumettre; et qu'il en arrivera de même de ce que j'ai écrit sur cette matière. Je trouve cette comparaison peu juste, puisque j'ai pratiqué ce que j'enseigne beaucoup d'années avant de l'avoir écrit, que je ne l'eusse pas écrit si je n'avais connu, par ma propre expérience, que cette pratique n'est pas impossible, qu'elle est même fort sage, et que c'est là le motif qui m'a engagé à la publier. En effet, je suis cause que plusieurs personnes l'observent et s'en trouvent bien, d'où il résulte encore que les lois de Platon n'ont aucun rapport avec mes conseils. Mais de telles gens, qui ne refusent rien à la volupté, n'ont garde de me donner leur approbation. Je ne laisse pas, pour ma part, de les plaindre, quoiqu'ils méritent, par leurs débauches, d'être tourmentés, sur leurs vieux jours, d'une infinité de maux, et d'être, pour une éternité, les victimes de leurs passions.

Je suis, etc.

QUATRIÈME DISCOURS.

De la naissance de l'homme, et de sa mort.

Pour ne point manquer au devoir de charité auquel tous les hommes sont astreints les uns envers les autres, et pour ne pas perdre un seul instant du plaisir que me cause le bonheur de vivre, je veux écrire encore, et apprendre à ceux qui ne le savent pas, parce qu'ils ne me connaissent point, ce que savent et voient ceux qui me connaissent. Ce que je vais dire paraîtra impossible ou difficile à comprendre ; rien cependant n'est plus véritable, c'est un fait dont sont témoins bien des gens, et il est digne de l'admiration de la postérité : J'ai atteint ma quatre-vingt-quinzième année, et je me trouve sain, gaillard, et aussi content que si je n'avais que vingt-cinq ans.

Ne serais-je pas bien ingrat, si je cessais de remercier la bonté divine de toutes les grâces qu'elle m'a faites ? A peine la plupart des autres vieillards sont-ils sexagénaires, qu'ils se sentent accablés d'infirmités ; ils sont tristes, mal portants, tourmentés sans cesse par l'affreuse pensée de la mort ; ils tremblent, jour et nuit, d'être à la veille de descendre au tombeau ; ils sont si fort préoccupés de cette funeste imagination, qu'il est extrêmement difficile de les en distraire, même un instant. Grâce au ciel, je suis exempt de leurs maux et de leurs terreurs ; il me semble que je ne dois point m'abandonner sitôt à cette vaine crainte ; car je ferai voir dans la suite de ce discours que j'ai la certitude de vivre jusqu'à plus de cent ans ; mais, pour donner quelqu'ordre au sujet que je traite, je commencerai ma démonstration à la naissance de l'homme, et la finirai à sa mort.

Je dis donc que certains corps naissent si mal prédisposés, qu'ils ne vivent que peu de jours ou peu de mois. On ne sait si cela vient de la mauvaise constitution du père et de la mère, lors de la conception, ou des influences des astres, ou d'une faiblesse de la nature, forcée à cette défaillance par quelque cause étrangère ; car il n'est pas vraisemblable qu'étant la mère commune de tous les hommes, elle soit capable de prédilection pour une partie de ses enfants, et de cruauté envers les autres.

Ne pouvant savoir au vrai d'où procède la brièveté de pareilles existences, il est inutile d'en chercher la cause ; il nous suffit de savoir qu'il y a des corps qui meurent presqu'avant que de naître.

D'autres naissent bien conformés et bien sains, mais d'une complexion délicate ; et, parmi ceux-là, il s'en trouve qui vivent jusqu'à dix ans, jusqu'à vingt, jusqu'à trente, jusqu'à quarante, sans pouvoir arriver à ce terme qu'on appelle la vieillesse.

D'autres apportent en naissant une forte constitution, et ceux-là deviennent vieux ; mais alors ils sont caducs et mal portants, comme je l'ai déjà fait remarquer, et accumulent sur leur tête tous les maux dont ils souffrent, parce qu'ils ont trop compté sur leur bon tempérament. Ils ne veulent jamais changer leur manière de vivre ; ils ne font aucune différence entre leur vieillesse et leur jeunesse, comme s'ils devaient avoir, à quatre-vingts ans, autant de vigueur qu'à la fleur de l'âge. Ainsi, n'amendant jamais leur conduite, ils ne songent pas qu'ils sont vieux, que leur complexion s'affaiblit, que leur estomac perd tous les jours quelque chose de sa chaleur, et que, pour cette raison, ils devraient faire plus d'attention aux qualités des aliments solides et liquides dont ils se nourrissent, aussi bien qu'à la quantité qu'ils en prennent. Ils croient que l'homme, perdant de ses forces en vieillissant, doit les conserver et les réparer par une grande abondance de nourriture ; ils se figurent que manger beaucoup c'est conserver la vie, et ils se trompent ; car la chaleur naturelle venant à s'affaiblir, on l'accable par trop d'aliments, tandis que la prudence voudrait qu'on proportionnât l'exercice qu'on donne à l'estomac à ses facultés digestives. Il est certain que les humeurs nuisibles ne proviennent que d'une digestion imparfaite, et qu'on fait peu de bon chyle, quand on confie à son estomac de nouveaux aliments avant que ceux qu'on a pris dans le repas précédent soient entièrement précipités dans les intestins. Je ne puis donc trop répéter que, lorsque la chaleur naturelle commence à s'affaiblir, il est nécessaire, pour se bien porter, de diminuer la quantité de ce qu'on boit et de ce qu'on mange chaque jour, la nature n'ayant besoin que de peu de chose pour soutenir la vie de l'homme, et particulièrement celle du vieillard.

Cependant, au lieu d'en user de cette manière, la plupart des vieilles gens vivent toujours comme dans leurs belles années. S'ils s'étaient imposés certaines privations de bonne heure, ils parviendraient, au moins, à l'âge où je me vois, et jouiraient d'une aussi longue existence que la mienne, pourvu toutefois qu'ils fussent nés avec une bonne constitution. Je dis au moins, car ils pourraient aller jusqu'à cent vingt ans, comme beaucoup d'autres observateurs de la sobriété, dont les noms nous sont parvenus par tradition ; mais je suppose toujours qu'ils soient d'une aussi bonne constitution que ces gens-là. Si j'avais été aussi bien favorisé à ma naissance, je ne douterais pas de pousser la durée de mes jours jusqu'à cet âge ; mais, parce que j'ai reçu en naissant un tempérament délicat, je n'espère vivre guère plus d'un siècle ; et tous ceux qui ne sont pas mieux constitués que moi, pourraient, en vivant sobrement comme je fais, fournir aisément la même carrière.

Rien de plus agréable à l'esprit que cette certitude de vivre longtemps, tandis que les hommes qui n'observent pas les lois de la sobriété, ne sont pas sûrs de voir le lendemain. Cette attente d'une longue vie est fondée sur des conséquences naturelles, qui ne peuvent nous manquer. Il est impossible que celui qui mène une vie sobre et réglée tombe malade et meure d'une mort naturelle, avant le temps que la nature lui a prescrit. Il ne peut mourir, dis-je, avant ce temps, parce que la sobriété détruit tous les germes, tous les levains de maladie. Les maladies ne peuvent être engendrées sans quelque cause ; s'il n'y en a point de mauvaise, il ne saurait y avoir d'effet funeste ni de mort violente.

On ne doit point douter que la régularité de la vie n'éloigne le triste moment de la mort, puisqu'elle a la propriété de maintenir les humeurs dans un parfait équilibre, tandis que la gourmandise et l'ivrognerie les brouillent, les altèrent, les irritent, leur impriment un mouvement désordonné qui engendre les gastrites, les fièvres et presque tous les accidents qui nous conduisent au tombeau.

Cependant, quoique la sobriété, qui nous préserve de mille maux, puisse réparer ce que les excès ont altéré, on ne doit pas croire qu'elle ait le pouvoir de rendre l'homme immortel. Il est impossible que le temps, qui consume toutes choses, ne détruise pas la plus parfaite ; ce qui a eu un commencement, ne saurait manquer d'avoir une fin ; mais l'homme doit achever ses jours par une mort naturelle, c'est-à-dire sans aucune souffrance, comme on me verra mourir lorsque le fluide vital sera entièrement consumé chez moi.

Pour le monde, je me trouve encore tellement en possession de ce principe de vie, qui nous est indispensable à tous, que je me flatte de n'être pas sitôt à la veille de mon dernier jour. Or, je juge que je ne me trompe pas, parce que je suis gai, que je trouve du goût à tout ce que je mange, que je dors tranquillement, qu'enfin aucun de mes sens ne s'affaiblit encore. J'ai toujours l'imagination vive, la mémoire heureuse, le jugement solide, le cœur bon ; ma voix est plus harmonieuse qu'elle ne l'a jamais été, quoique ce soit le premier des organes qui fléchisse, en sorte que je chante mon office tous les matins, sans me fatiguer la poitrine, et plus aisément que je n'aurais pu le faire dans ma jeunesse.

La conservation de toutes ces facultés est pour moi la preuve infaillible que j'ai encore beaucoup de temps à vivre ; mais que ma vie finisse quand il plaira à Dieu, et je pourrai dire qu'elle se sera écoulée radieuse, ayant été accompagnée de tout le bonheur dont on puisse jouir sur la terre, depuis que l'âge m'a délivré de l'esclavage des passions. La vieillesse sage et réglée les dompte, arrache leurs racines, empêche la production de leurs fruits empoisonnés, et change en bons sentiments toutes les mauvaises inclinations qu'elles inspirent dans le jeune âge.

N'étant plus attaché aux sens, je ne suis point affligé par la réflexion que mon âme doit être séparée de mon corps ; je ne suis plus agité d'inquiétudes, tourmenté de désirs, chagrin de la privation de ce que je n'ai pas ; la mort de mes parents et de mes amis ne me cause d'autre tristesse que celle d'un premier mouvement naturel qu'on ne peut comprimer, mais qui ne dure guère.

Je suis encore moins sensible à la perte des biens temporels, ce qui surprend beaucoup de monde. Cette disposition se fait remarquer seulement chez ceux qui deviennent vieux par la stricte observation de la sobriété, et non chez ceux qu'une forte complexion conduit à la vieillesse malgré les excès de l'intempérance. Ceux-là jouissent, dès ce monde, d'un paradis anticipé, pendant que ceux-ci ne peuvent goûter de plaisirs sans une infinité de peines. Qui ne se trouverait heureux, à mon âge, de ne sentir jamais rien qui cause la moindre incommodité, bonheur qui n'accompagne que très-rarement la plus florissante jeunesse? Il n'y en a point qui ne soit sujette à mille tribulations, dont je suis tout à fait exempt; au contraire, je ressens mille plaisirs aussi purs que tranquilles.

Le premier, est d'être utile à ma patrie. Ce plaisir flatte innocemment ma vanité, lorsque je fais réflexion que j'ai fourni à mes compatriotes d'utiles moyens de fortifier leur ville et leur port; que ces ouvrages subsisteront après un grand nombre de siècles; qu'ils contribueront à rendre Venise une république fameuse, une ville riche et incomparable, et serviront à lui perpétuer le beau titre de reine de la mer.

J'ai encore la satisfaction d'avoir donné à ses habitants le moyen d'avoir toujours abondamment toutes les choses nécessaires à la vie, en défrichant des terres incultes, en desséchant des marais, en arrosant et en engraissant des campagnes que l'aridité de leur sol rendait stériles, changements qui n'eussent pu s'accomplir dans un court espace de temps.

Enfin, j'ai rendu la ville où je suis né plus forte, plus riche et plus belle qu'elle n'était; j'ai rendu plus pur l'air qu'on y respire : toutes ces améliorations me font honneur, et rien ne m'empêche de jouir de la gloire qui m'est due.

La mauvaise fortune m'ayant ôté, dans ma jeunesse, des biens considérables, j'ai su réparer ces pertes par mon industrie, de sorte que, sans avoir fait tort à personne, et sans autre fatigue que de donner des ordres, j'ai doublé mon revenu, et je laisserai à mes petits-fils une fois plus de bien que je n'en ai eu du patrimoine de mon père.

Une satisfaction à laquelle je suis plus sensible qu'à toutes les autres, c'est que ce que j'ai écrit sur la sobriété commence à être utile à quantité de personnes, qui publient hautement l'obligation qu'elles m'ont de cet ouvrage. Plusieurs d'entre elles m'ont mandé des pays étrangers, qu'après Dieu, elles m'étaient redevables de la vie.

J'ai encore un plaisir, dont la privation me chagrinerait fort, c'est que j'écris et trace de ma main tout ce qui m'est nécessaire pour mes bâtiments, et pour la conduite de mes affaires domestiques.

J'ai le bonheur d'avoir de fréquentes conversations avec des gens savants, dont je tire tous les jours de nouvelles lumières; et ce qui étonne tout le monde, c'est qu'à mon âge, j'aie une facilité merveilleuse pour m'instruire à fond dans les sciences les plus sublimes et les plus difficiles.

Mais ce qui fait que je me considère comme l'un des hommes les plus heureux de l'univers, c'est que je jouis, en quelque manière, de deux vies, l'une terrestre, si je considère mes actions corporelles, l'autre divine et céleste, quand je songe aux délices de mon esprit, qui ont bien leurs charmes, quand ils sont fondés sur des sujets raisonnables, et sur l'assurance morale des biens infinis que la bonté de Dieu nous prépare.

Je jouis donc parfaitement de cette vie mortelle, grâce à la sobriété, vertu infiniment agréable à Dieu, parce qu'elle est la protectrice des

mœurs et l'ennemie irréconciliable des vices, et
je jouis, en même temps, par anticipation, de la
vie éternelle, en songeant si souvent au bonheur
dont elle doit être accompagnée, que je n'ai
presque plus d'autre pensée. J'envisage la mort
comme un passage nécessaire pour arriver au
ciel, et je suis si charmé de la glorieuse élévation
à laquelle je crois mon âme destinée, que je ne
saurais plus m'abaisser aux misères qui occupent
la plupart des gens du monde. La privation des
plaisirs auxquels on est d'ordinaire le plus sensible,
ne me cause aucune inquiétude. Bien loin de là,
leur perte m'inspire de la joie, parce qu'elle doit
être le commencement d'une vie incomparable-
ment plus heureuse.

Qui pourrait éprouver du chagrin s'il était à
ma place? Cependant il n'y a personne qui n'ait
le droit d'espérer une semblable félicité, s'il veut
vivre comme moi; car, après tout, je ne suis ni
un saint, ni un ange : je suis un simple mortel,
et le serviteur d'un Dieu, à qui la vie réglée
est si agréable, qu'il récompense, dès ce monde,
les hommes qui la pratiquent.

Si tous ceux qui se retirent dans les monastères pour y mener une vie pénitente, une vie
d'oraison, une vie contemplative, ajoutaient à
toutes leurs vertus la prudence de diminuer eux-
mêmes leur nourriture, ils auraient encore plus
de mérite et deviendraient plus vénérables.

Ils seraient considérés comme des saints, grâce
à leurs austérités prolongées, et se verraient ho-
norés comme ces vieux patriarches et ces anciens

ermites , qui observaient une continuelle sobriété et vivaient si longtemps. Peut-être encore seraient-ils assez favorisés de Dieu à cent vingt ans, pour faire des miracles qu'ils ne peuvent opérer faute d'une perfection à laquelle ils n'ont pu atteindre jusqu'à présent ; et, outre cette prérogative, qui est une marque presque infaillible de prédestination, ils jouiraient toujours d'une bonne santé, ce qui arrive aussi rarement dans la vieillesse des moines les plus pieux, que dans celle de la plupart des plus sages mondains.

Plusieurs de ces bons religieux croient que ce n'est pas sans dessein que Dieu envoie des infirmités à la vieillesse, et que son but est de lui faire faire pénitence des péchés commis dans le jeune âge. C'est une erreur à mon sens ; je ne puis croire que Dieu, qui aime l'homme, se plaise à le voir dans la souffrance. Nos maux sont l'œuvre du démon et du péché, et non l'œuvre d'un Dieu qui est notre créateur et notre père ; il désire que l'homme soit heureux en ce monde et en l'autre ; ses commandements ne tendent qu'à ce but, et la tempérance ne serait pas une vertu, si les avantages qu'elle procure, en nous préservant des maladies, étaient opposés aux desseins de Dieu sur notre vieillesse. Enfin, si tous les hommes pieux étaient sobres, la chrétienté seraient remplie de saints comme on en voyait dans la primitive Eglise, et il y en aurait encore davantage, parce qu'il y a plus de chrétiens à présent qu'il n'y en avait en ce temps-là. Combien alors de vénérables religieux édifieraient le monde par leurs prédications et par leurs bons exemples? combien de pécheurs feraient, par leurs prières, pleuvoir sur eux des grâces abondantes? combien de bénédictions se répandraient sur la terre? Ces bons moines, en suivant les maximes que je professe, ne devraient pas avoir peur de contrevenir à la règle de leur institut; il n'y en a point qui ne tolère l'usage du pain, du vin et des œufs; quelques-uns même permettent de manger de la viande; on y sert, en outre, des légumes, de la salade, des fruits, des gâteaux, qui, quelquefois, sont des aliments nuisibles à certains estomacs. Comme on couvre de ces mets la table du réfectoire, ils croiraient peut-être ne pas bien observer leur règle s'ils s'en abstenaient; cependant ils feraient beaucoup mieux, à trente ans passés, de renoncer à cette nourriture, et de se contenter de pain, de vin, de potages et d'œufs, qui sont les meilleurs aliments qui conviennent à un corps délicat. Cette nourriture leur serait encore plus agréable que celle des anciens pères du désert, qui ne buvaient que de l'eau pure, qui ne mangeaient que des fruits sauvages, des herbes et des racines crues, et qui ne laissaient pas de vivre long-temps sans infirmités. Nos anachorètes trouveraient ainsi le chemin du ciel plus facile que les moines de la Thébaïde, et ne laisseraient pas de faire, grâce à ce régime, une espèce de pénitence qui leur serait méritoire.

Je finis par déclarer que, la grande vieillesse pouvant être si utile et si agréable aux hommes, j'aurais manqué de charité si je n'avais pas pris soin de leur apprendre par quel moyen ils peuvent prolonger leurs jours. Je ne me suis proposé d'autre but, en écrivant sur cette matière, que de les engager à pratiquer, toute leur vie, une vertu qui les fera parvenir, comme moi, à une heureuse vieillessse, du sein de laquelle je ne cesserai de crier aux hommes : « Vivez, vivez longtemps, afin de servir Dieu, et de mériter la gloire qu'il réserve à ses élus. »

APHORISMES

DE L'ÉCOLE DE SALERNE,

EN VERS LATINS ET FRANÇAIS AVEC LEURS COMMENTAIRES.

NOTE HISTORIQUE.

Salerne est la principale ville de la terre de Labour, au royaume de Naples, dans l'Italie. Son université, qui n'est plus rien aujourd'hui, était autrefois des plus florissantes. On s'y rendait de toutes parts pour étudier les sciences; et la célébrité de son école de médecine était grande, quand elle fut consultée par Robert, l'un des fils de Guillaume-le-Bâtard, duc de Normandie, plus connu par son surnom de Conquérant.

Guillaume, en mourant, laissa trois enfants : Guillaume, surnommé le Roux, Robert et Henri. Le premier succéda à son père au royaume d'Angleterre, et Robert eut en partage le duché de Normandie. Ce prince, né belliqueux, voulant suivre Godefroy de Bouillon dans son expédition de la Terre-Sainte, passa dans ce but tout l'hiver de l'année 1096 chez les princes de la Pouille et de la Calabre, ses cousins, et s'embarqua, en effet, au printemps pour la Palestine. Jérusalem ayant été prise, on offrit à Robert la couronne du pays conquis ; mais il la refusa, préférant celle d'Angleterre, dont il devait hériter par la mort de son frère le Roux, qui arriva précisément dans ces circonstances.

Cependant il avait été blessé au bras droit, durant le siége de Jérusalem, et la plaie, mal soignée, était restée fistuleuse. Voulant se guérir, il retourna en Italie, chez les princes ses cousins, et consulta l'École de Salerne. La réponse fut que la plaie était envenimée, qu'elle ne guérirait point qu'on ne la suçât de manière à attirer tout le venin au dehors, et que l'on ne répondait point de la vie de celui qui exécuterait l'ordonnance. On raconte que le prince ne voulut point user d'un remède qui mettait l'existence d'autrui en péril, mais que sa femme, qui l'aimait tendrement, suça la fistule tandis qu'il dormait ; qu'elle vint effectivement à bout de le guérir, et qu'il n'en résulta pour elle aucune incommodité.

Que ce dernier trait soit vrai ou faux, rien n'est moins constant ; mais il est toujours probable que la consultation de Robert, roi d'Angleterre, donna naissance à l'ouvrage intitulé l'*École de Salerne*, dont on convient que l'auteur, ou du moins le rédacteur en vers, fut Jean de Milan, alors médecin fameux de cette célèbre ville.

Depuis lors, on désigna sous le nom d'*École de Salerne*, une collection d'aphorismes ou de sentences sur l'art de conserver la santé. Ils sont en vers latins léonins, c'est-à-dire qu'ils renferment ordinairement une rime, soit à la fin de deux vers consécutifs, soit au milieu et à la fin d'un seul et même vers. Cette versification porte avec elle un air dégagé, qui quelquefois fait sourire et engage à retenir le vers.

APHORISME 1.

Préceptes généraux pour conserver la santé.

Anglorum regi scribit Schola tota Salerni :
Si vis incolumem, si vis te reddere sanum,
Parce mero; cœnato parùm; non sit tibi vanum
Surgere post epulas; somnum fuge meridianum;
Nec mictum retine, nec comprime fortiter anum ;
Curas tolle graves ; irasci cede prophanum :
Hæc benè si serves, tu longo tempore vives.

Au roi qui d'Angleterre a le trône conquis,
L'Ecole de Salerne adresse ces avis :
Si tu veux de tes ans prolonger la durée ,
Soupe peu ; du vin pur ménage la verrée ;
Marche après ton repas; ne dors point dans le jour ;
De l'urine et des gaz crains en toi le séjour ;
Chasse au loin les soucis ; évite la colère ;
Et tu vivras longtemps heureux sur cette terre !

De la santé et de l'art de la conserver.

On appelle *santé* cet état du corps où les fonctions
qui lui sont propres s'achèvent dans la plus entière perfection. Regardez cet homme qui s'avance en plein air,
la tête levée, la vue errante sur tout, porté sur deux
jambes nerveuses, et les bras pendants sur les côtés,
ou pliés l'un sur la hanche et l'autre sur la poitrine.
Avec quelle assurance il marche ! quelle agilité dans
les mouvements de son corps! quel coloris anime son
visage ! quel écarlate sur ses lèvres ! Quelle vivacité
dans ses yeux ! L'épiderme transparent des joues laisse
apercevoir cet agréable réseau vasculeux que pénètrent
les humeurs par toute l'habitude du corps, et que chez
lui le sang parcourt avec la plus grande facilité. Sa
peau douce et souple rend sensibles les contours des
muscles nourris qu'elle recouvre ; les dehors les plus

irréprochables annoncent à l'envi la plus heureuse condition de l'intérieur.

En effet, avec quelle harmonie le cœur donne et reçoit le sang ! Quel concert entre les artères qui le distribuent aux extrémités du corps et les veines qui le rendent au cœur ! Avec quelle douceur l'haleine sort de la poitrine ! Aucune toux, aucun enchifrenement ne met obstacle au passage de l'air. Les lèvres entr'ouvertes laissent voir des dents blanches et saines, qui contiennent une langue vermeille et humectée. L'appétit ajoute aux assaisonnements les plus simples, que le palais savoure ; le gosier, par une déglutition aussi sensuelle que l'a été la mastication, ne perd rien de toute la suavité des aliments solides et liquides. La digestion efficace et prompte fournit assidument à la plus exacte nutrition ; et les sucs de toute espèce, bientôt changés en substance animale, vont produire cette surabondance précieuse qui avertit les sexes de leur distinction mutuelle, et, brûlant de se répandre pour multiplier, appeller et faire naître les plus doux plaisirs.

Ces grandes opérations de la nature qui se commencent et s'exécutent dans le plus bel ordre, s'achèvent avec la plus parfaite régularité. Aucun jour ne se passe sans que la masse des humeurs ne se dépure, aucun sans que les viscères ne se débarrassent. Le travail du corps paraît un divertissement ; l'âme, au sein de la tranquillité, reçoit sans peine les idées que lui procurent des organes heureusement constitués, les contemple avec sagesse, les fuit ou s'y repose avec innocence. Alors un génie inspiré peut représenter à nos sens ravis, ou sur une toile, ou dans le marbre, par des sons harmonieux, ou par des expressions cadencées, le magnifique spectacle de la nature ; alors le philosophe peut dicter ses leçons, le héros combattre, le politique régler ses intérêts, tous les hommes jouir de leur existence. Quel trésor es-tu donc, ô santé ! qu'avec raison on te désire ! qu'avec extravagance on t'expose !

On voit par là quel est l'objet de la première partie de la médecine-pratique, que l'on appelle *hygiène*. L'art de conserver la santé doit n'être que celui d'entretenir l'exercice des fonctions du corps humain dans l'état qu'on vient de décrire. Cet art sublime, quoiqu'en dise et la plaisanterie bavarde et la paradoxale misanthropie, est de tout temps parvenu à son but, a constamment rempli son objet, quand il a été secondé par les volontés. Il a enfin posé les règles certaines que le premier aphorisme de l'École de Salerne expose et prescrit pour la prolongation de la vie. L'usage des choses connues sous la dénomination de *choses naturelles* est l'affaire essentielle à diriger, et l'aphorisme les désigne presque toutes : le boire et le manger, l'exercice et le repos, le sommeil et la veille, les excrétions et les rétentions, les affections de l'âme. Il n'y a que l'air dont il ne fasse point de mention, mais l'École en traitera bientôt dans un chapitre à part. Ainsi l'on doit regarder cet aphorisme comme une courte préface dans laquelle on donne, sous la forme de préceptes que l'on développera davantage quand il le faudra, la division naturelle de tout l'ouvrage.

On verra par la suite, que l'École ne s'en tient pas là, mais qu'elle traite encore des remèdes prophylactiques, ou préservatifs des maladies, tels que sont les délayants, les diurétiques, les sudorifiques, les cordiaux, les anti-spasmodiques, etc. Les bains même, la purgation et la saignée ne sont point oubliés. Cette doctrine de Salerne établit donc un cours complet d'hygiène, dont ceux qui cultivent la médecine, comme ceux qui lui sont étrangers, peuvent retirer de grands avantages.

APHORISME II.

Des moyens de se passer de médecin.

Si tibi deficiant medici, medici tibi fiant,
Hæc tria : mens hilaris, requies moderata, diæta.

Es-tu sans médecin ? Je t'en vais donner trois :
Gaîté, diète, repos; obéis à leurs lois.

L'état de santé qu'on a indiqué plus haut n'existe guère que par abstraction, et n'est en quelque sorte qu'un point mathématique, rien n'étant plus fragile et plus inconstant que sa continuité. En effet, exposés comme nous sommes aux impressions des corps étrangers, aux vicissitudes de l'air et des saisons, la vie étant elle-même une cause d'altération et d'anéantissement, comment la santé pourrait-elle être de longue durée ? Aussi la meilleure est-elle réellement la moins mauvaise, celle qui se soutient le mieux, ou qui se rétablit le plus promptement. Il faut donc nécessairement lui donner une certaine latitude, et ne pas compter pour maladies une foule d'indispositions qui se dissipent aussi facilement qu'elles naissent. Cependant, comme il arrive quelquefois que ces incommodités, légères dans le principe, s'accroissent par les imprudences de la vie, jusqu'à devenir mortelles, l'École de Salerne, prévoyant ces accidents et voulant y remédier, propose pour cela, dans ce second aphorisme, trois moyens qu'il est important de connaître et de savoir employer. Chacun d'eux a ses lois, que l'art a fixées d'après l'expérience et l'observation.

De la Gaîté.

Par *gaîté* l'on entend cette condition habituelle de l'âme, où les idées agréables se présentent à l'exclusion de celles que l'on nomme tristes. C'est une sorte de sérénité spirituelle que n'offusque aucun nuage, aucun brouillard, aucune vapeur. Cet état, heureux pour l'individu qui en jouit, est charmant pour ceux qui l'entourent. La gaîté est fille et mère de la bonne santé; mais il est bien difficile d'en faire un précepte général de conduite. La société asservit trop la nature à cet égard, et, prescrire à quelqu'un d'être gai dans la

majeure partie des circonstances, c'est recommander
de bien marcher à un prisonnier dans les fers. La gaîté
est réservée à l'enfance qui ne réfléchit point, et à cette
classe d'hommes qui n'ont pas plus à réfléchir que les
enfants. Cependant la médecine fait tous les jours
usage de ce précepte de l'École de Salerne, en mettant à profit le reste précieux de la disposition de l'enfance à la gaîté. Elle ne prescrit pas, il est vrai, directement et contre la raison, de s'égayer; mais elle
présente adroitement à ceux qui en ont besoin, les objets capables de leur inspirer de la gaîté. C'est ainsi
qu'elle distrait efficacement les mélancoliques par les
spectacles, les conversations, les voyages, etc. C'est
ainsi que le célèbre Boerrhaave vint à bout de retirer le célèbre Van-Swieten d'une tristesse profonde
et opiniâtre où l'étude de la médecine l'avait jeté, en
lui recommandant l'exercice des armes, la musique et
les lectures amusantes. La gaîté n'est ni la joie, ni le
plaisir; mais le plaisir enfante la joie, et la joie ressus-
cite la gaîté.

La gaîté n'est plus gaîté, quand elle est excessive.
Elle passe pour étourderie ou pour folie. Alors il faut
la modérer, et cela n'est pas toujours aussi difficile
que de l'exciter. Souvent il suffit, pour la dissiper entièrement, d'un léger accident, d'un récit, d'une fic-
tion, d'une réprimande. D'où il suit que la gaîté dépend moins, en effet, de notre constitution, qui nous y
porte naturellement, que des objets qui nous environnent, et que ses lois tiennent à eux de manière à
ne pouvoir en être séparées.

De la Diète.

Il faut entendre ici par *diète*, non pas le régime dont
on use ordinairement, et selon l'acception que ce
terme aura plus loin, mais ce que le vulgaire entend
par ce mot, une abstinence continue d'aliments solides,

accompagnée d'un usage plus abondant des liquides. La diète et l'eau, dit-on. C'est ce sage précepte que donne en cet endroit l'Ecole de Salerne. Il est d'une autre nature que celui de la gaîté. Comme on peut le donner crûment, on est aussi le maître de le suivre ou de le négliger; et c'est ce qui produit bien des erreurs en ce point, ainsi qu'il a coutume d'arriver dans les choses confiées au libre arbitre. Les uns veulent une diète stricte, une nourriture extrêmement légère, longtemps continuée, et péchent très-grièvement contre l'ordre de leur santé; les autres ne font diète qu'à demi, n'accordent point à leurs viscères le temps de diète suffisant pour qu'ils se débarrassent de ce qui leur nuit, et, tombant dans les maladies, se rendent ainsi victimes de l'imperfection de leurs connaissances. La diète a ses lois, que la médecine seule connaît, peut seule interpréter et appliquer. Elle dépendent des circonstances, des temps, des mœurs et des lieux, aussi bien que de l'âge, du sexe, des constitutions et des climats. Il n'en est qu'une seule générale à laquelle tout le monde peut atteindre et se conformer; elle consiste à ne porter rien à l'excès : *ut ne quid nimis,* rien de trop en tout!

Du Repos.

Rien n'est en *repos* dans la nature; tout se meut, se modifie. Les corps les plus insensibles, les plus stables ne sont point exempts de la loi générale qui anéantit et qui crée. Mais les animaux paraissent surtout être tout mouvement. La vie et l'action les composent en entier. Toutefois, laisser un corps animé en repos, n'est pas détruire en lui le mouvement, mais l'abandonner à lui-même; c'est ne lui rien appliquer soit au-dedans, soit au-dehors, qui puisse le modifier d'une façon nouvelle. La médecine ressemble à la navigation, et le médecin au pilote. La vie est, pour le premier, ce que les vents et la mer sont pour le second.

L'animalité et les éléments sont, pour ainsi dire, le plan sur lequel roulent ces deux arts. Un vaisseau qui vogue au gré des airs et des eaux, suit nécessairement une route; un plan variable et changeant donne de nécessité une diréction au mobile qui le parcourt; une maladie abandonnée à elle-même et à l'instinct qui en est l'attribut essentiel, a constamment sa terminaison; or, comme il arrive quelquefois que le vaisseau délaissé se rend de lui-même en un lieu de sûreté, et le mobile à un point désiré, de même aussi l'on voit par fois des maladies non soignées avoir la fin la plus heureuse; d'où il suit que tout l'art du médecin consiste à tirer le meilleur parti possible de l'animalité, comme tout l'art du nautonnier consiste à profiter de la mer et de l'atmosphère.

C'est sous ce point de vue que l'académie de Dijon paraît avoir considéré le repos, quand elle a proposé pour sujet d'un prix, cette admirable question : « Quelles sont les maladies dans lesquelles la méde- » cine agissante est préférable à l'expectante, et celle- » ci à l'agissante, et à quels signes le médecin recon - » naîtra-t-il qu'il doit agir ou rester dans l'inaction, » en attendant le moment favorable pour placer les » remèdes? » question admirable qui, bien développée, semble pouvoir s'entendre de cette manière : Que faire au lit des malades, à l'aspect des infirmités humaines? Le médecin tentera-t-il d'enlever les maux, comme un conquérant les villes qu'il attaque, et, dans le dessein de soulager la nature de son fardeau, selon l'expression et le vœu de Van-Helmont, entreprendra-t-il tout à force ouverte, et s'opiniâtrera-t-il à donner de l'âme aux médicaments? Si la nature est lente, se chargera-t-il d'en hâter les opérations, de les mûrir, de les achever? S'il s'élève quelque symptôme effrayant, se mettra-t-il aussitôt en devoir de le dissiper? Enfin, suffira-t-il, du côté de la nature, que la maladie soit bien caractérisée, pour que l'art suffise du sien à la guérison? Ou bien, spectateur patient et attentif, le médecin se bornera-t-il à une sagesse humaine ? Convaincu que l'homme est esssentiellement borné, faudrat-il qu'il se contente d'étudier les mouvements de la nature, sa marche, ses révolutions, ses crises, ses ressources, afin de n'en venir qu'au point de savoir l'aider, quand elle sera insuffisante; de la soutenir, quand il la verra plier; de la contenir et de la régler, quand elle sortira de ses routes salutaires; à savoir ne se tourmenter jamais, pour lui faire opérer autre chose que ce qu'elle peut opérer par elle-même, et rien produire, que ce qu'elle produit de son plein gré; en un mot, à savoir n'agir que suivant ses vues et selon ce qu'elle indiquera?

La première de ces méthodes constitue la médecine agissante, et la seconde la médecine expectante. Elles ont chacune un coté favorable à considérer, sont de mise en certains cas l'une préférablement à l'autre, et partagent les praticiens de nos jours. Mais déterminer en quelles maladies il faut agir, et dans quelles il ne faut rien faire, c'est, conformément au précepte de l'Ecole de Salerne dont il s'agit, assigner exactement les cas généraux et les circonstances particulières de chaque cas où l'action et l'inaction sont nécessaires; et c'est, à proprement parler, soumettre l'art entier à l'examen, pour dresser une sorte de code dont les lois soient respectables pour tous les médecins. Or cette entreprise est difficile, les forces humaines sont faibles, et les bornes d'un commentaire ne permettent pas d'aller plus loin.

Concluons que le repos est un secours efficace dans les infirmités humaines; que l'Ecole de Salerne a raison de le poser en principe; que le médecin seul peut en recommander et diriger l'usage d'une manière profitable à chacun; enfin, qu'il en est absolument comme du repos, de la diète et de la gaîté, dont je viens de parler; que la modération et l'à-propos en font la loi principale.

CHAPITRE PREMIER.

Du Squelette, des Tempéraments et du Teint.

Le sujet de ce chapitre est d'autant plus intéressant à traiter, que moins de personnes savent à quoi s'en tenir sur chacune des choses qui vont être discutées. Combien, en effet, qui parlent des parties du corps humain, sans soupçonner ce qu'elles disent? Pour comprendre seulement ce que c'est que le tempérament, dont chacun fait mention à tout propos, quelles connaissances ne faut-il pas avoir? Enfin, la couleur du teint est, pour le vulgaire comme pour le médecin, la boussole qui dirige les questions sur la santé, et elle mérite, ainsi que les autres objets, d'être considérée en particulier. On divisera donc ce chapitre en trois articles, dont le premier traitera des parties qui composent le corps humain, le second, des tempéraments, tant en général qu'en particulier, et le teint sera l'objet du troisième.

APHORISME III.

Des parties qui composent le corps humain.

Ossibus ex denis, bis centenisque, novenis
Constat homo; denis bis dentibus, et duodenis,
Ex tercentis decies sex, quinqueque, venis.

Deux cent et dix-neuf os portent les chairs humaines,
Trente-deux dents, trois cent et soixante-cinq veines.

L'expérience du corps humain est la base de toutes les connaissances et de tous les succès en médecine. En vain saurait-on parfaitement distinguer les signes des maladies et les remèdes propres à les combattre, si l'on ne sait pas découvrir leur siége dans l'homme, ni comment les moyens de guérison agissent pour les détruire, on marche en aveugle, on travaille à tâtons, on réussit par hasard. L'anatomie donne l'intelligence de la physiologie, des phénomènes de la santé et des maladies, éclaire l'action des médicaments; elle est la clef de la thérapeutique et de l'hygiène. Ce n'est donc pas sans raison que l'Ecole de Salerne l'indique par cette sorte d'esquisse et de nomenclature. Les anatomistes modernes qui ont pris la peine de compter les os du squelette humain marquent qu'il y en a deux cent soixante, sans y comprendre quelques os sésamoïdes. Or, il est inutile de rappeler qu'en l'année 1100 de notre ère, quand Jean de Milan publia son ouvrage, les hommes n'avaient ni plus ni moins d'os qu'aujourd'hui, et l'on doit ajouter qu'il en est de même des veines. L'École en compte trois cent soixante-cinq; l'injection nous en fait connaître une quantité prodigieuse. Il n'y a que les dents dont le nombre soit exactement celui que l'Ecole cite. Mais les ligaments, les cartilages, les muscles, les viscères, les glandes, les artères, les nerfs, les organes des sens, les téguments, etc., etc., sont mis en oubli; d'où il suit que cet imparfait aphorisme n'aboutit presque à rien, dans le but que se propose l'École de Salerne. Pour y suppléer donc en quelque manière, il faut présenter au lecteur le nom des principales parties qui entrent dans la composition du corps humain, et les divisions les plus générales que les anatomistes en font.

On divise le corps humain en tronc et en extrémités. Le *tronc* comprend la tête, le col, la poitrine et le bas-ventre. Les *extrémités* sont supérieures ou inférieures. Les premières comprennent l'épaule, le bras, l'avant-bras, le poignet et la main. Les secondes comprennent la hanche, la cuisse, le genou, la jambe et le pied.

La *tête* est une boîte osseuse, recouverte de muscles, d'aponévroses, et des téguments communs, qui sont l'épiderme, la peau et le panicule graisseux. Elle renferme la dure-mère, la pie-mère, leurs duplicatures, les lobes du cerveau, le cervelet, la moëlle allongée, l'origine des dix paires de nerfs cérébrales, des vaisseaux de toute espèce, plusieurs glandes, parmi lesquelles deux sont renommées, la pituitaire et la pinéale, dont Descartes a fait le siége de l'âme. Outre cela, c'est la tête qu'entre les grandes cavités du tronc, l'on doit regarder comme le réservoir de l'animalité, puisqu'elle contient le cerveau qui fournit le sentiment à toute la machine, et qui est le centre commun auquel se rapportent toutes les sensations particulières que chaque portion du corps reçoit ou éprouve. C'est elle qui porte les organes des sens extérieurs, du moins pour la majeure partie.

Le *cou,* qui sépare la tête d'avec la poitrine, est formé par sept os nommés *vertèbres cervicales.* Il soutient les organes du goût, de la déglutition et de la voix, plusieurs gros vaisseaux sanguins, plusieurs nerfs, plusieurs glandes dont le plus grand nombre est destiné à la sécrétion de la salive. Le tout est enveloppé de muscles, et des téguments communs.

La *poitrine,* qui porte, à l'extérieur, les mamelles surmontées de leur aréole, est faite de vingt-quatre côtes, de douze vertèbres nommées *dorsales,* et, par devant, d'un os appelé *sternum.* Elle renferme les poumons, la trachée-artère, et les bronches, le péricarde, le cœur, les gros vaisseaux sanguins, l'aorte et la veine-cave, le canal thoracique, ou chilifère, plusieurs nerfs qui intéressent la vie. Cette grande cavité est pareillement recouverte par beaucoup de muscles et par les téguments communs.

On trouve dans le *bas-ventre* les viscères destinés à

travailler les aliments, en commençant à la digestion, et finissant à l'excrétion des résidus de cette opération de la nature. Cette troisième grande cavité du tronc est séparée de la précédente par un muscle essentiel, qui a des propriétés singulières; on l'appelle *diaphragme*. C'est là que l'on trouve le foie, l'estomac, la rate, les intestins grêles sous les noms de *duodenum*, *jejunum*, *ileum*, et les gros, sous ceux de *cæcum*, *colum* et *rectum*, le pancréas, l'épiploon, les reins succenturiaux et les reins, les uretères, la vessie; et chez la femme les organes de la conception, qui sont la matrice, les ovaires, les trompes de Fallope, le vagin. On y trouve le mésentère, plusieurs gros vaisseaux sanguins, les vaisseaux laiteux, les deux réservoirs du chile, et plusieurs larges plexus nerveux. Le tout est contenu par le péritoine, par les muscles abdominaux, par les fausses côtes, qui forment les *hypocondres*, par les cinq *vertèbres lombaires* et par les os du bassin. Cette grande cavité contient encore, chez les hommes, les cordons spermatiques et les vésicules séminales, organes destinés à la génération. Les autres parties qui servent à la même fonction, tant chez l'homme que chez la femme, sont situées à l'extérieur du corps et terminent le tronc.

Les *muscles* sont ces parties connues sous le nom de *chairs*, qui se trouvent, en grand nombre, aux extrémités tant supérieures qu'inférieures, et qui ont pour usage de mouvoir les membres. La propriété de ces organes du mouvement translatif consiste en ce que l'on appelle contraction : c'est la faculté qu'a le muscle de se resserrer sur lui-même, de se raccourcir peu à peu, ou tout d'un coup, selon le besoin, pour se remettre ensuite dans son état d'inaction, toutes les fois que la volonté ou la nécessité détermine l'un ou l'autre. Les extrémités de ces organes sont communément blanches, satinées, rondes ou aplaties : ce sont les tendons et les aponévroses. On les prend vulgairement pour des nerfs, mais c'est une erreur grossière.

Les *nerfs* sont tout autre chose. Ce sont des traits, des rayons de la substance cérébrale, qui, sous une petite enveloppe, partent du cerveau et vont se rendre à toutes les parties du corps, de quelque nature qu'elles soient, pour les rendre sensibles, c'est-à-dire capables de sentiment; et il résulte de là que les points nerveux qui entrent dans la composition de la moindre parcelle de la machine animée, sont autant de petits cerveaux, qui font que chaque atôme participe réellement à la propriété du commun *sensorium*. Le cerveau exerce son action sur toutes les parties du corps, et celles-ci exercent la leur sur le cerveau, par le moyen des nerfs; par le moyen des nerfs, tout est sympathie dans la machine humaine, et le corps, un tout absolument indivisible.

Les *artères* sont des canaux élastiques qui, en se contractant subitement, poussent dans le parenchyme de toutes les autres parties du corps, le sang qu'ils reçoivent du cœur. Elles animent, pour leur part, chaque molécule de la machine. Ce sont elles qui forment le pouls, et, comme elles sont en quelque sorte des prolongements du cœur, elles rendent les plus petites particules du corps participantes des affections de la poitrine, comme il arrive que les nerfs les rendent participantes des affections de la tête. Ainsi le corps humain est encore, par les artères et par la distribution du sang, un tout absolument indivisible. Les veines reprennent le sang des dernières extrémités du corps, et le reportent au cœur, d'où il suit que le cœur est le centre du mouvement des fluides, comme le cerveau est celui du sentiment des solides.

On a donné le nom de *glandes* ou *glandules*, à certains organes, plus ou moins volumineux, qui ont pour usage de séparer de la masse du sang une humeur, ou excrémentitielle, c'est-à-dire, destinée à être chassée hors du corps, comme la morve, la matière des crachats et l'urine, etc., ou recrémentitielle, c'est-à-dire, propre à rentrer dans le corps pour la perfection de quelque fonction particulière, comme la limphe, la bile, la semence et la salive, etc. Les glandes me paraissent destinées uniquement à la perfection de la nutrition.

Quant aux organes des sens, tout le monde sait que c'est par leur moyen que l'homme connaît les divers objets propres à remplir ses besoins et à lui procurer des plaisirs. Leur unique destination est de veiller assidument à la conservation de l'animal, à la prolongation de son existence; ils doivent donc avoir, comme ils ont en effet, avec tous les autres organes de la machine animée, les rapports les plus étendus; et, comme c'est par le sentiment qu'ils ont de l'action, c'est par le moyen des nerfs qu'ils entretiennent ces relations.

Il serait trop long d'entrer dans de grands détails sur l'anatomie et sur l'action des parties qui composent la machine humaine. Ceux qui voudront en savoir davantage pourront consulter les différents traités modernes qui ont été publiés, et particulièrement celui du docteur *Broc*, qui a paru en 1837, et qui forme trois volumes in-8°, avec un atlas de planches.

APHORISME IV.

Des tempéraments.

Quatuor humores humano in corpore constant :
Sanguis cum cholerâ, phlegma, melancholia.
Terra melancholicis, aqua confertur pituitæ,
Aer sanguineis, ignea vis choleræ.

Le sang, la double bile, et le phlegme vraiment
Sont quatre humeurs qui font notre tempérament.
A nos tempéraments quatre éléments répondent,
Qui ne permettent pas qu'entre eux ils se confondent.
La terre fait le noir, l'eau fait le pituiteux,
De l'air vient le sanguin, et du feu le bilieux.

Quelle que soit la division du corps humain, générale ou particulière, elle est toujours idéale et rationelle. On a beau faire agir le scalpel, mettre en jeu les injections, la distillation et les analyses chimiques, la macération, la putréfaction, la combustion, etc., toutes ces manières de détruire ne font que montrer plus clairement cette réelle indivisibilité du tout organisé, dont tout ce qu'on appelle les parties ne peut exister séparément, sans être entièrement dénaturé. Cependant il faut en admettre une, si nous voulons parvenir à cette connaissance de l'homme, qui nous est si nécessaire, et comprendre la théorie des tempéraments. Suivons donc celle qui a été donnée dans l'article précédent, et telle que l'ont admise les médecins de tous les temps.

Les parties qui entrent dans la composition du corps de l'homme se divisent en solides et en fluides. Les premières sont les os, les cartilages, les ligaments, les muscles, leurs tendons et aponévroses, les glandes, les viscères, les vaisseaux artériels, veineux, chileux et lymphatiques, les nerfs, les téguments communs, les membranes ou tissus cellulaires, les ongles et les poils. Les secondes sont le sang, la limphe, la sérosité, les larmes, la cire des oreilles, la mucosité du nez et du gosier, la salive, le suc stomacal, l'intestinal, le pancréatique, la bile jaune de la vésicule du fiel, la bile hépatique, le chile, le lait, le mucus glanduleux, la semence, l'urine, la rosée perspiratoire et la sueur. Mais ce qu'il y a surtout de remarquable ici, c'est que, quelque dissemblables que ces parties soient en apparence, elles ont pourtant, en effet, la plus parfaite identité. Il n'y a point de partie solide dans la machine humaine, qui, venant primitivement des fluides, ne se résolve en fluide ; et il n'y en a pas une seule fluide, qui ne se réduise à des éléments solides, tout à fait inaltérables.

Les anciens médecins avaient donné le nom de *similaires* aux parties solides qu'on vient de nombrer, parce qu'elles servent concurremment, les unes et les autres, à former quelqu'une de celles qu'ils appelaient *organiques*, ou simplement *organes*. C'est ainsi que les organes de la marche, par exemple la cuisse, la jambe et le pied, sont composés des parties similaires, appelées *muscles*, *cartilages*, *vaisseaux*, *tendons*, etc. L'organe de la digestion, l'estomac, de *membranes*, de *nerfs*, de *glandes*, etc. L'organe de la vision, l'œil, de *tuniques*, d'*humeurs*, de *vaisseaux* de toute espèce, etc., etc. Mais les parties similaires étaient à leur tour composées d'autres parties plus simples, comme le muscle de *faisceaux*; les glandes de *grains*; toutes de *fibres*; et celles-ci formaient des humeurs dont la composition est très-variable; toutefois, selon les anciens médecins, les éléments formaient les humeurs; les humeurs, les fibres; les fibres, les parties similaires; les parties similaires, les organiques; et l'ensemble des organes formait le corps en totalité. Cependant les humeurs n'étaient pas toutes de la même nature, ni composées d'une égale portion d'éléments semblables. Il y en avait quatre principales, savoir : le sang, la bile jaune, la bile noire et le phlegme. L'air était surabondant dans la mixtion des éléments propres à faire le sang; le feu, dans celle d'où résultait la bile jaune; la terre, dans celle de la bile noire, et l'eau, dans la composition du flegme; puis, comme les organes des corps et les corps eux-mêmes résultaient nécessairement de cette combinaison élémentaire, il s'ensuivait que tel ou tel membre, tel ou tel individu était chaud, quand le feu avait l'avantage, froid, quand c'était l'eau, sec, quand c'était la terre, et humide, quand c'était l'air. Enfin, en combinant chacune de ces qualités, ils faisaient les tempéraments et les nuances qu'ils peuvent avoir. Mais leur physique n'allait pas plus loin; ils l'appliquaient néanmoins aux végétaux, aux minéraux, à l'action des diverses substances de la nature sur les animaux, soit à titre d'aliments, soit à titre de remèdes, ou même de poisons, aux rapports des sexes, aux différentes saisons de l'année et aux différents climats.

L'anatomie, la physique et la chimie, perfectionnées

depuis un siècle, ont détruit ces anciennes notions des tempéraments et leurs prétendus rapports avec les quatre éléments. L'anatomie, en conservant les premières divisions du corps humain et de ses parties, mais en considérant de plus près la structure des organes, leur position, soit naturelle, soit respective, leurs vaisseaux, leurs nerfs et leur action même dans le vivant, a découvert beaucoup de choses dont la connaisssance était absolument nécessaire pour établir une physiologie digne du médecin philosophe. La chimie, portant ses expériences sur les corps les plus inaccessibles à nos sens, a trouvé partout des composés moins composés, des aggrégats plus simples, et les éléments eux-mêmes, sous des formes surprenantes et tout à fait nouvelles, l'air tenu en dissolution par l'eau, l'eau dissoute par l'air, le feu rendu par la terre, et fixe et plus dur que l'acier, la terre, à son tour, rendue par le feu brillante et volatile comme lui. Mais les humeurs, trouvées par les analyses les plus exactes presque totalement homogènes dans leur composition, ont été pourtant, à la fin, assez intimement connues, pour qu'il fût aisé d'observer avec fruit leurs effets dans les corps animés. Enfin, la physique débarrassée des plus nuisibles préjugés, a mieux envisagé les propriétés des corps naturels, et, jetant un coup d'œil hardi sur les animaux, a mieux approfondi le mouvement des fluides et la texture des solides, d'où résultent essentiellement et la vie et les plus étonnants phénomènes de l'animalité, et les a mieux fait connaître.

On sait donc mieux, aujourd'hui, que chaque partie du corps humain a sa structure particulière, chaque atôme son organisation relative à l'entretien du tout; que nos organes ont une action et une réaction spéciale et mécanique, et une sensitive, les uns sur les autres; que les solides et les fluides, quoique résultant d'un mucus homogène et de la combinaison première des quatre éléments, n'en ont pas moins une fonction essentiellement différente de celle que nous connaissons à celle de ces éléments; qu'il est faux qu'il existe naturellement dans le corps humain quatre humeurs élémentaires, qui soient les sources de toutes celles que l'on nomme secondaires, et que c'est par la circulation du sang que sont produits et charriés tous les principes des fluides et des solides.

D'après cela, le tempérament n'est plus regardé que comme la constitution propre à chaque individu, laquelle dépend de la structure particulière, du sexe, du climat, des habitudes, de l'éducation, et l'on en compte réellement autant d'espèces différentes, que la nature produit d'individus. On ne les connaît complétement que par l'expérience, en pratiquant les sujets. Cependant, comme on remarque, en général, qu'il y a des hommes qui font aisément du sang, d'autres de la bile jaune, d'autres de la bile noire et d'autres qui sont plus sujets à la pituite, on rapporte encore théoriquement les tempéraments aux quatre classes anciennes, mais seulement pour l'ordre du discours et la facilité de la doctrine. C'est pourquoi on n'a rien changé, en cela, à l'École de Salerne, et cet article sera divisé en quatre paragraphes qui répondront à chacun des tempéraments qu'il s'agit de faire connaître.

APHORISME V.

Du tempérament sanguin.

Naturâ pingues isti sunt atque jocantes,
Rumoresque novos cupiunt audire frequentes.
Hos Venus et Bacchus delectant, fercula, risus,
Et facit hos hilares et dulcia verba loquentes;
Omnibus hi studiis habiles sunt et magis apti;
Quâlibet ex causâ non hos facilè excitat ira;
Largus, amans, hilaris, ridens, rubeique coloris,
Cantans, carnosus, satis audax, atque benignus.

L'homme chez qui le sang est l'humeur qui domine,
Est gras et curieux, il plaisante, il badine,

Il brille en compagnie, et par son enjouement,
De la table qu'il aime, il fait tout l'agrément.
Tendre amant, sûr ami, prêt à chanter, à rire,
Bon, libéral, hardi, nerveux, de belle humeur,
Sur son teint de la rose éclate la couleur;
La noble ambition le soutient et le pique,
Et, propre à la science, à l'étude il s'applique.

Ces caractères d'un tempérament sanguin sont puisés dans la nature. On représentera toujours sous ces couleurs-là les personnes sujettes à faire beaucoup de sang, qui ont les organes de la digestion sains et robustes; ces hommes petits, rubiconds, voisins de l'apoplexie.

Comme le sang circule aisément chez les sanguins, que leurs viscères sont vigoureux, ils sont gras, charnus, forts, hardis. Rien ne les incommodant à table, et digérant constamment bien, ils aiment les repas, sont gais convives, féconds en bons mots; ils plaisent par leur enjouement. Le produit des bonnes digestions est la bonne santé, le produit de la bonne santé est l'amour du plaisir; les sanguins sont donc voluptueux. Leur esprit se ressent, en tout, de la bonne constitution de leur corps. Ils aiment l'étude, font des progrès rapides dans les sciences; ils jugent bien. Peu sensibles aux petitesses qui intriguent souvent les autres tempéraments, ils ne s'offensent que difficilement; offensés, ils pardonnent; affligés, ils se consolent sans difficulté.

Le tempérament sanguin est le plus heureux de tous. C'est celui des enfants et des jeunes gens; ce fut celui de certains hommes célèbres que l'on a le plus aimés dans tous les temps : Alexandre, César, Henri IV, Louis XV, etc., étaient de ce tempérament. Il y a plus : on le distingue, non-seulement dans les particuliers, mais encore chez les peuples, et sous certains gouvernements; car rien ne modifie l'homme comme les lois qui le régissent. Tel fut celui des anciens Grecs et Romains. Les peuples naissants, les peuples libres, conservent cette heureuse constitution des individus; les peuples abrutis par le poids de la tyrannie ou du despotisme, le perdent, et c'est le mélancolique qui succède.

APHORISME VI.

Du tempérament mélancolique.

Tristis inest aliis choleræ substantia nigræ,
Quæ reddit parvos, pertristes, pauca loquentes :
Hi vigilant studiis, nec mens est debita somno;
Servant propositum ; sibi nil reputant fore tutum.
Invidus et tristis, cupidus, dextræque tenacis,
Non expers fraudis, timidus, luteique coloris.

L'être mélancolique a le teint basané,
Un air triste, et d'envie et de chagrin fané.
Taciturne, mauvais, de son bien idolâtre,
Perfide, méfiant, lascif, opiniâtre,
Poltron, mais studieux, à peine un court sommeil
Peut de ses noirs soucis distraire son réveil.

On rencontre souvent, dans la pratique de la médecine, des personnes qui vomissent des matières noires, et dont les urines ont la même couleur. On dit d'elles qu'elles rendent la mélancolie, et cela est vrai; mais on croyait autrefois que cette humeur provenait de la rate, et cela est faux; sa source est dans l'estomac, dans les intestins, et n'est nullement naturelle. C'est la même humeur que la bile jaune, qui, par son séjour dans un lieu chaud, acquiert une couleur noire, après avoir passé par la couleur verte. Elle est souvent si acide, si corrosive, qu'elle tache l'argent. Comment ne ferait-elle aucune impression sur les organes de la machine sensible ?

Etant contre nature, cette humeur ne s'engendre pas tout d'un coup : or, tandis qu'elle s'accumule, elle a coutume de prendre différentes nuances, différents degrés d'activité. Elle affecte donc l'âme des sujets chez qui elle domine, d'une certaine manière, dans cer-

taines circonstances, à certaines époques. Les phénomènes qui paraissent alors sont très-bien détaillés
dans le texte de l'École de Salerne. Le principal est la
tristesse et la taciturnité; le mélancolique, occupé inté-
rieurement, ne se répand point au-dehors. Il s'agite en
lui-même, compare tout, combine tout; et, comme il
pense naturellement à son bien-être, il craint de trahir
un secret, qui pourrait influer sur son bonheur, et
peut-être le lui ôter; de là son opiniâtreté, sa méfiance.
Le sentiment étant très-aiguisé chez lui, et par l'habitude de sentir et par celle de réfléchir, il aperçoit et
juge avec facilité et justesse; de là ses machinations
sourdes, les entreprises obscures et ténébreuses dans
lesquelles il a coutume de se plonger et de réussir;
c'est ce que prouve l'histoire des grands hommes et
des grands scélérats de tous les siècles et de tous les
pays. On peut le dire, la plupart des philosophes, Platon, Démocrite, Aristote, Cicéron, Brutus l'assassin
du grand César, les fanatiques, abhorés aujourd'hui,
les Ravaillac et les Clément etc., etc., sont ici peints au
naturel; et, si l'on veut l'examiner un peu de près, on
trouvera que les gens mélancoliques sont réellement
ou héros, ou criminels fameux, savants ou fous, rarement bons.

Ce tempérament n'est donc point dans la nature;
c'est un produit des modifications que l'homme reçoit
durant sa vie par l'éducation, par les lois, en un mot
par la société. Chacun le sait, et chacun le dit : on
change de tempérament à mesure que l'on s'éloigne
de la naissance, et cela ne peut venir que des impressions profondes et multipliées que les objets qui nous
environnent font sur nous.

APHORISME VII.

Du tempérament bilieux.

Est humor choleræ qui comperit impetuosis :
Hoc genus est hominum cupiens præcellere cunctis ;

Hi leviter discunt, multùm comedunt, citò crescunt ;
Indè et magnanimi sunt, largi, summa petentes.
Hirsutus, fallax, irascens, prodigus audax,
Astutus, gracilis, siccus, croceique coloris.

Lorsque, dans un sujet, c'est la bile qui règne,
Le teint de sa couleur soudainement s'imprègne ;
Le personnage est sec, ardent, impétueux,
Dissimulé, trompeur, prodigue, fastueux ;
Son corps, couvert de poils, annonce de la force,
Et pour lui les honneurs ont la plus douce amorce ;
Il apprend lentement, croît vite, mange fort,
Veut se soumettre tout, et n'a jamais de tort.

On voit plus de personnes vomir de la bile jaune, que l'on n'en voit vomir de la bile noire ; il y a donc plus de tempéraments bilieux qu'il n'y en a de mélancoliques. Mais cette humeur jaune, amère, que l'on vomit ainsi, et que certains sujets semblent faire avec une extrême facilité, est-elle en effet de la bile ? Vient-elle du foie ? Point du tout : c'est un faux nom qu'on lui a donné, à cause de sa couleur et de son goût. Autant la vraie bile, la bile, produit de la secrétion du foie, est nécessaire à la digestion des aliments, autant celle-ci est nuisible à toutes les fonctions.

Le tempérament bilieux n'est pas plus naturel que le mélancolique. Cependant il a ses nuances, son caractère, que le texte de l'Ecole de Salerne expose et développe parfaitement. Les hommes sujets à produire cette humeur sont, en effet, velus, grands, maigres, hardis, entreprenants et violents ; ils croissent vite, mangent beaucoup, mais, perdant apparemment beaucoup aussi par la transpiration de la peau, ils ne s'engraissent pas aisément. Leur entêtement est notable, de même que leur ambition ; leur âme, habituellement occupée de ses projets d'élévation, se sent propre à entreprendre les plus grandes affaires. Ce tempérament est celui d'un homme au sein de la société, déjà accoutumé à réussir dans ses projets et dans le maniement

des affaires. C'est peut-être un point notable, une
époque réelle dans l'histoire du sentiment propre à la
nature humaine ; c'est, du moins, une phase sensible du
tempérament naturel ou sanguin, qui passe fréquemment au tempérament mélancolique.

APHORISME VIII.

Du tempérament pituiteux.

Phlegma dabit vires modicas, latosque brevesque ;
Phlegma facit pingues, sanguis reddit mediocres :
Otia non studio tradunt, sed corpora somno ;
Sensus hebes, tardus motus, pigritia, somnus ;
Hic somnolentus, piger, in sputamine multus ;
· Est huic sensus hebes, pinguis facies, color albus.

Quand le tempérament d'un homme est flegmatique,
Cet homme est paresseux, d'une force modique ;
Plongé dans la langueur et dans l'oisiveté,
Il croit que le sommeil est la félicité ;
L'étude lui déplaît, le repos seul l'enchante ;
Mais ses sens sont obtus, sa marche est nonchalante ;
Abondant en pituite, il crache fréquemment,
Et sa grasse pâleur fait tout son ornement.

La constitution flegmatique est quelquefois origi-
nelle ; il y a des climats où les hommes naissent pituiteux. Néanmoins le genre de vie et l'éducation ne me
paraissent pas peu faire encore, à cet égard, chez la
plupart d'entre eux. Les Flamands, nos voisins, les
les Allemands, les Suisses, les peuples soumis à un
gouvernement constant, sont flegmatiques, les femmes
le sont en général ; partout les hommes mous et voluptueux le sont. C'est qu'alors les fibres, relâchées et
sans ton, se laissent aisément distendre par l'action
des humeurs. Les sujets paraissent bouffis, gras, dé-
biles, pâles ; leur sang est aqueux, sans consistance ;
et la méchante constitution des solides et des fluides,

est la source des phénomènes dont l'Ecole de Salerne fait mention dans son aphorisme.

APHORISME IX.

Du teint.

Hi sunt humores qui præstant cuique colores :
Omnibus in rebus de phlegmate fit color albus;
Sanguine fit rubens; cholerâ rubens quoquè, rufus ;
Corporibus fuscum bilis dat nigra colorem.

Chacune des humeurs nos visages colore :
La bile rend rougeaud, un peu jaunâtre encore ;
L'atrabile rend hâve, et le sang, rubicond ;
Le flegme constamment rend pâle et moribond.

Le texte de cet aphorisme est d'une vérité universellement reconnue. Rien n'indique mieux l'humeur dominante dans un sujet, que la couleur de son teint. Un homme sanguin a constamment le teint vif et animé, les yeux brillants, les joues vermeilles, les lèvres rouges, les dents blanches, le coloris frais ; c'est une image vivante de la santé, de la bonne constitution. Au contraire, si les digestions se dépravent, s'il s'est amassé de la saburre dans les premières voies, le visage aussitôt se ternit, le blanc des yeux jaunit, le fond du teint pâlit. On voit paraître, en foule, les phénomènes qui annoncent la bile jaune, et qui indiquent que le sujet a besoin d'être purgé. Quand, en avançant, les humeurs s'accumulent, s'invétèrent, pénètrent dans la masse du sang, que le sentiment intérieur, émoussé ou distrait, ne permet plus aux viscères d'expulser l'humeur surabondante, qui ne fait plus qu'acquérir de nouveaux degrés d'acrimonie, le teint devient hâve et plombé, les joues se sèchent, les tempes se contractent, l'œil est sombre et hagard ; l'atrabile s'annonce de toutes parts. Enfin, les flegmatiques sont, en général, pâles et langoureux. Leur regard est aimable, mais sans vivacité; leur teint blanc n'est relevé par aucune autre nuance; leurs lèvres sont sans pourpre; leurs dents se chargent de tartre.

C'est donc encore le teint de l'homme sanguin qui paraît le plus naturel, le plus agréable, le plus beau; aussi est-ce celui que l'on tient le plus à conserver ou à se donner avec le plus de soin, d'empressement, de sollicitude, de frais. Il serait trop long et déplacé, sans doute, d'entrer dans les détails qu'exigerait une dissertation sur cet article. Il faut seulement avertir les dames qui font usage des moyens propres à conserver leur coloris, et souvent à réparer des ans l'irréparable outrage, que le meilleur blanc et le meilleur rouge ne sont pas sans inconvénient pour la santé. Les substances dont ils sont tirés, quelles qu'elles soient, bouchent les pores du visage, en empêchent la transpiration, y causent une pléthore locale, qui, jointe aux autres causes du mal de tête, auquel la plupart d'elles sont en proie, contribue à produire les incommodités dont elles se plaignent. Les maux d'yeux, d'oreilles, de dents, les étourdissements et les crispations des nerfs du visage peuvent naître, du moins en partie, de cette cause, quelque légère qu'elle soit.

CHAPITRE II.

APHORISME X.

De l'air.

Aer sit purus, sit lucidus et benè clarus,
Infectus neque se, nec olens fœtore cloacæ,
Alteriusque rei corpus nimis inficientis.

Si je veux me choisir une libre atmosphère,
L'air pur, clair et serein est l'air que je préfère.
Des marais, des égouts l'horrible puanteur
Offense l'odorat et soulève le cœur.

Tous les hommes ont une certaine connaissance de l'air. On sait que nous le respirons partout sur la terre, et qu'il entoure cette planète sous le nom d'*atmosphère*. On connaît encore ses qualités sensibles. L'homme le plus idiot comprend ce que c'est qu'un air chaud ou froid ; un air sec ou pluvieux ; un air tempéré ou agité ; un air serein ou chargé de vapeurs. Le rustre n'ignore ni les vents, ni leurs directions ; souvent il connaît leurs influences sur les productions de la terre, sur les corps animés ; et sa science n'est pas plus indifférente à la médecine qu'à l'agriculture ; mais les physiciens ont été plus loin : En soumettant l'air à leurs expériences, ils ont acquis sur lui un grand nombre de notions plus curieuses et plus intéressantes les unes que les autres.

Sans vouloir entrer, à ce sujet, dans des détails qui m'entraîneraient infailliblement au-delà de mon entreprise, je vais indiquer celles qui ont le plus de rapport à la matière que je traite, et dont le premier but est la conservation de la santé.

La physique a prouvé que l'air respirable est universellement répandu sur la surface du globe terrestre ; qu'il y en a dans le plus profond des entrailles de la terre, dans le centre des eaux ; que les corps sublunaires sont en immersion dans son sein ; qu'ils en sont intimement pénétrés ; qu'avec un degré absolu de densité, d'élasticité et de cohésion dans ses parties, il est susceptible de compression, de condensation, de dilatation, d'explosion ; que, très-divisé et très-subtil, il ne laisse pas d'être grave ; qu'il est sonore et retentissant ; qu'il est l'âme du feu et de la lumière, comme la cause des météores et l'aliment de tout ce qui respire.

L'histoire naturelle, aidée de la chimie, en venant à l'appui de ces vérités, en a découvert d'autres encore. La présence ou l'absence de l'oxigène, développé dans la masse de l'air, le rend plus ou moins rare, plus ou moins léger ; la présence ou l'absence du phlogistique, uni aux parties aériennes, rend l'atmophère plus ou moins phosphorique et lumineuse, plus ou moins inflammable, plus ou moins dilatable et propre aux explosions. L'air entre en telle ou telle proportion, comme principe intégrant, dans tous les corps de la nature. Ainsi emprisonné, il ne conserve, de ses propriétés physiques, que la plus efficace affinité avec l'air de l'atmosphère, et la propriété la plus surprenante dans ses effets, de lui communiquer ses vertus et de contracter les siennes. Les animaux le respirent, non-seulement par la trachée artère, mais encore par les pores de la peau; ils exhalent, non-seulement à l'extérieur, mais encore à l'intérieur, des vapeurs plus ou moins chargées de particules d'air, et, depuis le chêne jusqu'à la mousse du pain moisi, les plantes, en cela, ressemblent aux animaux.

Comme notre corps est environné d'air, qu'il en est perpétuellement affecté, on a cherché à déterminer ses effets sur lui, tant dans l'état naturel que dans l'état contre nature, et on y a réussi complètement. Le premier phénomène qui nous frappe, c'est la respiration; le second, c'est cette immersion dans un milieu, tantôt chaud, tantôt froid, tantôt sec, tantôt humide, tantôt rare et tantôt dense, en un mot, dans un fluide doué de toutes les qualités physiques qu'on vient de rapporter, et l'on a encore parfaitement réussi dans les recherches à cet égard. On a découvert que l'air entre dans notre substance, non-seulement par les pores absorbants de la surface extérieure du corps, mais encore par les vaisseaux lactés dans la digestion, et par l'absorption intérieure dans la respiration; qu'il se dégage de la substance des aliments, dans les intestins, même de nos humeurs naturelles; et, d'après ces données, on a déduit les conclusions suivantes des effets de l'air sur nos corps.

L'air procure un raffraîchissement au sang, dans la respiration; il sert, par la même opération, de véhicule à une très-grande quantité de vapeurs animales, et complète, ainsi, une excrétion des plus abondantes par sa continuité; il produit, contre la pression de l'atmosphère sur nous, une réaction qui entretient entre elle et nos humeurs un équilibre nécessaire à la vie et à la santé ; en sortant par les pores exhalants de la surface du corps, il entraîne avec lui beaucoup de parties animales, excrémentitielles, qui auraient nui à l'économie du corps, si elles y eussent séjourné plus longtemps ; il est le moyen d'audition dans la cavité des oreilles ; celui de la parole et de la voix, dans les sinus frontaux et maxillaires ; il est la matière des vents dans la cavité du bas-ventre ; il enfle les veines et le tissu cellulaire dans la fausse pléthore ; il entre, comme principe intégrant et constitutif dans les solides et dans les fluides, dont la machine humaine est composée, et forme ainsi, entre nous et l'air extérieur, une sorte de communication, peut être une sympathie réelle, qui, à l'aide du sentiment, paraît encore pouvoir aller beaucoup plus loin qu'on ne pense. Enfin, l'air, qu'il soit combiné en nous, ou qu'il agisse à l'extérieur sur nous, est toujours le principe des diverses altérations que nous éprouvons dans les différents climats, aux différentes saisons de l'année, lors des variations sans nombre de l'atmosphère, durant toute notre vie.

Quand, donc, on veut se procurer une habitation, il est utile de prendre en considération les préceptes de cet aphorisme. On ne peut pas toujours, il est vrai, obtenir une atmosphère uniformément avantageuse ; les vicissitudes du ciel et des saisons, qui ne sont pas en notre puissance, en sont la cause. Mais, si l'on veut se fonder une demeure, se bâtir une maison, on est le maître de choisir la campagne préférablement à la ville ; si c'est à la campagne que l'on veuille s'établir, il faut alors faire choix d'un lieu aéré, loin des boues, des fruits vendangés, des eaux croupissantes. L'exposition à l'orient, ou au midi, est préférable à celle du nord ou du couchant ; elle est plus salubre. Si c'est à la ville que l'on se propose de passer ses jours, on peut en choisir une qui soit petite et située sur les rives d'une eau salutaire, sur une colline où l'air pur et serein donne l'appétit, les forces, la paix, la gaîté. Rien n'est plus malsain que l'air des grandes villes, où les habitants amoncelés les uns sur les autres, pêle-mêle avec toute sorte d'animaux, dont les excrétions abondantes et fétides corrompent au plus vite l'air le plus utile, se dépravent eux-mêmes mutuellement et comme à l'envi. Rien n'est plus incommode, plus pénible pour la poitrine, plus fatiguant pour l'esprit, qu'un air toujours ébranlé par le roulis et le bruit des voitures, par les cris des passants, par le son des cloches. Il faut alors, autant qu'on le peut, se fixer dans un quartier libre et sain, où l'on trouve, à peu près, les avantages d'une habitation champêtre.

CHAPITRE III.

APHORISME XI.

De la propreté.

Lumina manè, manus, gelidâ mulceńs lavet undâ ;
Hâc illâc modicùm pergat ; modicum sua membra
Extendat ; crines pectat ; dentes fricet : ista
Confortant cerebrum , confortant cætera membra.

Quand tu seras levé, fais un tour dans tes chambres ;
Lave tes yeux, tes mains ; étends un peu tes membres ;
Peigne et parfume-toi ; frotte tes dents, puis sors :
Voilà les vrais moyens de renforcer ton corps.

C'est un point essentiel pour la conservation de la santé, que l'entretien du corps dans un état de propreté. Comme il n'y a point de partie qui ne transpire, que l'humeur perspiratoire est visqueuse, et que les habits déposent constamment une certaine crasse, il arrive nécessairement, au bout d'un certain temps, que la peau se salit, et que ses pores se bouchent. De là l'odeur désagréable que répandent les gens malpropres, et ces acrimonies locales qui, irritant la peau, y causent diverses démangeaisons.

On peut pourtant aussi pécher par trop de propreté. Les personnes délicates, qui font usage de fréquentes lotions, s'exposent à des inconvénients. Elles enlèvent, à contre-temps, l'humeur naturelle qui arrose la surface de la peau ; en irritant à l'excès les exhalans qui la versent, elles en arrêtent l'excrétion et produisent le même reflux que cause le défaut de propreté. Rien n'est plus capable de relâcher les fibres.

Les soins que l'Ecole de Salerne recommande ici de prendre de soi-même à son lever, sont donc bien entendus. Un léger exercice à la sortie du lit dégourdit les membres ; l'eau fraîche dont on se lave, réveille et rafraîchit ; c'est un moyen efficace de dissiper les vapeurs de la nuit ; la transpiration se fait mieux, quand les pores de la peau sont débarrassés de toute crasse ; les membres acquièrent une agilité et une souplesse des plus satisfaisantes ; la tête se trouve bien d'être nettoyée et parfumée ; les dents se conservent saines et blanches, quand on a soin de les frotter et de les laver.

APHORISME XII.

Lotio post mensam tibi confert munera bina :
Mundificat palmas et lumina reddit acuta.
Si forè vis sanus, ablue sæpè manus.

On trouve, à se laver, au sortir de la table,
Fin toucher et les yeux qu'a le Lynx de la fable.
Si tu veux être sain, lave souvent ta main.

On peut douter, malgré ce précepte, que de se laver les mains après dîner, puisse contribuer à éclaircir la vue. Tout ce que l'on peut dire de raisonnable à cet égard, c'est que le corps se trouvant, au moyen des lotions, plus libre, plus agile dans sa totalité, la vue se ressent du bien-être général, et en acquiert, en quelque sorte, plus de netteté. Mais cette relation ne m'en paraît pas moins éloignée, ni beaucoup plus solide.

Quant au toucher, il est constant que les lotions fréquentes diminuent le cal des mains, aiguisent le sentiment des doigts, et, conséquemment, procurent, la douceur du tact dont parle le texte. Cependant, il ne faut pas encore donner à cela toute l'importance que l'Ecole de Salerne semble y mettre. Il ne suffit pas assurément de se laver souvent les mains pour jouir d'une santé parfaite.

CHAPITRE IV.

Du Régime et des Repas.

APHORISME XIII.

Du régime.

Omnibus assuetam jubeo servare diætam :
Quod probo sic esse, nisi sit mutare necesse.
Hippocrates testis quoniam sequitur mala pestis.
Fortior hæc meta medecinæ certa diæta.

Ne change le régime où tu t'es engagé,
Que lorsqu'à le changer tu seras obligé :
Hippocrate autrement t'annonce courte vie.
L'art s'arrête où la diète est strictement suivie.

Chaque homme a ses besoins, ses fantaisies, qu'il travaille à satisfaire, de son mieux, dans la société. On sait assez en quoi consistent les uns et les autres, quoi que l'on ne sache pas, au juste, jusqu'où ils peuvent aller chez certaines personnes. Mais un homme a toujours besoin de se vêtir, s'il n'a pas besoin de briller par les habits ; s'il n'a pas besoin d'habiter un palais, il a besoin d'être à l'abri des injures du temps ; il ne saurait travailler toujours, mais il ne peut pas, non plus, toujours se divertir ; il ne doit pas, tous les jours, sommeiller la grasse matinée, mais il a, tous les jours, besoin de se reposer et de dormir ; enfin, il fait habituellement des pertes par la vie, et doit les réparer par la nourriture ; sans donc être forcé d'avoir une table, il est obligé de manger, de faire des repas.

Or, il ne s'agit point ici des fantaisies, ni du genre de vie d'un libertin. Les seuls besoins naturels à remplir forment l'objet du régime, et, comme chacun a à peu près en cela sa manière de faire, c'est celle-là que l'Ecole de Salerne recommande de ne jamais changer sans une pressante nécessité. On le dit, en effet : l'habitude est une seconde nature, on ne la change point impunément ; ce dont on use d'ordinaire, quoique moins bon, convient mieux que ce qui paraît moins malfaisant, mais qui est insolite.

Enfin, peut-être vaudrait-il mieux suivre le précepte de Celse, de ne s'habituer à rien ; mais il est toujours d'usage de ne jamais changer, du moins tout d'un coup, et sans précaution, le régime auquel on a pu s'astreindre et s'accoutumer.

APHORISME XIV.

Quale, quid et quandò, quantùm, quoties, ubi dando :
Ista notare cibo debet medicus benè doctus,
Ne malè conveniens ingrediaris iter.

Pour ne pas t'engager dans un mauvais chemin,
Consulte, pour les mets, un docte médecin :

Il te dira lequel convient mieux à ton âge,
Où, quand, combien, comment tu dois en faire usage

On dira peut-être que c'est ici un précepte de médecin, et non pas de médecine; que l'homme, dans l'état
de simple nature, sain et guidé par l'instinct, peut se
passer de ces avertissements. Il faut l'avouer, l'homme
naturel a peu besoin de médecine, et point du tout de
médecins. Mais où est l'état de pure nature ? Existe-
t-il ? A-t-il même existé ? Ne faut-il pas partout prendre
l'homme en société ? Or, depuis l'établissement des nations, combien de fois l'homme a-t-il eu besoin d'être
éclairé sur la nature et l'usage des choses destinées à
conserver sa vie et sa santé ? Quelle est l'antiquité de
l'art hygiénique, quel cas, quelle estime n'en a-t-on
pas fait dans tous les siècles, dans tous les lieux ?

Ce serait donc en vain, que ses détracteurs allégue-
raient, en preuve de sa futilité, l'exemple des sauvages
et celui des hommes qui mènent une vie simple et ré-
gulière. Sans doute, en suivant la droite raison, en
bornant ses désirs, ses goûts, ses appétits, l'homme
se passera des médecins. Mais qui sait mieux que les
médecins apprécier ces exemples de sagesse à leur juste
valeur ? Qui peut, mieux qu'eux, recommander ces préceptes de sobriété ? Qui sait, mieux qu'eux, jusqu'où
mène la mollesse dans la dépravation physique, et de
combien de maladies le genre humain s'est fait esclave,
en se soumettant à des lois et à la société ?

Le premier des devoirs du médecin est donc de régler le régime de ceux qui se confient à ses soins. La
même quantité d'aliments, tant solides que liquides,
les mêmes mets ne conviennent pas également à tous.
Il faut qu'un enfant mange beaucoup, un adulte rai-
sonnablement, un vieillard peu et souvent, une femme
moins qu'un homme. Un robuste habitant des champs
digère, sans peine, ce qui donnerait d'horribles indigestions à un enfant, à une fille, à un bourgeois, à un
délicat aisé. Un enfant fait, avec fruit, quatre bons re-

pas par jour ; bien des adultes n'en font qu'un ; beaucoup d'autres en font deux ; et, dans tout cela, il y a mille degrés, mille nuances, et par rapport à l'âge, et par rapport au sexe, dans les différents climats, dans les différentes conditions, dans les différentes villes, etc. C'est à faire connaître ces généralités, c'est à apprendre à ramener tout au naturel dans le particulier, que tendent ces études accessoires à la médecine, dont le praticien a journellement le plus grand besoin. Est-ce la faute du médecin, si l'homme en société diffère immensément de l'homme solitaire, ou du sauvage, si ceux-ci même diffèrent tant de l'homme pur et naturel ?

APHORISME XV.

Du manger.

Tu nunquàm comedas, stomachum nisi noveris aptè
Purgatum, vacuumque cibo quem sumpseris antè.
Hoc desiderio poteris cognoscere certo ;
Hoc proprio tutæ signum fit in ore diætæ.

Que l'estomac soit libre avant que de manger ;
Qu'il soit net ! Autrement c'est peu le ménager.
Au cri de l'appétit ne ferme point l'oreille,
De manger à propos il fait signe à merveille.

La règle de conduite que trace ici l'Ecole de Salerne, est naturelle et sage. On ne saurait en rien retrancher. Il est rare que l'on digère entièrement les aliments que l'on prend dans un repas, avant que l'heure d'un autre repas arrive. Je n'en excepte pas même le repas que la nuit suit. Or, ce qui reste des digestions précédentes se déprave aisément, s'aigrit et contribue puissamment à gâter les aliments que l'on confie, de nouveau, à l'estomac. Ce viscère s'en trouve bientôt surchargé, et de là une foule de maladies de toute espèce. C'est la source de cette bile jaune, dont on a parlé à l'article second du premier chapitre.

Quant à l'appétit que le texte conseille d'écouter, pour manger à propos : ce sentiment est le vrai cri de la nature ; il ne trompe jamais de lui même ; il est sûr, partout, en santé comme en maladie, et il est dans le premier cas, pour l'homme qui le ressent, une règle infaillible d'action, comme il doit être dans le second, le guide du médecin et la boussole de sa pratique.

APHORISME XVI.

Non bibe non sitiens et non comedas saturatus ;
Est sitis atque fames moderata bonum medicamen ;
Si super excedunt, important sæpè gravamen.

Ne bois jamais sans soif, ne mange pas sans faim ;
Car la faim et la soif sont un bon médecin.
Mais qu'ici, comme ailleurs, la raison te modère :
L'une ou l'autre, en excès, pourrait te mettre en terre.

Ce précepte, bon à suivre, est une sorte de conséquence du précédent aphorisme. Cependant on y contrevient impunément tous les jours. Combien de personnes mangent et boivent sans faim ni soif, qui non-seulement n'en sont point incommodées, mais qui le seraient encore plutôt d'attendre, pour faire leur repas, que ces deux besoins se fissent sentir ? Il suit de là, que le précepte, quoique bon, est trop rigoureux, et cela vient de la nuance qui se trouve entre l'appétit simple, et la faim ou la soif, que l'on ne distingue pas assez.

La faim et la soif sont deux appétits dégénérés, non en fantaisie, ni caprice, comme il arrive souvent, mais, au contraire, en douleur et en passion. C'est l'animalité qui, ayant parlé d'abord, gronde ensuite, s'irrite et crie. Bientôt elle s'altérera, s'anéantira même, si elle n'est pas satisfaite. Les physiologistes, depuis le rédacteur de l'Ecole de Salerne, ont beaucoup disputé sur ces deux besoins ; mais à quoi sert encore aujour-

d'hui de disputer sur le sentiment ? On connaît à peine
sa nature, comment voudrait-on en assigner les degrés et les lois ?

APHORISME XVII.

Pone gulæ metas, ut sit tibi longior ætas :
Ut medicus fatur, parcus de morte levatus.

Veux-tu vivre longtemps? Borne ton appétit :
Le sobre ne meurt point ; le médecin l'a dit.

Cet aphorisme est de toute vérité : c'est un des préceptes de santé ; tout le monde en convient : mais combien peu le réduisent en pratique ? Au reste, ceci ne
contredit point ce que j'ai dit plus haut de l'obéissance
que l'on doit, en médecine, aux appétits. Au contraire,
il le confirme. Le vrai appétit n'a pas besoin d'être
borné, non plus que d'être irrité. Ce pur sentiment est,
en quelque sorte, un point d'équilibre. Il devient caprice et gourmandise, par une sollicitation réitérée ;
il est douleur et passion, quand il n'est point rempli ;
mais, une fois assouvi, il n'existe plus. Le désir qui
peut lui succéder, est, à coup sûr, l'ouvrage de la convoitise ; c'est à ce sentiment factice que l'on doit mettre
les bornes prescrites ici par l'Ecole de Salerne.

APHORISME XVIII.

Du dîner.

Temporibus veris modicùm prandere juberis,
Et calor æstatis dapibus nocet immoderatis ;
Autumni fructus caveas ne sint tibi luctus ;
De mensâ sume quantùmvis tempore brumæ.

Dans le printemps aussi tu seras sobre à table ;
Ne te rends, en été, d'aucun excès coupable ;
En automne, des fruits modère le plaisir ;
Cependant, en hiver, contente ton désir.

Ce précepte est utile. Il convient d'être sobre en toute saison, mais principalement dans le printemps, parce qu'alors les fréquentes alternatives de froid, de chaud, de vent, de soleil, de pluie, influent considérablement sur l'insensible transpiration et sur les digestions. La nature prend alors une forme nouvelle, et communément il arrive aux personnes les mieux constituées des dérangements notables, dont l'homme sobre se trouve rarement mal.

En été, les chaleurs excessives épuisent le corps, la déperdition de substance est extrême, l'appétit parle peu, la machine paraît se fondre. Cette saison est, pour ainsi dire, une médecine perpétuelle, qui purge par les sueurs. Comme elle passe les bornes de la modération, elle est on ne peut pas plus périlleuse; si l'on donnait alors beaucoup de travail aux viscères de la digestion, on s'en trouverait à coup sûr incommodé.

Les fruits d'automne ne sont pas aussi pernicieux qu'il le semble ici, ni qu'on le croit vulgairement. C'est alors, comme au printemps, les variations de l'atmosphère, qui troublent les meilleures digestions, et causent la plupart des maux que l'on voit fondre sur l'espèce humaine dans cette saison. Malgré cela, il est bon d'être réservé sur l'usage des fruits en automne. Comme ils sont en général savonneux et relâchants, ils disposent à la diarrhée; mais il ne faut qu'un peu de froid pour contrarier cette disposition-là, de manière à causer une dyssenterie : or le froid se fait sentir fréquemment alors.

Durant l'hiver, l'appétit est vigoureux. Les fibres du corps se resserrent, la transpiration diminue, les forces digestives augmentent, on dort plus longtemps et d'un meilleur sommeil; les aliments peuvent donc se cuire et se distribuer plus facilement. Enfin, s'il n'est aucun raisonnement qui vaille un fait en médecine, il est d'expérience qu'en hiver on mange plus, et qu'on digère mieux qu'en toute autre saison de l'année.

APHORISME XIX.

Du souper.

Ex magnâ cœnâ stomacho fit maxima pœna :
Ut sis nocte levis, sit tibi cœna brevis.
Cœna brevis, vel cœna levis fit rarò molesta.
Magna nocet, medicina docet, res est manifesta.

Toujours un grand souper fit grand mal aux viscères ;
Court souper fait les nuits paisibles et légères.
Ce principe iatrique est de simple raison :
Grand souper malfaisant ; léger, court, il est bon.

L'expérience journalière confirme la vérité de cet
aphorisme. Un médecin fameux disait qu'on ne l'avait
jamais fait lever la nuit, pour des gens qui n'avaient
point soupé.

Le souper n'est pourtant pas en lui-même un mauvais repas, un repas mal sain. Bien des personnes aiment
mieux souper que dîner, et ne s'en portent pas plus
mal. De plus, ceux qui sont faits à ce genre de vie, al-
lèguent, non sans raison, que le repos de la nuit et le
sommeil favorisent leur digestion. Ils ont soin d'ailleurs
de dormir auparavant dans le jour. Mais, il faut en convenir, on ne saurait guère gagner à intervertir toujours
l'ordre de la nature. La nuit est faite pour dormir, et le
jour pour l'exercice. Ainsi, quoique la digestion se fasse
mieux durant le sommeil, il faut admettre le précepte
de l'Ecole de Salerne, et suivre l'avis de l'expérience :
*La très-grande partie du genre humain mange et tra-
vaille le jour, se repose et dort la nuit ; et la très-grande
partie du genre humain fait bien.*

APHORISME XX.

Ut vites pœnam, de potibus incipe cœnam.

Quiconque d'un souper veut sortir avec gloire,
Vite, après s'être assis, doit demander à boire.

On peut sans rigorisme trouver ce précepte utile. Le verre de boisson délaie, étend ce qu'il peut y avoir dans l'estomac des restes du dîner, fait que le nouvel aliment se mêle mieux avec eux, et ce mélange n'est point indifférent pour une digestion facile et complète. Mais pour terminer en deux mots sur le souper, il faut s'en tenir au dernier vers de l'aphorisme précédent.

APHORISME XXI.

Du boire.

Inter prandendum sit sæpè parùmque bibendum :
Ut minùs ægrotes, non inter fercula potes.

Bois souvent en dînant, jamais hors des repas,
Toujours à petits coups, pour narguer le trépas.

On détrempe mieux les aliments solides en buvant à petits coups et souvent qu'avec de grándes verrées, qui les étendent davantage sans les pénétrer. C'est un excès que de boire entre les repas; l'homme modéré s'observe constamment là dessus. Les grands buveurs sont en proie de bonne heure à la pituite, à l'enflure des jambes, à la bouffissure, au scorbut.

APHORISME XXII.

Potus aquæ sumptus comedenti incommoda præstat :
Hinc friget stomachus, crudus et indè cibus.

L'estomac refroidi devient méchante meule,
Si l'on s'obstine à boire aux repas de l'eau seule.

L'eau est la boisson naturelle des animaux, sans en excepter l'homme. Elle dissout parfaitement les substances salines ou savonneuses; elle adoucit efficacement ce qu'il peut y avoir d'âcre et d'irritant dans les aliments, dans le chyle, dans les humeurs ; elle tempère à merveille l'éréthisme des solides ; il n'est point de substance dans la nature, qui ait autant de vertus médicinales, de propriétés salutaires que l'eau. Malgré cela, l'eau n'est bonne à boire seule dans les repas, que pour les personnes sobres, ou accoutumées à n'user que d'elle en boisson. Dans l'état où la société a mis les choses, chacun mangeant presque toujours au-delà du besoin, les liqueurs vineuses sont presque d'une indispensable nécessité. Le mucus végétal qu'elles renferment, atténué par la fermentation, s'applique aisément à l'intérieur de nos organes, et l'activité du principe spiritueux qu'elles contiennent se communique également bien aux agents destinés à faire cette application ; ainsi ces liqueurs, grosses de matière nutritive, ont, par-dessus les aqueuses, le grand avantage d'animer l'estomac et d'aider vigoureusement la digestion. Un autre don des vins, c'est d'empêcher la génération des vers dans les premières voies, et de les tuer quelquefois. L'aphorisme présent est donc sage et mérite attention.

CHAPITRE V.

APHORISME XXIII.

Des aliments solides et de la nutrition.

Nutrit triticum, et impinguant lac, caseus infans,
Testiculi, porcina caro, cerebella, medulla,
Dulcia vina, cibus gustu jucundior, ova
Sorbilia et ficus maturæ uvæque recentes.

Qui nourrit et rend gras ? Froment, raisins nouveaux,
Figues mures, vins doux, moëlle et rognons, cerveaux,
Les œufs frais à la coque, et le récent fromage,
Les morceaux d'appétit, le cochon, le laitage.

L'homme dépérit et meurt s'il est longtemps frustré d'aliments ; or la fonction des organes qui reçoivent, préparent et assimilent la matière propre à nourrir le corps animé, s'appelle *nutrition*, et la substance comestible, qui contient la matière dont le corps animé a besoin pour se nourrir, se nomme *aliment*.

On regarde en médecine comme aliment, la substance qui contient une matière onctueuse, tenue, douce, agréable, capable de s'épaissir, de former des corps durs par la trituration, et qui, d'une extraction possible aux organes de la digestion, puisse encore se décomposer par les forces de la vie, de manière à se changer enfin en notre propre substance. La nature est riche et somptueuse pour nous dans cette affaire. Le règne végétal nous fournit de ces substances avec profusion ; le règne animal presque entier est notre proie ; il n'y a pas jusqu'au règne minéral qui ne produise pour notre avantage, sinon des matières décidément nutritives, du moins des assaisonnements salubres qui nous rendent les autres substances et comestibles et profitables.

Pour que la nutrition se fasse bien, il faut que les aliments soient exactement broyés par la mastication, et délayés dans la bouche par le mélange de la salive ; qu'ils soient reçus dans un estomac sain, où ils subissent un premier travail, au moyen de la chaleur animale, des contractions de l'estomac, du mélange du suc gastrique et des mouvements naturels du ventricule ; qu'ils passent de là librement et dans un temps limité, par le pylore, dans l'intestin duodenum, sous la forme d'une bouillie grisâtre, homogène et sans acrimonie. Arrivés là, il faut que la bile jaune, la bile hépatique et le suc du pancréas les pénètrent intimement ; que ces sucs savonneux, atténuant et dissolvant les substances résineuses insolubles aux premières humeurs digestives, rendent le chyme absolument parfait. Il faut que cette matière ainsi élaborée, qui contient le chyle en abondance, parcourant successivement et

16.

avec lenteur le trajet des intestins grêles, se présente à une infinité de capillaires lactées qui s'ouvrent dans toute l'étendue de la membrane interne du canal, et que le chyle sucé par eux aille des premiers vaisseaux laiteux dans ceux du mésantère, des vaisseaux de ce viscère au réservoir de PÉQUET, et de là, par le canal thorachique, dans la veine sous-clavière gauche, qui le donne aussitôt au cœur.

La matière nutritive des aliments est alors, sous la forme de chyle, mêlée au sang dans le cœur, et fouettée, divisée, subtilisée par la force contractile de ce viscère et celle de ses colonnes charnues. Mais elle subit une nouvelle élaboration plus animale encore, dans l'intérieur des poumons, auxquels le cœur la distribue, avec la plus grande promptitude. Là elle se mêle intimement avec le sang, le renouvelle et parcourt avec lui tout le genre vasculeux, de façon que sous très-peu d'heures, elle se trouve distribuée aux divers organes de la machine animée.

Le suc nourricier extrait des matières alimenteuses, et rendu mobile par l'action de tant d'organes, par le mélange de tant de liqueurs animales, se distribue à tous les points où le sang pénètre et va. Il demeure donc dans tous les endroits du corps où le fluide vital peut séjourner, et alors il ne conserve de ses premières qualités que la nouveauté qui fait son plus grand mérite, puisque ce n'est qu'en renouvelant tout, que l'action destructive de l'animalité est vaincue, et que la décomposition des solides et des fluides est empêchée.

Il suit de là que c'est moins par une application des nouveaux sucs nourriciers à nos organes, pour remplacer les parties perdues, que par un renouvellement simple, mais universel des sucs animaux, que la substance nutritive nourrit.

Pour que la nutrition soit parfaite ou surabondante, il ne suffit donc pas que les matières alimenteuses renferment une grande quantité de molécules organiques,

il faut encore, et surtout, que les viscères soient en
état d'en tirer le meilleur parti. Rien ne nourrit en
effet que ce que le corps peut subjuguer à son profit,
d'où il suit que, pour juger sainement de la valeur de
cet aphorisme, il faut supposer que tout est parfaitement bien conditionné de la part du sujet qu'il s'agit
de nourrir.

APHORISME XXIV.

Du pain.

Panis non calidus, nec sit nimis inveteratus,
Non bis decoctus, non in sartagine frixus,
Sed fermentatusque, oculatusque, et benè coctus,
Et falsus modicè, ex granis validis electus;
Purus sit, sanus; non talis sit tibi vanus.
Non comedas crustam, choleram quia gignit adustam.

Que ton pain soit bien frais, mais qu'il ne soit plus chaud.
N'en mange point de frit ni de fait au réchaud ;
Que la pâte venant de farine choisie,
Ait levé comme il faut ; que les yeux de la mie
Satisfassent les tiens, et qu'un goût généreux
Fasse dire à chacun : Ce pain est savoureux.
En un mot qu'il soit pur, c'est le seul pain utile.
Ne mange point de croûte, elle enflamme la bile.

La plus belle invention de l'homme, la plus utile au
genre humain, n'est pas d'avoir trouvé la manière de
cultiver le blé, mais celle de le réduire en farine, d'en
faire de la pâte et du pain. Quand on réfléchit aux
avantages et aux difficultés de cette invention, on n'est
plus surpris que l'idolàtrie ait mis ce mortel au rang
des dieux, et l'ait adoré. Aujourd'hui nous n'avons
plus qu'à nous en nourrir, à disserter à notre aise sur
ses bonnes ou mauvaises qualités, et à examiner ce
qu'en dit l'Ecole de Salerne.

Le pain, pour être sain, doit d'abord être frais, et
pourtant un peu rassis. Quand il est chaud, il gonfle
l'estomac ; s'il est moisi, le suc nourricier qu'il ren-

ferme est dénaturé, décomposé; le pain a perdu sa saveur, sa consistance; il est friable et pèse à l'estomac par un vice opposé au pain mat et visqueux. Lorsqu'il est médiocrement rassis, il n'est ni trop lourd, ni trop friable, il a toute sa saveur et sa légèreté.

Il faut ensuite que le pain soit cuit au four, et non pas sur un fourneau, ce qui ferait une pâtisserie pesante et indigeste, comme tout ce qu'on appelle *galette*. Mais il ne doit pas être trop cuit : il exigerait alors trop de sucs digestifs pour être dissous. C'est pour les mêmes raisons que le pain frit peut être incommode, et qu'il est nécessaire que la pâte ait levé ni trop ni trop peu.

Le choix des grains et de la farine est une condition essentielle pour faire de bon pain, du pain qui nourrisse. Le bon froment est net, sec, jaunâtre, pesant. Les vieux grains, les grains ergotés ne donnent point une bonne farine; le pain qui en résulte est pauvre, maigre, charge l'estomac, sans donner une dose suffisante de matière nutritive. Le blé nouveau, au contraire, le blé d'une année, qui a eu le temps de se dépouiller de son humidité surabondante, est plein de substance amilacée qui nourrit; sa farine porte une odeur suave et délicieuse; le pain qui en provient, s'il est levé et cuit à propos, est savoureux, et selon le terme consacré, *amoureux*.

Le froment n'est pas le seul grain dont on puisse faire du pain. Il y a beaucoup d'autres substances dont l'industrie humaine a su en composer, non-seulement dans les pays étrangers et lointains, mais même en France, dans plusieurs provinces, et à Paris. Mais ce serait en vain que l'on voudrait sans nécessité, sans disette, suppléer au pain de froment par le pain d'une autre substance. Celui de seigle ou d'orge, qui en approche le plus, ne le remplace que très-imparfaitement. La farine qui provient de ces grains est lourde et âcre. La fermentation ne saurait l'atténuer, ni la subjuguer aussi complètement que celle du blé. Le sarrasin, l'avoine, les pois, les fèves, la vesce, les pommes de terre, le maïs, ont besoin de trop d'apprêts, de trop de soins, pour fournir ce supplément. Le pain qui résulte de toutes ces substances est si loin de celui de froment, que c'est toujours une misère que d'être forcé d'y recourir.

Ainsi laissons aux Guamois leur fruit à pain; à Mindenao son libby, son sagou; aux Indiens, leurs plantains ou bananes; aux insulaires de Nicobar leur mélory; les courbaris et la cassave aux Américains; aux Canadiens la sagamité, et même la gaude à quelques-unes de nos provinces. Au défaut de blé, il faut bien que ces peuples se nourrissent de quelqu'autre substance; les premiers humains se nourrirent d'abord et de glands et de faînes. Mais, puisque la nature bienfaisante a si richement doté notre France en blé, usons de sa libéralité, et n'appelons pas la misère et les malheurs. Croyez-moi, mon cher oncle, disait la nièce de Don Quichotte, on ne trouve point de meilleur pain que celui de froment.

Quant à la défense de manger de la croûte, elle est pour le moins hasardée. Il est assez inutile d'en donner la preuve, chacun ayant pour soi l'expérience qui vaut mieux qu'elle. Néanmoins on peut dire que la croûte étant beaucoup plus sèche que la mie, exige pour se dissoudre une plus grande quantité de suc digestif, et que ce suc manque souvent à certains estomacs; d'où il suit qu'elle peut incommoder au moins ceux-là, rester longtemps sans se délayer, passer difficilement, et faire une saburre bilieuse qui sera susceptible de contracter les couleurs et les qualités que cette espèce d'humeur a coutume de prendre par son séjour dans la cavité des intestins.

APHORISME XXV.

Des grosses viandes et de leur préparation.

Lixa fovent, sed frixa nocent; assata coercent;
Acria purgant, cruda sed inflant, salsaque siccant.

Frit nuit et bouilli duit ; mais l'âcre est relâchant,
L'rot serrant, l'crud gonflant, le salé desséchant.

Malgré la dureté de ces deux vers, le sens qu'ils renferment mérite d'être développé avec quelque soin. En effet, quelle que soit la profusion avec laquelle la nature nous fournit les substances alimentaires, quoiqu'il y en ait beaucoup parmi elles qui n'exigent aucune préparation pour être en usage, cependant la plus grande partie gagne considérablement à être apprêtée. De là l'art de la cuisine, art que les Français ont porté peut-être à sa perfection, mais qui est peut-être aussi devenu le plus funeste à l'humanité, comme il arrive des meilleures choses, quand on sait moins en user qu'en abuser.

Dans le vrai, les aliments cuits et assaisonnés simplement, satisfont le goût, sont plus aisés à moudre, à fondre, à dompter par les forces digestives ; l'extraction des sucs nourriciers qu'ils renferment est plus prompte et plus abondante. Mais les assaisonnements recherchés irritent l'appétit, font que l'on prend, par l'attrait du plaisir, plus d'aliments et de nourriture qu'il n'en faut, et de l'habitude en ce genre naissent plusieurs incommodités qui, mortelles quelquefois, sont toujours fatiguantes à la longue. D'ailleurs l'obésité, qui est l'apanage des grands mangeurs, n'a pas toujours bonne grâce, souvent elle dégénère en une sorte de cachexie incommode et dégoûtante.

Que la cuisine du sage soit donc simple comme toute sa conduite. L'Ecole de Salerne donne ici un bon avis sur certaines préparations de viandes communes, et qui ne peut porter aucun préjudice à cette simplicité. Elle approuve le bouilli, blâme la friture, dit que l'âcre purge, que le rôti resserre, que la viande crue gonfle, et que la salée dessèche. C'est avec raison ; voyons comment.

Du Bouilli.

Le bouilli est une viande cuite dans l'eau. Les viandes que l'on prépare ainsi, sont le bœuf, le veau, le cochon, le mouton, la poule et quelques autres volailles. Or quel est l'effet du feu sur elles dans cette préparation ? L'eau bouillante, c'est-à-dire l'eau chargée de la plus grande quantité de feu qu'elle en puisse contenir, s'insinue peu à peu dans les pores de la viande, en pénètre bientôt la substance, et comme il ne peut exister deux corps ensemble dans un même lieu, l'eau et le feu désunissent à l'instant les éléments des fibres, les éloignent les uns des autres proportionnellement au mouvement dont ils sont agités ; alors les sucs animaux quittent leurs vaisseaux, leurs cellules, et se répandent en abondance, soit à l'intérieur du morceau, soit au-dehors, dans la masse de l'eau, où ils forment ce que nous appelons le bouillon.

Mais il est un point de cuisson à saisir dans cette affaire. Il dépend du temps que l'on met à cuire les viandes, et de la manière de conduire l'ébullition. Cette cuisine est un vrai procédé de chimie qu'il faut savoir diriger. Plus les viandes sont dures et coriaces, plus elles doivent être de temps soumises à l'action de l'eau bouillante ; mieux on veut faire l'extraction des sucs, mieux et plus lentement il faut mener le feu. D'ailleurs l'eau qui bout à gros bouillons produit, comme on sait, la plus grande évaporation ; le feu chasse l'eau avec la dernière rapidité, et celle-ci ne s'envole jamais impunément. C'est toujours aux dépens des sucs nourriciers de la viande en coction, qui s'en vont avec elle en abondance par la cheminée.

La cuisson de la viande dans l'eau ramollit donc le tissu des chairs, en dégage puissamment les parties gélatineuses et nourrissantes, les rend plus faciles à extraire, et donne conséquemment moins de travail aux organes de la digestion ; le bouilli est donc une viande salutaire.

De la friture.

Il n'en est pas de même de la friture au gré de l'École de Salerne. La raison qu'on en peut donner, c'est

que, dans cette préparation, les fibres des viandes
exposées subitement à l'action brûlante de la friture,
se crispent, se froncent, se racornissent tout d'un
coup. De là la croûte qui se fait à l'extérieur du morceau, laquelle est d'autant plus épaisse, qu'il est plus
longtemps ainsi exposé à l'action du feu. Le feu agissant de l'extérieur à l'intérieur avec la plus grande
vivacité, les sucs se dégagent très-promptement de
leurs entraves, et se dissipent bientôt, s'ils sont quelques minutes soumis à la même action. C'est pour
cela que les cuisiniers ne préparent à la friture que les
viandes légères et déjà cuites, qu'ils les y exposent peu
de temps, et qu'ils ont auparavant la précaution de les
envelopper de pâte, ou saupoudrer de farine. Ils procurent par ce moyen, à l'instant de l'immersion de la
viande dans la friture bouillante, cette croûte dont je
viens de parler, qui sauve alors la surface du morceau, et fait un philtre à travers lequel le feu va dégager les sucs intérieurs que l'on veut rendre plus extrac-
tibles. La viande exposée nue à l'action de la friture,
et par conséquent toute substance frite est donc nécessairement dure, privée de sucs, et difficile à digérer,
à la manière des croûtes sèches.

Du rôti.

Il en serait tout à fait de même du rôti, si on l'expo-
sait subitement à l'action d'un brasier trop ardent,
ou si on l'y laissait exposé plus longtemps qu'il ne
conviendrait. Mais cette préparation de la viande est
regardée comme la plus saine, parce qu'on la suppose
faite au mieux. Dans ce cas, le feu fait, petit à petit, à
la surface du morceau, la même croûte à travers laquelle il s'insinue, et va dégager à l'intérieur, les sucs
animaux qui affluent alors d'autant plus abondamment, que l'action du brasier est mieux dirigée. Le
rôti cuit à propos se digère bien, donne peu de résidu,
et conséquemment procure de rares déjections. C'est

pour cela que l'Ecole de Salerne le regarde comme astringent, ou constipant. Mais les viandes peu faites, telles que le veau, l'agneau, le cochon de lait, quelque bien rôties qu'elles soient, sont relâchantes, parce que leurs sucs n'étant point encore assez élaborés, assez animalisés, retiennent toujours quelques parties irritantes, que l'Ecole appelle *acria purgant*.

Les viandes crues ou incultes donnent des gaz à cause de l'air surabondant qu'elles renferment, et qui se développe dans le canal intestinal par le mouvement digestif.

Enfin, les chairs salées dessèchent, parce qu'ayant été conservées dans la saumure, leurs fibres sont tassées, arides et irritantes. Elles épuisent le corps de sucs, et arrêtent l'action vitale des surfaces digestives. Les marins, qui sont obligés de s'en nourrir, et les peuples du Nord, qui en font une grande consommation, sont extrêmement sujets au scorbut, qui n'est autre chose que la dissolution du sang.

APHORISME XXVI.

Du cochon.

Est porcina caro sinè vino pejor ovinâ :
Si vinum tribuis, tunc est cibus et medicina.
Carnes porcinæ cum cœpis sunt medicinæ.

Le porc avec du vin est mets comme remède,
Mais il lui faut unir ce vaillant intermède,
Sans cela le cochon ne vaut pas le mouton ;
Remède est le cochon à la sauce d'oignon.

Il s'agit ici du cochon et du mouton. On doit remarquer d'abord que la chair de ces animaux n'est bonne à manger que quand ils ont été châtrés. Le verrat ni le bélier, non plus que le taureau, ne donnent une bonne viande. Les fibres de ces animaux sont alors dures, coriaces, sèches, et d'une odeur dés-

agréable, totalement différentes de ce qu'elles sont
dans l'autre cas. Mais aussi, parmi les aliments solides
que fournit aux hommes le règne animal, le cochon et
le mouton sont du plus général, comme du meilleur
usage. Le texte ici semble donner la préférence au cochon sur le mouton, si l'on a soin de joindre l'usage du
vin à l'emploi du premier, mais cela nemet qu'une très-
petite différence à la chose, et, selon les autres rapports
essentiels à considérer pour décider l'affaire, le cochon
ne vaut jamais le mouton. La chair de cochon est
constamment compacte, visqueuse, lourde, et demande des forces digestives vigoureuses pour être
domptée; le mouton au contraire est succulent, nourrissant, aphrodisiaque; c'est une viande de goût, et
d'une coction communément facile. Au reste, les oignons
que l'on ajoute ordinairement à la sauce du cochon, ont
en effet la propriété de lâcher le ventre et de purger.

APHORISME XXVII.

Du veau.

Sunt nutritivæ multùm carnes vitulinæ.

Qui veut bien se nourrir, de veau doit faire usage.

L'école de Salerne dit ici peut-être tout ce qu'il y a
à dire sur le veau. Cette viande contient une abondante quantité de sucs gélatineux et nourriciērs. Elle
sert dans les cuisines à faire la plupart des préparations des sauces les plus nourrissantes. Cependant les
fibres de cette chair n'en sont pas pour cela exemptes
de tout reproche, ni moins rebelles à l'action de certains estomacs. Plusieurs personnes sont purgées par
le veau, ce qui prouve une mauvaise digestion de cet
aliment. Il sert souvent en médecine, et il entre pour
beaucoup dans la préparation et la composition de
certains remèdes. L'eau de veau relâche les fibres trop
tendues, calme les nerfs irrités, apaise les spasmes de

l'estomac, et provoque les urines; elle tient à propos
lieu du petit lait et des émollients.

<h3 style="text-align:center">APHORISME XXVIII.</h3>

Qualités des viscères.

Ilia porcorum bona sunt, mala sed reliquorum.

Du porc avec justice on vante les tripailles,
Le reste ne vaut pas le sang ni les entrailles.

Le cochon est le seul des animaux dont on apprête
toutes les parties pour l'usage de la vie. Le sang, la
graisse, les boyaux fournissent chacun un aliment
particulier. Le boudin, les saucisses, les andouilles, etc.,
sont des mets de goût, que l'on aime, et qui font rarement mal. Il faut être faiblement constitué, ou bien
avoir une répugnance naturelle à user de ces aliments,
pour qu'ils soient préjudiciables à la santé. Il est vrai
pourtant que cela arrive quelquefois.

<h3 style="text-align:center">APHORISME XXIX.</h3>

Corda suillarum sunt auctio tristitiarum.
Splen quoquè spleniticis est mansus sæpè salubris.
Dissuadentur edi renes, nisi solius hædi.

Le cœur de la truie engendre le chagrin,
Et la rate, au contraire, y a souvent mis fin.
Les rognons, quels qu'ils soient, paraissent redoutables,
Hormi ceux du chevreau, qui sont recommandables.

Les viscères des animaux, à moins qu'ils ne soient
jeunes, sont d'un tissu serré, compact et dur, qui en
fait pour la plupart des mets de difficile digestion. Le
cœur, les reins, le foie, les intestins, exigent une bonne
cuisson pour être digestibles. Or, tout mets qui passe
avec difficulté, rend le corps pesant et attriste. La rate,
plus spongieuse et analogue aux poumons, qui mous

et tendres exigent moins d'énergie de la part des organes de la digestion pour être subjugués, est regardée justement comme saine et létifiante. Non pas cependant qu'elle mérite une grande préférence sur les tables des mélancoliques, mais par une raison contraire à celle qui rend quelques aliments une cause de tristesse. La rate, passant bien, doit réjouir. Quant aux rognons du chevreau, que l'Ecole excepte des rognons des autres animaux, on ne voit pas en quoi ils leur sont préférables, si ce n'est peut-être, par un peu plus de délicatesse.

APHORISME XXX.

Egeritur tardè cor, concoquitur quoquè durè,
Sic quoquè ventriculus, tamen exteriora probantur.
Reddit lingua bonum nutrimentum medicinæ ;
Concoctu est facilis pulmo, citò labitur ipse ;
Est melius cerebrum gallinæ, quàm reliquorum.

Le cœur, quoique tiré d'un fort bon animal,
Ainsi que l'estomac, se digère assez mal ;
La langue est un bon mets, ainsi qu'on l'imagine ;
Le poumon passe aussi, fournis-en ta cuisine ;
Mais les plus délicats de ces jolis morceaux,
Ce sont, sans contredit, des poules les cerveaux.

Ce qu'il y a à dire sur le texte du présent aphorisme, se rapportant tout à fait à ce que j'ai dit dans le commentaire sur l'aphorisme XXIX, il faut y renvoyer le lecteur, et n'ajouter ici que deux mots. C'est au sujet des viscères de la tête et de la poitrine. Les cervelles sont très-nourrissantes. On dirait que c'est un pur assemblage de molécules nutritives. Il n'y a presque rien de solide dans leurs fibres, et la cuisson en fait une espèce de bouillie facile à digérer. La substance des poumons est encore rare et légère. Leur tissu, lâche et facile à dissoudre, ne donne aucune peine aux organes de la digestion. La langue aussi, quand elle est bien cuite, est tendre, légère, et d'une digestion trèsaisée. Tous ces morceaux sont donc en effet salubres ; mais les cervelles de poule n'ont absolument droit à aucune prééminence sur celles des autres volatiles.

APHORISME XXXI.

De la volaille, du gibier et des oiseaux.

Sunt bona gallina et capo, turtur, sturna, columba,
Quiscula cum merulâ, phasianus et ortygometra,
Frigellus, perdix et otis, tremulusque amarellus.

O que vous êtes sains, oiseaux délicieux,
Toi, poule et toi, chapon ; vous, faisan précieux,
Râle, pigeon, perdrix, étourneau, tourterelle,
Pinçon, merle, pluvier, rare outarde et sarcelle !

Cet aphorisme est générique ; il cite quelques oiseaux pour tous les volatiles, qui sont dans l'ordre des aliments une classe des plus fécondes. La viande des oiseaux est d'un tissu lâche, tendre, d'un suc agréable où les molécules nourricières abondent. Elle fait la meilleure part de la diète des convalescents, des gens délicats et des riches. Les assaisonnements y ajoutent communément peu de chose, mais la cuisson qui leur convient le mieux est la broche.

Les gallinacées, *gallina* et *capo*, soit poule ou poulet, chapon, dinde, sont les plus substantiels des volatiles. Ils fournissent une nourriture solide, qui se subjugue aisément, et qui engraisse avec promptitude. L'espèce colombine, *turtur, columba*, est très-nourrissante aussi, et de plus aphrodisiaque. Il semble que le feu de l'amour, qui anima ces petites bêtes, passe avec leurs sucs dans le sang humain, pour y produire avec énergie le même effet. Le gibier, *ortygometra, phasianus, perdix, otis, amarellus*, le râle ou la caille, le faisan, la perdrix, l'outarde et la sarcelle donnent un suc fécond en molécules nutritives, mais plus stimulant que celui des autres oiseaux. Il échauffe et constipe, parce qu'il est moins fade et moins huileux que le leur, moins surtout que celui des gallinacées. Pour ce qui est du reste des oiseaux, ils ne produisent aucun autre effet marqué, que celui de nourrir bien et agréablement. Le merle, *merula*, le pinson, *frigellus*, le pluvier, *quiscula*, sont dans ce cas. Ce sont ceux que l'on recommande le plus innocemment aux infirmes et aux convalescents.

APHORISME XXXII.

Du canard.

O fluvialis anas, quantâ dulcedine manas !
Si mihi cavissem, si ventri frena dedissem,
　　Febres quartanas non renovasset anas.

Tu les surpasses tous, canard, par ta douceur ;
Mais, si j'eusse pris garde à ton goût enchanteur,
Si j'eusse retenu mon appétit de chèvre,
De quatre en quatre jours je n'aurais pas la fièvre.

La chair du canard n'a rien de merveilleux qui mérite cette belle exclamation. Son tissu serré l'a fait regarder comme indigeste à quelques médecins, mais je ne trouve nulle part d'observation qui autorise le reproche que lui fait l'Ecole de Salerne, de renouveler la fièvre quarte.

APHORISME XXXIII.

Du foie des oiseaux.

Cessat laus jecoris, nisi gallinæ, vel anattis.

Aux éloges d'un mets si quelque foie a part,
C'est celui de la poule, ou celui du canard.

Chaque viscère, de quelque animal qu'on le tire, a son goût, comme sa structure, et cela est si marqué, que les fins gourmets ne s'y méprennent point. Mais il y a plus : le viscère de même nom est bien différent encore chez les différents animaux, dans ce nouveau rapport. Il y a des foies que l'on mange avec plaisir, il y en a que l'on ne saurait flairer sans dégoût. Le foie de cochon, celui de veau valent mieux que le foie de bœuf ou celui de mouton. Les foies du lièvre et du lapin ont pareillement leur saveur particulière. Ceux des volailles, plus délicats que ceux des quadrupèdes, diffèrent également entre eux, et c'est avec raison que l'École de Salerne vante le foie de la poularde et celui du canard par-dessus tous les autres. Cependant la bonté de ces foies n'empêche nullement que ceux de beaucoup d'autres oiseaux ne soient fort estimés et recherchés par les bouches délicates.

APHORISME XXXIV.

De l'oie.

Auca sitit côum mensis, campis Achelôum ;
Auca petit Bacchum mortua, viva lacum.

L'oison a toujours soif, mort aussi bien qu'en vie,
Mais c'est de vin à table et d'eau dans la prairie.

La chair de l'oie est plus serrée, plus matte, plus huileuse et plus difficile à digérer que celle du canard. C'est pour cela que l'École de Salerne recommande le vin à ceux qui en font usage, et il y a du choix dans ces animaux. Ceux qui ont eu de l'eau à souhait dans leurs pâturages, et qui ont été bien nourris, sont plus tendres, plus délicats, plus salubres que ceux qui ont été mal soignés, qui n'ont vécu que d'herbes cueillies, fanées ou maigres, et que ceux qui ont été privés d'eau. L'oison doit se manger rôti. Il plaît au goût et fait boire son convive. Quand il est vieux, on le mange à la daube, c'est-à-dire bouilli à petit feu dans son jus, que l'on assaisonne d'ailleurs selon l'art de la cuisine, et il ne fait point de mal.

APHORISME XXXV.

Des poissons en général.

Si pisces sunt molles, magno ex corpore tolles,
Si pisces duri, parvi sunt plus valituri.

Des poissons, s'ils sont mous, les grands sont les meilleurs ;
Sont-ils durs ? les petits ont bien d'autres valeurs !

Après les quadrupèdes et les oiseaux, les poissons tiennent le premier rang parmi nos aliments. Il est impossible de concevoir la fécondité des eaux. La mer, les fleuves, les lacs, les étangs, les viviers sont des réservoirs inépuisables, où la nature a prodigué la substance propre à nourrir les hommes avec la plus grande profusion. Les grands poissons doivent être tendres et mous, les petits fermes et durs. Il y en a pourtant de grands, tels que la carpe et le brochet, etc., dans lesquels on considère beaucoup un peu de fermeté, et de petits, tels que l'éperlan, le rouget, la limande, etc., qui ne doivent pas être durs pour plaire davantage. L'aphorisme présent doit donc être regardé comme un peu trop général, et en cela défectueux.

APHORISME XXXVI.

Des poissons communs.

Lucius et perca, saxatilis albica, tinca,
Plagitia et gornus, cum carpâ, galbio, trutâ :
Grata dabunt pisces hi præ reliquis alimenta.

Que le brochet est bon ! Que la perche est friande !
Qui pourrait dédaigner la plie et la limande ?
Qui ne vous mangerait, rouget, truite et goujon,
Vous, carpe, et tanche, et sole, et morue, et saumon ?

Ce n'est pas sans raison que l'on distingue les poissons d'eau douce d'avec les poissons de mer, et les uns

et les autres de diverse manière suivant leur nature,
leur espèce, leurs propriétés. La matière exigerait un
traité complet, si l'on voulait la manier à fond ; mais
l'Ecole de Salerne se contente sagement de ne nommer que les poissons dont on peut journellement tirer
le meilleur parti, dans quelque plage qu'on les pêche.
Le brochet, *lucius* ; la perche, *perca* ; la sole, *saxatilis* ;
la morue, *albica* ; la tanche, *tinca* ; la plie, *plagitia* ;
le rouget *gornus* ; la carpe, *carpa* ; le goujon, *galbio* ;
et la truite, *truta*, sont des poissons précieux dans
l'usage de la vie, usage si universel que rien ne démontre mieux leur salubrité. Leur chair est en général tendre, peu serrée et peu succulente. Malgré cela
les molécules nourricières s'y trouvent en assez grande
abondance, pour qu'avec une pareille nourriture, on
puisse se passer des quadrupèdes et des oiseaux.

APHORISME XXXVII.

De l'anguille.

Vocibus anguillæ sunt pravæ, si comedantur ;
Qui physicam non ignorant, hoc testificantur.
Caseus, anguillæ, nimis obsunt, si comedantur,
Ni tu sæpè bibas, et rebibendo bibas.

L'anguille est à la voix un mets défavorable ;
La physique en fournit raison bonne et valable.
Le fromage avec elle augmente le danger ;
Bois donc, bois et rebois, si tu veux en manger.

On a regardé de tout temps la chair d'anguille
comme indigeste, à cause de son abondante viscosité,
et il est vrai que plusieurs estomacs ne s'en accommodent pas très-bien. Mais on ne découvre dans ce
poisson, qui d'ailleurs est fort nourrissant, aucun
principe qui puisse nuire spécialement à la voix, et qui
confirme l'assertion de l'Ecole de Salerne. La physique
citée en témoignage, c'est-à-dire, la physiologie et la
chimie, est absolument en défaut. Ce qui vient sûre-

ment de ce que le fait n'est pas exact, ou bien il s'agirait d'une autre espèce d'anguille que celle dont nous usons d'ordinaire, et alors l'aphorisme n'intéresserait plus.

Des hors-d'œuvre.

APHORISME XXXVIII.

Des œufs.

Ova recentia, vina rubentia, pinguia jura,
Cum similâ purâ, naturæ sunt valitura.
Nec vult mentiri, qui vult pro lege teneri,
    Quòd bona sunt ova candida, longa, nova,
Hæc tria sunt norma; vernalia sunt meliora.

    Quiconque a dit des œufs qu'ils doivent être blancs,
Longs, frais, pondus chez soi, pour qu'ils soient excellents;
Qu'œufs frais et bouillons gras, vins et farine pure,
Conforteront toujours la meilleure nature,
A bien dit, et l'on doit à cela consentir :
Cet homme assurément n'aimait pas à mentir.

Parmi les substances alimentaires qui nourrissent davantage, les œufs méritent sans contredit le premier rang. On n'y trouve presque rien d'excrémenteux, tout y est matière nutritive. Le jaune, qui renferme l'embryon, est une nourriture si bien préparée, qu'elle sert dans les premiers temps de l'incubation à alimenter le poulet. Le blanc, qui lui succède en nourriture, a quelque chose de plus solide, mais qui n'est lourd que très-rarement pour un animal fait.

Chacun connaît ces deux substances qui composent l'intérieur de l'œuf. Elles se durcissent toutes les deux au feu, et acquièrent un degré de solidité très-considérable. Cet état n'est pas celui qui rend les œufs plus salubres. Au contraire, il y a des estomacs qui ne peuvent alors les digérer en aucune façon, et dans le fait, l'œuf dur est coriace et sec, veut beaucoup de suc digestif, pour se réduire en bouillie, et constitue, au total, un aliment suspect.

Les œufs contiennent un peu d'hydrogène sulfureux qui attaque singulièrement l'argent. Il paraît que ce principe est aussi ce qu'il y a de plus vivifiant, de plus animalisé dans l'œuf, et ce qui donne aux corps qui en usent cette chaleur sensible, cette vigueur amoureuse, que l'on ne saurait attribuer à aucun aliment, comme à celui-là.

On remarque dans la couleur des œufs la même variété que la nature a mise dans la forme de tous les corps. Les uns sont blancs, les autres mouchetés, et ceux-ci le sont de beaucoup de manières. Ils ont aussi différentes figure et grosseur ; leur goût n'est pas le même. De tous ceux que l'on met en usage parmi nous, ceux de poule sont les premiers, et presque les seuls recherchés. On estime beaucoup les œufs de vanneau, mais ils sont rares, et il ne s'agit dans cet aphorisme que des aliments vulgaires. L'École de Salerne regarde du même œil les œufs, les vins rouges, le bouillon gras et la farine, dans l'ordre des aliments.

APHORISME XXXIX.

Si sumas ovum, molle sit atque novum.
Singula post ova pocula sume nova.

Quand tu voudras un œuf, prends-le frais, en mouillette.
En manges-tu plus d'un ? A chaque fais buvette.

Il n'y a point de manière d'accommoder les œufs qui soit périlleuse, et il n'y en a guère qui soit préférable l'une à l'autre. L'œuf conserve toujours sa faculté nourrissante. Cependant la manière la plus simple et la moins recherchée est encore ici la meilleure, et l'œuf à la coque a presque partout la préférence. Les œufs durs sont, comme je le disais tout à l'heure, difficiles à digérer ; l'omelette est salutaire ; les œufs sur le plat le sont aussi; l'œuf au beurre noir ne l'est pas également.

Le précepte de boire un coup à chaque œuf frais que l'on mange, est fondé sur le besoin que l'on a communément de délayer cet aliment et sur ce qu'il échauffe. Mais quelle que soit la forme sous laquelle on fasse usage des œufs, ils sont constamment bons, fortifiants et aphrodisiaques.

APHORISME XL.

Des raves.

> Rapa juvat stomachum, novit producere ventum :
> Provocat urinam, præstatque in dente ruinam ;
> Si malè plena datur, tibi torsio sic generatur.

> La rave est stomachique ; elle donne des vents ;
> Fait beaucoup uriner, et perd enfin les dents.
> Or, pour la manger saine, il faut la manger pleine,
> Sans quoi des plus grands maux elle est cause certaine.

Cet article de la rave est appliqué aux navets dans les précédentes éditions de l'Ecole de Salerne. Mais le mot *rapa* ne signifie point *navet*, et les propriétés que lui attribuent le texte conviennent à la rave.

Elle est rangée dans la classe des antiscorbutiques par les auteurs de matière médicale. Cela signifie que la rave a la propriété de rendre au sang la pureté qu'il a perdue. Or, les remèdes de cette nature agissent en restaurant les organes de la digestion, dont la faiblesse avait causé la dissolution du sang, et en fournissant à ce fluide une certaine quantité de particules propres à condenser sa sérosité. Mais la rave n'a pas la vertu antiscorbutique à un haut degré. Elle donne en effet des vents, des rapports désagréables, et paraît contraire à la bonne condition des dents. La loi prescrite ici de la manger pleine si l'on veut qu'elle ne fasse pas de mal, est fondée sur ce que cette racine ne vaut rien creuse, et qu'elle peut causer beaucoup de désordre dans les premières voies, en y portant des flatuosités ou quelque principe salin âcre et mordant qui produisent bientôt l'irritation et la douleur.

APHORISME XLI.

Du beurre et du *serum* ou petit lait.

Lenit et humectat, solvit sinè febre butyrum;
Incidit atque lavat, penetrat, mundat quoquè serum.

Pris sans fièvre, le beurre est un doux laxatif;
Le *serum* lave et monde, incise, est sédatif.

Chacun sait ce que c'est que le beurre et le petit lait. Le beurre frais a réellement les qualités que lui attribue le texte de cet aphorisme. C'est une graisse mi-végétale et mi-animale, dont la propriété émolliente lui est commune avec les graisses et avec les huiles. Mais la condition d'être sans fièvre, que l'Ecole exige de quiconque veut en faire usage, est nécessaire; autrement la chaleur contre nature du corps corromprait, ferait rancir le beurre, qui produirait alors dans l'estomac la saburre bilieuse.

Le petit lait, appelé aussi *sérosité, serum,* est plus d'usage en maladie qu'en santé. Mais dans quelque temps qu'on l'emploie, il est délayant, humectant, adoucissant, relâchant et incisif; ce qui signifie qu'il corrige le vice des humeurs naturelles, en se mêlant avec elles; qu'il émousse l'acrimonie des principes irritants qu'elles ont pu contracter; qu'il calme le spasme et l'irritabilité des solides; enfin, qu'en rendant aux solides et aux fluides une température plus naturelle, il fond les engorgements et rétablit l'équilibre dans la machine. Aux lieux où l'on en fait usage en santé, le petit lait rafraîchit et nourrit, calme les vapeurs de l'estomac, et purge le sang par la voie des urines.

18

Des légumes.

On comprend sous le nom de légumes plusieurs aliments tirés du règne végétal. Les plantes potagères fournissent des graines, telles que les pois, les fèves, les lentilles, etc.; des racines, telles que les carottes, les navets, les panais, etc.; des fleurs, comme le pied-d'alouette, la capucine, la bourrache, etc.; des feuilles, comme le chou, l'épinard, la poirée, l'oseille, etc.; enfin des bulbes, comme l'oignon, le porreau, l'échalotte et l'ail, etc. Et voilà ce qui va faire la matière de cette catégorie d'aliments. L'école de Salerne n'en traite pas complètement, mais ce qu'elle dit de chaque espèce étant applicable à chaque légume en particulier, elle en dit suffisamment.

Des graines légumineuses.

APHORISME XLII.

Des pois.

Pisum laudandum hìc decrevimus ac reprobandum :
Est inflativum cum pellibus, atque nocivum ;
Pellibus ablatis, sunt bona pisa satìs.

Le pois peut mériter et l'éloge et le blâme.
Il gonfle avec sa peau, puis il contriste lâme !
Il est lourd et pesant ; donc pour le rendre sûr,
Enlevons-lui sa robe et mangeons-le tout pur.

Il s'agit ici des pois secs, dont on se sert ordinairement en hiver. Les paysans les mangent avec leur enveloppe, et leur estomac, accoutumé à digérer les aliments les plus durs, ne s'en affecte pas. Mais si des tempéraments plus délicats en faisaient usage de même, ils éprouveraient infailliblement les maux que le texte de notre aphorisme reproche aux pois d'occasionner. C'est donc avec raison que dans nos villes on réduit les pois en purée pour les rendre salubres.

Les pois verts, ou petits pois, ne sont point dans le même cas. Leur robe n'est ni dure ni âcre, comme celle des pois secs. Elle est légère et tendre, de même que la substance qu'elle contient ; elle se change comme elle en aliment et se digère avec une égale facilité. Cependant il convient que les petits pois soient bien cuits et point du tout coriaces, pour être parfaitement sains.

APHORISME XLIII.

Des fèves.

Manducare fabam caveas, parit illa podagram.

Les fèves sont à craindre, elles donnent la goutte ;
Allez à la santé, mais par une autre route.

Il en est des haricots comme des pois. Il faut entendre ce que dit le présent aphorisme de ceux qui sont secs. Aucun légume ne plaît plus généralement au goût, et aucun ne fait plus fréquemment mal que les fèves. Elles causent des vents, des pesanteurs d'estomac, des coliques. Nulle substance ne donne plus de cette humeur que l'on nomme du faux nom de bile, et qui produit tant de maladies. Il faut donc être fort circonspect dans l'usage de ce légume, en manger peu et rarement. L'accusation que l'école de Salerne lui fait de donner la goutte est peu fondée.

Mais on aurait tort d'attribuer les mêmes défauts aux haricots verts. Ceux-ci sont salubres, comme tous les légumes frais, qui sont tendres, et dont le suc est doux et léger. L'estomac n'a besoin d'aucun travail pour les digérer. Il faut mettre les fèves de marais dans la même classe, quand elles sont tendres et fort petites.

Des racines légumineuses.

APHORISME XLIV.

Du panais.

Quod *pastum* tribuat sit *pastinaca* vocata :
Attamen illa parùm nutrit, quia non subacuta.
Confortat coïtum, non est ad menstrua muta.

On a nommé *panais* un légume qu'on *paît*,
Qui, sans goût, nourrit peu, mais néanmoins qui plaît
Pour donner des désirs à l'utérus avare,
Et rendre l'action vigoureuse et moins rare.

On n'a pu rendre mieux l'étymologie du *panais* qui vient du mot *paître*, et que le texte a plus sensiblement exprimée à la faveur du latin. On regarde cette racine comme nutritive et échauffante dans l'ordre des aliments, et comme diurétique, hystérique et fébrifuge dans celui des médicaments. La marmelade de panais légèrement sucrée excite l'appétit, et convient à merveille aux convalescents.

APHORISME XLV.

Jus olerum cicerumque bonum, substantia prava

Des racines, des grains qu'on dit légumineux,
Le jus est salutaire et le corps vénéneux.

Cet aphorisme sur les substances légumineuses, les comprend toutes. Il est vrai, pour les raisons qui viennent d'être détaillées dans les commentaires précédents. Le danger vient principalement de l'âcreté, de la dureté des enveloppes et des écorces, et la salubrité, de la douceur du jus qui contient la substance nourricière, ainsi que de la facilité avec laquelle les organes de la digestion peuvent en faire l'extraction.

Des fleurs légumineuses.

APHORISME XLVI.

De la bourrache.

Cardiacos aufert borrago, gaudia confert ;
Dicit borrago : gaudia semper ago.

Cardiaque, inspirant une aimable folie,
La bourrache nous dit : Point de mélancolie!

Cette plante est plutôt médicamenteuse que légumineuse. Cependant, comme on s'en sert aussi quelquefois dans nos cuisines, que ses fleurs se mêlent aux salades comme celles de capucines, on a cru pouvoir placer ici cet aphorisme. On remarquera, pour l'intelligence du texte, qu'en médecine on désigne par les termes de *cardiacos dolores*, une affection vive et douloureuse de l'orifice supérieur de l'estomac, nommé en latin *cardia*, et qu'en français on appelle *cardiaques* les remèdes propres à ôter ou calmer cette douleur. Les anciens médecins s'exprimaient ordinairement de la sorte, quand ils parlaient d'une substance nutritive et agréable : *Elle réjouit le cœur, dissipe la mélancolie,* etc. C'était ainsi, selon eux, que le vin, les cordiaux de toute espèce, excitaient la gaîté, et dissipaient le chagrin. Les fleurs de bourrache, de buglose et de violette, portent encore aujourd'hui spécialement le nom de *fleurs cordiales*.

Des feuilles légumineuses.

APHORISME XLVII.

Du chou.

Jus caulis solvit cujus substantia stringit,
Utraque quandò datur, ventrem laxare paratur.

18.

Les choux sont astringents; leur jus est laxatif;
Leur substance et leur jus font presque un purgatif.

Les observations des modernes sur le chou ne s'accordent point avec les assertions de l'Ecole de Salerne. Cependant ils ont tous répété la même doctrine comme des échos, sans paraître frappés de la contradiction.

Les botanistes rangent le chou dans la classe des crucifères, et les auteurs de matière médicale dans celle des alcalins, qui, pris à l'intérieur, sont stomachiques-apéritifs.

Le chou est ordinairement mis comme légume agréable et nourissant dans le pot; on le mange avec plaisir, sans en être incommodé, soit seul, soit avec certaines viandes auxquelles il sert d'assaisonnement; et s'il y a quelqu'inconvénient, il ne vient que de l'abus que l'on en fait en en mangeant trop, ou en ne le mangeant pas cuit, ni préparé comme il faut.

Au reste, le chou blanc est agréable au goût; le chou-fleur, plus délicat, paraît moins facile à digérer; le chou rouge est recommandable dans les maladies de poitrine, telles que l'asthme et la pneumonie.

APHORISME XLVIII.

De la bette.

Sicla parùm nutrit, ventrem constipat et urget.

De la bette légère et très-peu nourrissante,
L'astringente vertu n'est que l'adoucissante.

La bette, ou poirée, est une plante potagère de grand usage dans nos cuisines. En feuille, comme en cardes, elle est douceâtre et peu substantielle, de façon qu'elle sert plus à modérer la saveur piquante des herbes auxquelles on la mêle, qu'à constituer par elle-même un aliment. Mais cette vertu si tempérée que la bette a comme aliment, en fait un remède émollient précieux. La décoction de cette plante opère médicinalement dans les flux de ventre. Elle les arrête sans danger, parce que c'est sans astriction, à la manière des huileux, des mucilagineux, des aqueux, en un mot, des relâchants qui adoucissent les humeurs, cause réelle du dévoiement; d'où il suit effectivement que si la bette resserre le ventre, ce n'est que par mauvaise disposition.

APHORISME XLIX.

Des épinards.

De cholerâ læso spinacia convenit ori ,
Et stomachis calidis hujus valet esus amari.

As-tu l'estomac chaud? La bile par hasard,
Brûle-t-elle ta bouche? Use de l'épinard.

Ce légume est léger, rafraîchissant; nourrit peu. Il plaît quand il est bien assaisonné, soit de beaucoup de beurre frais et de crême, soit de jus de viandes. On le digère constamment bien. Les épinards au maigre sont plus tempérants que les épinards préparés au jus. On les recommande dans la diète des convalescents, et aux personnes désignées dans l'aphorisme.

Des bulbes légumineux.

APHORISME L.

De l'oignon.

De cæpis medici non consentire videntur :
Fellitis non esse bonas ait ipse GALENUS,
Phlegmaticis verò multùm putat esse salubres.
Nòn modicùm sanas Asclepius asserit illas,
Præsertim stomacho, pulchrumque creare colorem.
Contritis cæpis, loca denudata capillis,
Sæpè fricans, capitis poteris reparare decorem.

Aux vertus de l'ognon que pourra-t-on comprendre,
Quand de l'art les héros paraîtront s'y méprendre ?

GALIEN l'interdit au sujet bilieux,
Et croit qu'au flegmatique il convient beaucoup mieux ;
Mais HIPPOCRATE au cœur le juge salutaire,
Et propre à relever un coloris vulgaire.
Que dire ? On rend l'honneur au chef le plus pelé,
En le frottant souvent de jus d'ognon pilé.

Quelle que soit cette fameuse discordance des princes de la médecine sur l'oignon, il n'en est pas moins vrai que ce légume est des plus en usage parmi nous, sans pourtant être universellement aimé. Beaucoup de gens, surtout les jeunes, ne sauraient le souffrir à aucune sauce; d'autres l'aiment sous certaines formes, et plusieurs le recherchent partout. Cela prouve que ce légume n'est point indifférent, et qu'il a une vertu décidée. Les médecins lui en ont reconnu de tout temps une médicamenteuse et une alimenteuse, fondée l'une et l'autre sur le même principe constitutif. Les chimistes ont trouvé que ce principe était un sel ammoniacal, uni avec une médiocre portion d'huile, et un certain esprit essentiel, volatil, très-chaud, très-pénétrant, mais d'un caractère indéterminé. La nature parle ici, comme ailleurs, fort juste. Des personnes qui mangent volontiers de l'oignon, soit cru, soit cuit, soit bouilli, soit en sauce, on n'en voit point qui en soient incommodées, si elles se contiennent dans les bornes de la modération. Ceux, au contraire, qui le mangent avec répugnance, et comme on dit, à contre-cœur, en sont vivement affectés. L'oignon est un émétique pour quelques-uns, et pour d'autres un purgatif. C'est le principe âcre et volatil qui fait pleurer quand on coupe l'oignon ; c'est lui qui fait de l'oignon un cordial, un antidote, un sudorifique, un diurétique, une thériaque universelle; et c'est la vertu fortifiante reconnue par l'usage dans ce bulbe, qui l'a fait recommander dans l'alopécie ou pelade. Mais, pour savoir à quoi s'en tenir à cet égard, il faut observer que cette difformité ne vient pas toujours de la même cause, et par conséquent ne pas croire que l'oignon pilé réussisse infailliblement dans tous les cas. La pelade qui vient de la destruction des bulbes des poils, de leur sécheresse, est irréparable. Quand les cheveux tombent à la suite de quelque affection de la tête, le jus d'oignon peut contribuer à les faire revenir, aussi bien que les graisses et les pommades, et il ne me paraît pas que l'on risque rien à en faire l'essai dans l'occasion.

APHORISME LI.

Du porreau.

Porrum fœcundas reddit persæpè puellas,
Manantemque potest naris retinere cruorem,
Ungas si nares intùs medicamine tali.

Le porreau qui déplaît au goût de bien du monde,
A la vertu de rendre une femme féconde ;
Son suc dans la narine, avec art injecté,
A plusieurs fois du nez les pertes arrêté.

Ce légume est stomachique, d'un goût pénétrant qui ne plaît pas à tout le monde. Il en est du porreau comme de l'oignon, quoique d'une saveur très-différente. Il faut l'aimer pour en faire usage innocemment, car il est capable de faire vomir ou de dévoyer, quand on le mange avec dégoût et répugnance. Le principe volatil du porreau le rend hystérique et désobstruant, propre à exciter l'amour et à favoriser la conception.

La ciboule.

La ciboule, *allium fissile*, et la ciboulette, cive ou civette, *allium schœnoprasum*, qui lui ressemble beaucoup, surtout par ses vertus, sont des espèces d'oignons, d'après Tournefort, et d'aulx, selon Linné. On ranime la salade avec leurs feuilles longues cylindriques, à odeur forte.

La ciboule qu'on multiplie au printemps, en sépa-

rant ses touffes, est la *ciboule vivace*, originaire de Sibérie.

La ciboule était une espèce de porreau, d'après les
anciens, comme on peut le voir dans l'épigramme de
Mart., liv. XIII, ép. 18, *de porro sectivo*.

> **Fila tarentini graviter redundantia porri**
> Edisti quoties oscula clausa dato.

> Quiconque a mangé de cibouille
> De baisers personne ne souille.

Du reste il est difficile d'admettre les vertus singulières attribuées au porreau par l'Ecole de Salerne,
comme celles d'arrêter le saignement de nez, de rendre
une femme féconde, etc.

Nous devons compléter ici tout ce qui regarde les végétaux employés comme aliments ou assaisonnements,
et dont l'école de Salerne ne traite point.

La scorsonère.

La scorsonère, *scorsonera*, originaire de l'Espagne
et de la Sibérie, n'a été employée comme aliment
qu'au XVIIᵉ siècle; on ne mange que sa racine, qui est
légèrement sucrée, facile à digérer; mais peu nourrissante et un peu venteuse.

Le salsifis.

Le salsifis, *tragopogon*, ou barbe de bouc, croît spon-
tanément en Angleterre et dans l'Europe méridionale,
surtout en France, où les enfants recherchent sa tige
dans les prés, pour en sucer le jus sucré. Il a les mêmes
qualités que la scorsonère, à laquelle il ressemble beaucoup; il est un peu plus flatulent. On le cultive comme
elle dans les jardins, pour en manger les racines : ils
sont, l'un et l'autre, légèrement sudorifiques.

Les racines de ces deux plantes, rôties et moulues,
fournissent une décoction fort ressemblante à celle du

café et qui a presque la même odeur, mais rien de sa vertu ni de sa bonté.

Le céleri.

Le céleri des jardins, *apium graveolens*, n'est point, selon Muller, l'ache cultivée, comme on le croyait ; on mange les feuilles et les racines de cette plante qui croît dans toute l'Europe, et qu'on blanchit en les mettant à l'abri du contact de la lumière. Le céleri, qu'on mange le plus souvent en salade, est tonique, apéritif, antiscorbutique : il excite l'appétit et aide la digestion. Vitet prétend que la racine du céleri est plus diurétique que celle du persil.

L'asperge.

L'asperge, *asparagus*, croît dans toute l'Europe ; on mange ses jeunes pousses au printemps, après les avoir fait bouillir légèrement dans l'eau ; elles sont très-nourrissantes, et composent un excellent mets, qui plaît beaucoup à l'estomac. Les plaines des environs de Paris sont fertiles en asperges ; aussi en donne-t-on dans cette ville une botte de plus d'un pan de diamètre, pour un demi-franc.

Les tiges de l'asperge, comme ses racines, sont stomachiques et très-diurétiques. Leur abus procure souvent le pissement de sang ; elles donnent toujours à l'urine une odeur particulière, forte et désagréable.

Le houblon.

Le houblon, *humulus lupulus*, fournit, au printemps, de jeunes pousses assez tendres, que l'on prépare comme les asperges, et que le peuple nomme *asperges sauvages* ; elles ont même, dit-on, plus de saveur que les asperges, dont elles possèdent le goût et les autres qualités. Ces asperges étaient plus estimées que les véritables du temps de *Martial*.

Molli in hæcorea quæ crescit spina Ravennâ
Non erit incultis gratior asparagis.

Cette asperge sauvage est meilleure et plus saine
Que celle qu'on cultive au marais de Ravenne.

Il existe sur nos côtes maritimes, une grande quantité d'algues, *ulvæ*, et de varechs, *fuci*, qui pourraient servir à la nourriture de l'homme. On n'a guère employé, comme aliment, que le *fucus esculentus*, le *palmatus*, une espèce d'*ulva* et le *fucus saccharinus*, dont on fait en Chine des gelées et des confitures nourrissantes et agréables : les Islandais mangent le lichen d'Islande, *lichen islandicus*, qui fournit, par sa décoction, une gelée qui ressemble beaucoup à celle de veau.

Les arabes et les habitants du Sénégal font leur principale nourriture, dans leurs longues caravanes, de la gomme arabique, tout-à-fait ressemblante à celle qui découle de nos cerisiers, de nos pruniers et qui a les mêmes propriétés.

L'artichaut.

L'artichaut, *cynara*, croît en Europe, en Asie et dans l'Amérique méridionale. On ne mange de cette plante que le réceptacle de la fleur et les portions de réceptacle qu'on enlève avec les écailles qui forment le calice. On le rend tendre et d'une digestion facile en le faisant bouillir dans l'eau. L'artichaut fournit un aliment fort sain et un peu tonique. C'est sans doute cette dernière propriété qui l'a fait passer pour aphrodisiaque.

L'artichaut sauvage.

L'artichaut sauvage est la carline sans tiges, *carlina acaulis*. Cette plante croît sur les montagnes élevées ; elle est très-commune sur le Levesou, où elle prospère dans un très-mauvais terrain. On en mange le réceptacle, qui est presque aussi bon que celui des artichauts, dont il a le goût. Le peuple nomme cette espèce d'artichaut *cardavèle*; il a les mêmes qualités que l'artichaut cultivé, mais à un plus faible degré.

Le cardon d'Espagne.

Le cardon d'Espagne, dont on mange les côtes ou parties moyennes des feuilles, est un mets assez insipide, qui a besoin d'être bien apprêté.

La truffe.

La truffe, *tubera*, a une odeur fade et forte, qui ressemble beaucoup à celle du sperme humain. On la découvre sous terre, à la profondeur d'un pouce, par le moyen d'un chien ou d'un cochon, qui la sentent fort bien. Il y a plusieurs variétés de truffe; on ne fait usage en France que de trois, qui sont : 1° la truffe, noire en dedans et en dehors, qui croît en Périgord et dans les départements environnants, ainsi qu'en Italie; elle devient quelquefois si grosse, qu'elle pèse une livre et plus. C'est la meilleure sans comparaison. On en vendit une à Villefranche d'Aveyron, qui pesait deux livres et demie; 2° celle de Bourgogne, qui est noire en dehors et blanche en dedans; 3° celle de Provence, qui est grise en dehors et en dedans. Ces deux dernières espèces sont moins odorantes et savoureuses que la première, et bien moins estimées.

La truffe, qui est une espèce de champignon, est un mets délicieux fort recherché par les gourmets; elle est très-peu nourrissante, stomachique, et constitue néanmoins un aliment lourd, malsain, qui se dissout et se digère difficilement. Les truffes passent pour un très-bon aphrodisiaque.

Les anciens ne recherchaient pas moins les truffes que les modernes. On les découvre souvent au fendillement qu'elles causent à la terre, comme le dit Martial, chap. XIII, épig. 50.

Rumpimus altricem tenero de vertice terram
Tubera : boletis poma secunda sumus.

De notre front encore tendre,
Nous travaillons moins le jour que la nuit
A déchirer le flanc qui nous nourrit,
Et sans pouvoir nous en défendre;
Après le champignon, qui souvent même nuit,
Nous passons pour le meilleur fruit.

Les champignons.

Les champignons, *fungi*, croissent dans toute l'Europe, excepté dans les pays du Nord. Il y a près de cinq cents variétés de champignons, dont la plupart sont vénéneuses; et, comme ordinairement on n'a aucun signe assuré pour distinguer les bons champignons de ceux qui sont vénéneux (1), il faut apporter une grande prudence dans leur choix et dans leur usage. Voici le nom des plus connus comme bons, et dont on mange ordinairement : 1° l'*agaric esculent*, blanc en dessus, ayant les lames de couleur de chair, et en-

(1) *Histoire et Description des Champignons alimentaires et vénéneux qui croissent sur le sol de la France ;* contenant : la description des caractères particuliers de chacune de ces plantes ; des généralités sur leur emploi dans les arts, la préparation culinaire des espèces alimentaires ; sur les moyens de distinguer ces espèces des espèces vénéneuses ; sur les moyens de remédier aux accidents que produisent ces dernières, etc.; par Cordier. Nouvelle édition avec 11 planches coloriées. 1836, 1 vol. in-18, 4 fr. 50 c.
En France, où le nombre d'espèces des champignons est assez considérable et où il se fait une assez grande consommation de cette plante, il était utile et presqu'indispensable, pour éviter des méprises toujours redoutables, d'avoir un guide, un manuel qui servît à distinguer les espèces vénéneuses des espèces alimentaires, et qui indiquât les moyens de remédier aux accidents produits par les champignons délétères. Tel est le livre qu'a fait M. le docteur Cordier, et qui a reçu, dès sa publication, l'accueil le plus encourageant.

suite brunes quand il a vieilli ; on le trouve dans les prés et sur la pelouse tendre ; on le cultive sur couches ; on en mange en quantité à Paris, même pendant l'hiver ; 2° la *morille ;* 3° l'*oronge,* qui est le meilleur des champignons.

Les champignons fournissent un mets nourrissant, très-savoureux et fort estimé ; il faut en manger peu, car ils sont tous pesants et indigestes.

On sait que l'empereur Claude fut empoisonné par un plat de champignons que lui fit servir sa femme Agrippine ; et, comme il reçut les honneurs de l'apothéose, Néron disait en plaisantant, que les champignons étaient les mets des Dieux. Martial a plaisanté sur le même sujet dans une de ses épigrammes.

> Quand il a de ses compagnons
> Bien exercé la patience,
> Il dévore à lui seul son plat de champignons,
> Sans en offrir à l'assistance.
> Dieu des festins, accordez-nous,
> Pour rétablir la discipline,
> Qu'on lui prépare, en sa cuisine,
> Un plat de champignons tel qu'à son sot époux
> Le fit servir dame Agrippine.

Du dessert.

S'il est un temps dans nos repas où l'on se pique de somptuosité et de luxe, c'est ordinairement celui du dessert. Comme les convives alors ont satisfait au besoin, il n'y a plus que la fantaisie à repaître, et la fantaisie va plus loin que lui. Le dessert est souvent un second repas, mais qui est d'autant plus pernicieux pour quiconque en abuse, que, succédant immédiatement à celui de la nécessité, où presque jamais il n'a manqué rien que la sagesse, les organes de la digestion se trouvent surchargés, sans avoir encore pu se débarrasser. L'École de Salerne, voulant, pour ainsi dire, nous reprocher ce défaut, et prêcher la réforme à cet égard, semble omettre à dessein cent mets d'usage dans les desserts, pour ne donner des avis que sur ceux qu'elle approuve, soit en qualité de plaisir innocent, soit en qualité de supplément à ce qui manque sur certaines tables.

APHORISME LII.

Du fromage.

Caseus est gelidus, stipans, crassus quoquè, durus.
Caseus et panis sunt optima fercula sanis.
Si non sunt sani, tunc illum haud jungito pani.

Le fromage est grossier, lourd et froid ; il resserre ;
Avec du pain pourtant il plaît par toute terre.
Mais, pour en faire usage, il faut que l'on soit sain,
Ou du moins y savoir ajouter peu de pain.

Après ce qui a été dit au commencement de ce chapitre, sur les matières alimenteuses, au rang desquelles l'Ecole de Salerne a mis le lait et le fromage nouveau, il est clair que l'aphorisme dont il s'agit maintenant concerne le fromage raffiné. Or, il y a, dans les espèces de cette substance, une différence considérable, non-seulement pour la diversité des animaux qui fournissent le lait dont elle se tire, mais encore pour les pays, les nations, les lieux où elle se prépare. La composition, le mélange, la conservation l'augmentent encore prodigieusement, et la saveur, qui n'est jamais la même, n'y ajoute pas moins que la diversité du sentiment des organes destinés à le goûter. Il y a donc des fromages que l'on préfère ; il y en a que personnellement on affectionne et recherche ; et l'on peut dire que chacun a son fromage.

Il suit de là que les différents fromages ont peu de propriétés communes, et celles que l'Ecole de Salerne rapporte ici, sont en effet les moins inséparables de tous ceux dont on fait ordinairement usage. D'abord, comme tout fromage n'est rien autre chose que la réunion des parties caséeuses du lait, il s'en suit que cette substance, quelle qu'elle soit, nourrit, l'une plus, l'autre moins, selon que cette matière est plus ou moins développée et facile à s'extraire dans l'une que dans l'autre. Secondement, que ce caséum étant par fois racorni et dur, exige alors plus de force de la part des organes de la digestion, pour être travaillé comme il faut, et qu'il y a des estomacs qui manquent de cette force. En troisième lieu, que la viscosité de la matière nutritive dominant quelquefois dans un aliment, le rend lourd et indigeste, et il y a des fromages qui sont on ne peut pas plus tenaces et visqueux. Enfin, quand on voudra comparer la nature du fromage avec les forces digestives, et combiner les effets de l'action de ces dernières sur lui, on verra que le pain est souvent nécessaire avec l'usage du fromage, comme le dit l'aphorisme, et qu'il faut être effectivement en santé pour en manger. Le pain, étant plus maigre, corrige la ténacité du fromage. C'est d'où vient l'appétit qu'excite communément cette union chez les personnes qui s'en accommodent, et qui en font leur repas, comme c'est pour cela qu'elles le digèrent avec fruit et sans difficulté.

APHORISME LIII.

Le raisonnement du fromage.

Ignari medici me dicunt esse nocivum,
  Attamen ignorant cur nocumenta feram.
Vires ventriculo languenti caseus addit,
  Postque cibum sumptus terminat ille dapes.
Qui physicam non ignorant, hoc testificantur :
  Caseus ille bonus quem dat avara manus.

D'un ignorant au reste ici le témoignage
Ne fait rien contre moi, nous dit le bon fromage ;
La docte expérience il vous faut consulter,
Et sa décision toute seule écouter.
Or connaît-on pourquoi le fromage est nuisible ?
Non certe, et du contraire on a raison plausible.

19.

Il aide l'estomac, car s'il ne l'aidait pas,
Qui voudrait, comme on fait, le servir au repas?
Mais, que le bon fromage en petit se partage.

Cette bouffonne prosopopée n'est assurément pas merveilleuse. Mais, quand il serait vrai que l'on ignorerait pourquoi le fromage serait nuisible, les qualités de cette substance en seraient-elles moins équivoques? Non. En s'en tenant à l'expérience à laquelle le texte renvoie, il est certain que le fromage fait mal à bien des personnes, et nuit dans bien des cas. Beaucoup de gens ne peuvent en supporter l'odeur ni la saveur. Il y en a qu'il fait vomir.

APHORISME LIV.

Dessert approprié.

Post pisces nux sit, post carnes caseus adsit.
Unica nux prodest, nocet altera, tertia mors est.

Noix après le poisson, fromage après la chair.
Une noix, bon; deux, trop; trois te coûteront cher.

On ne sent pas trop la finesse de ce précepte qui recommande au dessert des noix après le poisson, et du fromage après la viande; puis qui blâme en même temps, comme un excès, de manger trois noix.

Des fruits.

APHORISME LV.

Noix, pommes et poires.

Adde pyro potum. Nux est medicina, venenum.
Fert pyra nostra pyrus : sinè vino sunt pyra virus;
Si pyra sunt virus, sit maledicta pyra;
Dum coquis antidotum pyra sunt, sed cruda venenum.
Cruda gravant stomachum, relevant sed cocta gravatum,
Post pyra da potum, post pomum vade cacatum.

La noix, c'est médecine, elle est donc vénéneuse.
La poire veut du vin, ou bien elle est fâcheuse ;
Cuite, elle est antidote, et crue elle est venin.
Il faut y prendre garde et la maudire enfin !
Le fruit cru nous fait mal ; cuit il est moins perfide.
Après la poire, bois ;... mais la pomme te vide...

Dans les noix, c'est le même principe qui fait mal en santé, et qu'on administre avec succès en maladie : l'huile. Les pommes sont laxatives ; c'est un fait connu de tout temps. Mais il faut qu'elles soient cuites ou réduites en jus. Quand on les mange crues, elles donnent souvent la colique et des indigestions. Pour ce qui est de la poire, je ne vois pas pourquoi l'Ecole de Salerne appuie si fortement sur la nécessité de boire lorsqu'on en mange. Ces fruits sont ordinairement crus ou cuits, quand on les sert. Ceux qui se servent crus sont si tendres, si remplis de jus, si agréables, si fondants, qu'il est au moins inutile de boire après en avoir mangé. Les poires cuites sont pareillement relevées par un assaisonnement artificiel ordinairement agréable et sain.

APHORISME LVI.

Les mûres.

Mora sitim pellunt, recreant cum faucibus uvam.

La mûre rafraîchit un gosier altéré.

Ce fruit sert en santé comme en maladie. Il est agréable au goût et peu nourrissant. On distingue les mûres blanches et les mûres noires. Les blanches sont fades et dégoûtantes ; on ne s'en sert point. Les noires sont celles qui plaisent, et qui ont la propriété que lui attribue le texte de notre aphorisme. On en fait des robs, des sirops utiles dans les maux inflammatoires, comme l'esquinancie ou mal de gorge, et simplement dans la soif. En un mot, les mûres ont la propriété

de tous les fruits acidulés, tels que les groseilles, l'é-
pine-vinette, la cerise, etc. Ces fruits tempèrent la
chaleur du sang, en lui fournissant abondamment le
principe aqueux, imprégné d'un sel essentiel propre à
modifier la chaleur animale et à en diminuer l'activité.

APHORISME LVII.

Les prunes.

Frigida sunt, laxant, multùm prosunt tibi pruna.

La prune rafraîchit, lâche un ventre serré.

Il y a une très-grande diversité de prunes, et une
immense différence entre les propriétés de chaque espèce. Les unes sont décidément astringentes; telles
sont les prunelles, les prunes noires de Damas, et
toutes celles dont le goût est acerbe. Il n'est pas ici
question de celles-là. Les prunes, dites de *Monsieur,*
tiennent encore de l'austère, mais moins, et appro-
chent davantage de la bonne prune. Les prunes de
reine Claude sont les meilleures, les plus estimées ; et
les sucs fondants, agréables, mucilagineux, mielleux
qu'elles contiennent, en font un fruit délicieux, qui a
la propriété de rafraîchir et de relâcher en effet les
personnes constipées, comme le dit le texte de cet
aphorisme.

APHORISME LVIII.

Les cerises.

Cerasa si comedas, faciunt tibi grandia dona :
Expurgant stomachum; nucleus lapidem tibi tollit ;
Hinc melior toto corpore sanguis erit.

Cerise, aimable fruit, quels biens tu nous procures !
Tu flattes notre goût, tu rends nos humeurs pures,

Tu fais dans notre corps couler un sang nouveau,
Et pour les calculeux tu donnes ton noyau.

Parmi les fruits dont on couvre nos tables, il en est peu que l'on préfère à la cerise belle et bien mûre. Ce fruit imprime au palais une saveur si agréable et si heureuse, que l'on s'aperçoit sur-le-champ de sa salubrité, et même de la manière dont il doit être sain. Le suc mucilagineux, aigrelet, dont il afflue, pénètre les papilles nerveuses de la langue en les caressant, humecte les solides en délayant les fluides. L'acide végétal, adouci par le mucilage, produit ces effets, dans la cerise, comme dans les groseilles. Il n'y a que l'excès que l'on peut faire de ces fruits qui soit préjudiciable, et quelquefois encore font-ils du bien alors, en devenant laxatifs.

Les guignes et les bigarreaux, qui plaisent plus quelquefois que les cerises, ont une chair plus matte, plus lourde, et conséquemment plus indigeste; mais, comme, dans les cas où l'appétit parle en faveur d'un mets, la nature a pourvu nos organes des puissances nécessaires pour en opérer la coction, il n'en résulte communément point de mal.

Les merises rouges et noires sont plus relâchantes, moins agréables que les autres fruits de la même espèce. Cependant c'est des merises que l'on retire l'esprit qui compose le kirschwasser, c'est-à-dire l'esprit de cerise, dont on use très-fréquemment en liqueur aujourd'hui.

Le noyau de la cerise, mis par l'Ecole de Salerne au rang des lithontriptiques, n'a rien de merveilleux à cet égard. L'huile de son amande n'est qu'adoucissante et calmante, à la manière des huiles de plusieurs autres graines émulsives; et sa vertu diurétique, qui dépend de ce principe huileux, ne vaut pas même, pour cet effet, le parenchyme du fruit, ni celui des groseilles, ou des fraises.

APHORISME LIX.

Les pêches et le raisin.

Persica cum musto vobis datur ordine justò
Sumere, sic mos est, nucibus sociando racemos.
Passula non spleni, tussi valet, est bona reni.
Utilitas uvæ, sinè granis et sinè pelle,
Dat sedare sitim jecoris, choleræque calorem.

La mode vous accorde une grappe, une pêche,
Et, pardessus encor, permet une noix fraîche.
Le raisin sec aux reins, aux poumons fait du bien,
Mais aux maux de la rate il ne fit jamais rien.
Pour calmer la chaleur du foie et de la bile,
Sans pépins et sans peau le raisin est utile.

C'est toujours le mucilage où règnent l'acide végétal et le principe aqueux, qui rend ces fruits agréables, rafraîchissants, savonneux et fondants. Ce sont les mêmes principes qui en font des remèdes dans l'occasion, et surtout des remèdes adoucissants, tempérants, béchiques, diurétiques froids, et même des calmants.

Les fraises, les abricots, les prunes, les pêches, le chasselas ont un parenchyme analogue au parenchyme des cerises et des groseilles.

APHORISME LX.

Les figues.

Pectus lenificat ficus, ventremque relaxat,
Sivè datur cruda, seu cùm fuerit benè cocta.
Nutrit et impinguat, varios curatque tumores :
Scropha, tumor, glandes, ejus cataplasmate cedunt.
Junge papaver ei, confracta forìs trahit ossa.
Pediculos, Veneremque vocat, sed cuilibet obstat.

Figue crue ou confite est un doux laxatif,
Dans les maux de poitrine elle est un lénitif.

Elle nourrit, engraisse, et, mise en cataplasme,
Des tumeurs qu'elle fond elle apaise le spasme.
Si dans une fracture on l'unit aux pavots,
Elle attire au dehors les esquilles des os.
Elle excite à l'amour, et le calme à l'extrême,
Elle engendre des poux et les chasse de même.

Un jus doux, une substance onctueuse, mucilagineuse, émolliente, rendent la figue, aliment médicamenteux propre dans bien des circonstances. On la sert crue et confite sur nos tables, en hors-d'œuvre et au dessert.

Les figues naissent dans nos champs et dans nos jardins. On les sert bien mûres, et alors elles ont une saveur douce, sucrée, agréable, et légèrement huileuse. Elles sont nourrissantes, et lâchent un peu le ventre. Les figues, sèches ou confites, sont plus ou moins grosses, plus ou moins agréables, selon la préparation et le choix ; mais elles ont toutes la propriété que leur attribue ici l'Ecole de Salerne. Le suc mielleux de la figue adoucit la toux, et facilite l'expectoration ; il est émollient et maturatif, par conséquent aussi anti-spasmodique et calmant, propre à hâter la formation du pus dans les tumeurs sur lesquelles on l'applique en cataplasme, à faire dégorger les bords enflammés d'une plaie simple ou compliquée, et par là faciliter le détachement et la sortie des esquilles osseuses, dans les cas de fracture en chou.

Pour ce qui est de la propriété de faire venir et de chasser la vermine, que le texte donne aux figues, il paraît que l'Ecole de Salerne a embrassé l'opinion de *Galien,* d'*Eginette* et d'*Oribase,* qui assurent le fait. Cependant nous ne voyons point cela dans nos climats; on observe seulement que la sueur des personnes qui mangent beaucoup de figues est fétide, ce qui pourrait favoriser la naissance de certains insectes avides de la chair humaine, et pourtant aussi les tuer.

Enfin, comme la figue est nourrissante, elle est

aphrodisiaque, et sa vertu émolliente en fait un remède contraire à l'amour. Ce fruit, qui est encore aujourd'hui de grand usage dans la médecine, servait de
correctif à *Hippocrate* dans l'administration des remèdes âcres et drastiques.

APHORISME LXI.

Les nèfles.

Multiplicant mictum, ventrem dant mespila strictum ;
Mespila dura placent, sed mollia sunt meliora.

Les nèfles font pisser, constipent tout à fait ;
On aime ce fruit dur, mais mol il est parfait.

Les nèfles, les grenades, les coings, tous les fruits
acerbes sont resserrants ; mais les nèfles ne le sont
bien décidément qu'avant leur parfaite maturité. On
les aime pourtant alors, comme le dit le texte ; mais,
pour les manger avec plaisir, et sans craindre la
constipation, il faut attendre qu'elles soient bien mûres
et bien molles. Le peuple de Paris leur donne le nom
de *santé du corps*, qu'il donne également au cresson
de fontaine.

APHORISME LXII.

Du café et des liqueurs.

Præludant offæ, præcludat prandia coffæ.
Dulciter invadet, sed duriter ilia radet
Spiritus ex vino quem fundit dextra popino.

Que la soupe commence et le café termine.
Crains en liqueurs la main à verser trop mutine :
L'esprit de vin sucré s'avale avec douceur ;
Mais, s'il rit au palais, il déchire le cœur.

Les médecins reconnaissent que le café n'est utile qu'à
titre de digestif, d'aromatique amer propre à aider les

forces de l'estomac, et à dissoudre, du moins en partie, les aliments dont on l'a chargé dans le repas ; le temps le plus favorable à son action, est évidemment celui où elle peut être secondée par le mouvement, et ce temps est évidemment aussi l'après-midi. Il n'y a le soir aucun lieu à l'exercice, c'est l'heure du repos, et l'on sait que l'on court des risques à passer de la table au lit. Si l'on ajoute à ces inconvénients celui de ne point dormir, qu'occasionne fréquemment le café dans le fort de son action, on conclura sûrement qu'il faut, en santé, n'en faire usage qu'après le dîner.

APHORISME LXIII.

De quelques aliments suspects.

Persica, poma, pyra et lac, caseus et caro salsa,
Et cervina caro et leporina, caprina, bovina :
Atra hæc bilæ nocent, suntque infirmis nocitura.

Redoute en maladie, et crains même en santé,
Le lait et le fromage et les fruits de l'été.
Chèvre, bœuf, lièvre, cerf, pêches, pommes et poires,
Et la viande salée, accablent d'humeurs noires.

L'on peut aisément remarquer que cet aphorisme est contradictoire aux précédents. Premièrement, il n'est aucun aliment qui fasse spécialement de la bile noire, si ce n'est celui qu'on ne digère pas tout-à-fait, et dont les restes séjournent longtemps dans les premières voies. En second lieu, l'expérience prouve que les aliments détaillés dans l'aphorisme sont tempérants, agréables, pleins de jus, et même échauffants. Ils sont donc de mise dans certains cas les uns préférablement aux autres. A la bonne heure qu'on les interdise dans les cas de maladie, parce qu'en effet ils feraient mal ; mais en santé, *omnia sana*, tout est sain.

Les viandes que l'on peut excepter ici, sont celles de cerf et de chèvre, qui ne sont point d'usage sur nos ta-

bles, non parce qu'elles pourraient produire de la bile
noire, mais parce qu'elles sont dures, faisandées, et
reconnues pour être extrêmement difficiles à digérer.

CHAPITRE VI.

Des aliments liquides.

On a traité dans les articles précédents des aliments
solides, c'est-à-dire, des substances naturelles qui
fournissent, par le travail des viscères du bas-ventre,
à toutes les parties de notre corps, une certaine quantité de matière nutritive. Mais ces substances, quelque
nourrissantes qu'elles soient, ont besoin d'être dissou-
tes pour lâcher cette matière ; et les sucs digestifs,
quoique fort pénétrants, ne peuvent pas toujours suffire à cette extraction. Il faut pour cela des délayants.
Or, la nature a pourvu à ce besoin avec la plus géné-
reuse prévoyance. Elle fait jaillir l'eau de quantité de
montagnes. Nombre de lacs et d'étangs coupent les
terres, nombre de fleuves et de rivières parcourent
les campagnes pour l'entretien de la vie et de la santé
des animaux, aussi bien que pour la fertilité des con-
tinents. Il est peu de lieux sur la surface du globe qui
soient absolument privés d'eau. Mais cela ne suffisait
pas aux hommes. Inventifs par besoin, industrieux
par cupidité, ils sont venus à bout de se procurer des
liqueurs artificielles qu'ils pussent substituer aux naturelles, non-seulement pour étancher leur soif, mais
encore pour se nourrir au défaut d'aliments solides.
Ce sont ces liqueurs factices qui vont faire l'objet de
ce chapitre. On les appelle *vins*, et on les distingue en
vin proprement dit, en *bière* et en *cidre*.

Du vin.

APHORISME LXIV.

Moyens de reconnaître les qualités du bon vin.

Vina probantur odore, sapore, nitore, colore ;
Si bona vina cupis, quinque hæc plaudentur in illis :
Fortia, formosa et fragrantia, frigida, prisca.

De la bonté des vins trois sens t'informeront :
L'œil, le nez, le palais ; quand ils apercevront
En vieux liquide clair, d'une fraîcheur amie,
Bouquet, force et chaleur, crois au baume de vie.

De tout temps on a célébré l'invention du vin, et toujours avec une sorte de folie. Bacchus et Noé ont reçu pour cela les plus grands honneurs. Toutes les nations aiment le vin, et l'on en abuse presque partout. Les pays même où il est défendu par principe de religion, le recherchent et le savourent dans l'occasion. Les sauvages en font leurs délices, quand ils peuvent en avoir. Cette liqueur a donc en effet quelque chose d'analogue à notre nature, qui agit aussi puissamment qu'agréablement sur nous.

Je mets à part la faculté qu'il a d'égayer la raison et d'animer les sens ; il est de fait que l'art ne saurait procurer à l'humanité une substance plus stomachique et plus cordiale que le vin. Le principe spiritueux que l'on en retire par la distillation, tient de la nature du feu. Quand, débarrassé de ses liens, on l'applique à nu sur nos organes, il les engourdit, les échauffe, les brûle, les détruit. Mais, uni à l'eau principe dans la substance du vin, il ne produit sur nous que des effets mitigés, dont nos corps se trouvent toujours bien.

Dans l'état où la société a mis les choses, le vin est désormais une boisson de première nécessité. On peut à peine digérer les aliments ordinaires sans le secours du vin. Le vin est à l'égal du pain pour le soutien de la vie et l'entretien de la santé, de manière que l'on a peut-être autant d'obligation au mortel qui nous procura l'un, qu'à celui qui nous procura l'autre. Cependant, il faut en convenir, l'invention de ces deux choses n'était pas également facile.

La terre produisant naturellement la vigne, et le raisin étant aussi naturellement abondant en suc propre à désaltérer, rien ne paraît plus simple que l'homme affecté de la soif prît de ce fruit, et qu'il l'écrasât pour remplir son besoin. Il n'était pas moins simple qu'il en écrasât plus qu'il ne lui en fallait, que gardant à part ce suc, si disposé d'ailleurs à la fermentation, il s'avisât d'y recourir encore quelques jours après, et qu'il le trouvât encore bon : or, de là à la précaution de s'en pourvoir pour la nécessité, il n'y a qu'un pas, et de ce premier essai coule comme de source l'art de cultiver la vigne et de faire le vin. Dans l'invention du pain, au contraire, on n'entrevoit aucun hasard facile à saisir, aucune circonstance propre à éveiller la raison. La terre, il est vrai, produit le blé de son plein gré comme la vigne, mais qu'il y a loin de cette première production à celle du pain ! Quel génie trouva moyen de moudre le grain, de séparer le son d'avec la farine ? Comment fit-il de la pâte ? A quelle mesure gradua-t-il l'instrument de la fermentation, la chaleur ? Comment parvint-il à cuire la pâte ?

Il serait extrêmement long de passer en revue tous les vins que l'Europe nous fournit, et d'assigner, même en somme, leurs principales propriétés. Les vins du midi de la France, ceux des pays chauds sont vifs et liquoreux. Ils enivrent, quoique pris à petite dose, et dessèchent les viscères de la digestion. Ils sont cordiaux, donnent la fièvre. La prudence veut que l'on soit fort réservé dans l'usage que l'on en fait. Les vins des pays septentrionaux au contraire sont verts et acides, austères, constipants, et n'ont point de corps. Il faut encore en faire usage avec précaution et modération. Quant aux vins français, quoiqu'il y ait beaucoup de choix à faire parmi eux, la preuve la plus complète que l'on puisse alléguer de leur salubrité par-dessus les autres vins, c'est qu'outre l'usage universel et salutaire que nous en faisons, les autres nations les vantent, les désirent, les achètent. C'est donc d'eux principalement que je parle dans cesnotes, et dans les suivantes.

Les qualités sensibles que l'École de Salerne exige d'un vin, sont précisément celles qui caractérisent notre bon vin de Bourgogne, et ceux des autres provinces de France, qui lui sont analogues. C'est d'abord une odeur suave et vineuse, connue sous le nom de *parfum*, de *bouquet*; ensuite un goût sans âpreté, que la langue et le palais peuvent seuls apprécier, et duquel il résulte, bientôt après qu'on l'a bu, un sentiment de chaleur et de force. Troisièmement, la limpidité, la fraîcheur et la vétusté, quoique moins essentielles à la bonté du vin, le rendent pourtant parfait, quand elles se trouvent réunies aux précédentes.

En effet, le vin n'est clair que parce qu'il a été bien brassé, bien cuvé, bien conservé; s'il est peu coloré, c'est parce qu'il contient peu de parties extractives, qui viennent, non du moût, mais de la grappe et de l'écorce du raisin; par conséquent il est moins âcre, toutes choses égales d'ailleurs. Le vin frais est agréable à boire, et le vin vieux a le degré de maturité dont il était susceptible. La fermentation lente et secondaire qui succède à la vineuse, ayant eu le temps de se faire, les principes du vin se sont de plus en plus atténués, les parties terrestres et tartareuses entièrement déposées, de sorte qu'il n'en reste aucune d'hétérogène parmi les vineuses. Mais la vétusté a son terme. Le vin trop vieux est un vin passé qui n'a plus les qualités essentielles au bon vin. De vigoureux qu'il était, il devient plat, et, quoique salubre encore, il n'a plus rien qui le fasse préférer.

20.

APHORISME LXV.

Propriétés des différents vins.

Corpora plus augent tibi dulcia, candida vina ;
Si vinum rubrum nimiùm quandoquè bibatur,
Venter stipatur, vox limpida turbificatur.

Les vins doux et les blancs font grossir : celui-là
Dont le rouge en fait boire assez et par-delà,
D'une éclatante voix brouille la mélodie,
Et des gros excréments retarde la sortie.

Cet aphorisme est vrai dans tous ses points. Les vins doux sont pleins de mucilage, de matière nutritive, comme le moût. Si l'on en fait usage habituellement, ils engraissent, et par conséquent font grossir. Les vins blancs, qui passent pour apéritifs et desséchants, nourrissent beaucoup aussi, quand ils sont vieux et bien mûrs. Les vins rouges, que l'on appelle *gros vins*, sont moins nourrissants, et désaltèrent moins que les vins plus légers en couleur. Cela vient de ce que les parties extractives de la grappe et du raisin dominant à l'excès dans ces vins, leur acerbité irrite les organes du goût, plutôt qu'elle ne les humecte. Ils troublent leur action. L'expérience journalière démontre qu'ils gâtent en effet la voix, et qu'ils la rendent rauque.

Il n'est pas moins vrai qu'ils resserrent ; 1° parce que c'est le propre de toute substance acerbe au goût, de causer de l'astriction dans le canal intestinal ; 2° parce que, faisant boire au-delà du besoin, ils dessèchent le foie, le rendent paresseux ; et la bile manquant à la seconde digestion, les gros excréments sont forcés de séjourner plus longtemps que de nature dans les intestins.

APHORISME LXVI.

Qualités du bon vin.

Gignit et humores melius vinum meliores :
Si fuerit nigrum, corpus reddit tibi pigrum.
Hinc sit maturum et clarum, subtile, vetusque,
Et benè limphatum, saliens, moderamine sumptum.

Bon vin, bonnes humeurs. Le vin noir, le mousseux
Appesantit la tête et rend tout paresseux.
Vin mûr, clair et fin, vieux, saillant, mais coupé d'onde,
S'il est pris sobrement, est bon à tout le monde.

S'il y a dans les vins une différence remarquable pour le goût, il n'y en a pas moins pour la salubrité. Autant le bon vin est utile à nos corps, autant le mauvais leur est nuisible. Il est aisé d'en sentir les raisons d'après les commentaires précédents. Le vin noir est trop chargé de parties extractives pour être sain ; il appesantit les sens, émousse l'appétit, accable la raison ; au lieu que tout vin qui a les qualités détaillées dans le texte de l'aphorisme, est agréable et sûr. Il nourrit, il engraisse, il donne des forces ; mais il faut prendre garde que l'École de Salerne ajoute que, pour qu'il soit parfaitement sain, il faut le couper d'eau, et en boire sobrement. Alors, dit-elle, il convient à tous : aux différents âges, aux différents sexes, aux tempéraments divers.

APHORISME LXVII.

Du moût.

Provocat urinam mustum ; citò solvit et inflat.
Impedit urinam mustum, solvit citò ventrem ;
Hepatis emphraxim et splenis generat, lapidemque.

Le moût obstrue et gonfle, engendre peu la pierre !
Pousse, arrête l'urine et lâche le derrière.

On appelle *moût* le jus de raisin, et celui de tout autre fruit écrasé pour faire du vin. Il garde ce nom jusqu'au moment où il entre en fermentation, quoiqu'on l'appelle aussi communément alors *vin* ou *cidre doux*. Mais le moût diffère beaucoup et du vin et du cidre, qui continuent de porter le nom de *doux* durant les deux premiers mois qui suivent le brassage. Or, dans quelque cas que ce soit, le moût de vin ou de cidre, comme le vin doux et le cidre doux, cause les effets que lui attribue l'École de Salerne. Le mucilage qui n'a point subi la fermentation, ou qui l'a nouvellement subie, est lourd, mat, flatueux, laxatif, et propre aux concrétions. Quant à la vertu contraire d'exciter et d'arrêter le flux des urines, elle vient de la différence des moûts, dont les uns, durs, austères, resserrent les reins et la vessie; les autres, doux et relâchants, passent promptement par les voies urinaires. C'est la nature des fruits dont on fait le moût, qui produit la différence.

De la bière.

APHORISME LXVIII.

Conditions que doit avoir la bière pour être bonne.

Non acidum sapiat cerevisia; sit benè clara;
Ex granis sit facta bonis; satìs ac veterata;
De quà potetur, stomachus non indè gravetur.

Que la bière soit douce, et claire, et bien cuvée;
Que, faite d'un bon grain, quelque temps conservée,
Elle invite à la boire un gosier connaisseur,
Et dissipe la soif, sans peser sur le cœur.

Tout le monde sait que la bière est une liqueur fermentée, faite avec du grain. On le prépare de manière à faciliter l'extraction de la substance muqueuse qu'il renferme; après quoi on fait cette extraction à l'aide de l'eau bouillante, et on l'expose à la fermentation qui l'atténue, la subjugue, et la rend spiritueuse.

C'est ordinairement l'orge que l'on emploie à cela. On y ajoute quelques amers, tels que l'absinthe ou le houblon, pour qu'elle soit moins âcre et plus savonneuse, puis on la garde dans des tonneaux pour l'usage.

Quand la bière est bien clarifiée, elle a la limpidité de toutes les liqueurs fermentées. Elle mousse pourtant plus que les autres, et d'une mousse à plus larges vésicules. Quand elle a été gardée deux ou trois mois, elle est excellente à boire. Cette boisson apaise efficacement la soif, nourrit et engraisse.

Il y a des peuples qui, à défaut de vin, font un usage habituel de la bière. L'Angleterre, la Hollande, l'Allemagne, la Flandre sont dans ce cas. Mais sous le nom de bière, la boisson dans ces pays est bien différente. Les uns usent d'une bière forte, amère, épaisse, et même âcre ; les autres en font une légère, douce, et très-coulante. Cette dernière fait beaucoup uriner, est apéritive, peut servir de tisane au besoin. L'autre est échauffante, arrête le cours des urines, et donne à ceux qui n'y sont pas accoutumés, une dysurie douloureuse, connue sous le nom d'*écoulement*, qui, sans être dangereuse, ne laisse pas d'être pénible et très-incommode. Le remède à ce mal est de boire de l'eau, soit fraîche, soit chaude, avec ou sans sucre, mais en abondance.

APHORISME LXIX.

Propriétés de la bière.

Crassos humores nutrit cerevisia ; vires
Præstat et augmentat ; generat carnem atque cruorem ;
Provocat urinam ; ventrem quoquè mollit et inflat.

La bière d'un beau tronc nourrit la corpulence,
Donne des forces, rend le sang, rend la chair dense ;

Console l'estomac, fait uriner, remplit,
Et, salutaire en tout, le ventre elle amollit.

Toutes les liqueurs fermentées nourrissent, tout ce qui nourrit engraisse. Il n'est donc pas surprenant de voir les hommes qui font un usage habituel de la bière, gros, gras, souvent même balourds, s'ils y joignent une vie molle et sédentaire. Les Allemands et les Flamands passent pour en fournir une preuve.

La faculté émolliente et la faculté diurétique de la bière, dépendent de sa nouveauté et de sa délicatesse. Plus elle est nouvelle, plus elle relâche ; plus elle est légère, plus elle pousse aux urines ; plus elle est épaisse, plus elle gonfle ; plus elle est houblonnée, plus elle est savonneuse et médicinale.

APHORISME LXX.

Propriétés du cidre.

Jam sua neustriaci jactent pyra pomaque campi,
De quibus elicies mustum calidosque liquores,
Quos si sorbebis, pinguesces atque valebis.

Maintenant, ô Normands, les plus sages des hommes,
Vantez-nous à loisir vos poires et vos pommes.
Le cidre, excellent don de vos pénibles soins,
Satisfait en plaisant à nos pressants besoins.
Dans vos travaux nombreux il soutient votre haleine,
Vous nourrit, vous engraisse, et charme votre peine.

Beaucoup de personnes aiment le cidre et sont curieuses d'en connaître les propriétés.

Chacun sait que le cidre n'est autre chose que le jus de poires ou de pommes rendu, par la fermentation, liqueur vineuse, forte et réellement enivrante. C'est dans la Normandie que l'on use le plus habituellement de cette boisson, quoique la Bretagne et la Picardie en fassent aussi une très-grande consommation.

Or, on distingue en Normandie le cidre de poires,

et le cidre de pommes. Ce dernier conserve spécialement le nom de *cidre*, et le premier se nomme *poiré*.
Il y a entre eux de très-grandes différences. D'abord
le poiré est blanc, et le pommé est orangé. Ensuite le
poiré ressemble aux vins blancs dont il a le goût âpre
et piquant; le pommé, au contraire, est généreux,
fort, et plus agréable. Le poiré est léger, peu nourrissant; le pommé est fécond en matière nutritive, subs-
tantiel et cordial. Le poiré attaque les nerfs, cause le
tremblement et la paralysie, quoique pris modérément;
le pommé soutient les forces, engraisse et fait naître la
gaîté comme le vin. Enfin le pommé est la boisson naturelle en Normandie; le poiré n'y est d'usage que pour
faire de l'eau-de-vie.

Avant la fermentation, le cidre s'appelle *cidre doux*.
Si l'on en boit alors, il est venteux, lâche le ventre,
et produit les effets du moût de vin. Après la fermentation, il conserve encore durant quelques mois le nom
de cidre doux; il gonfle toujours, et continue d'être
venteux, mais un peu moins que le moût. Au bout de
deux ou trois mois le cidre n'a plus ces inconvénients;
il nourrit, engraisse, et fait une boisson bonne en tout
point. C'est à tort qu'on l'accuse de donner la goutte.
S'il y a beaucoup de goutteux en Normandie, il n'y en
a pas moins ailleurs, où l'on ne fait point une boisson
ordinaire du cidre.

Le cidre est censé bon au bout d'un mois de brassage. Alors il a une belle couleur orangée, il est doux,
généreux, et ne laisse, après qu'on l'a bu, aucun dé-
boire, aucun goût désagréable.

APHORISME LXXI.

Effets de diverses soupes.

Bis duo vipa facit, mundat dentes; dat acutum
Visum; quod minus est implens, minuens quod abundat;
Ingeniumque acuit. Replet, minuit tamen, offa.

Pain trempé dans le vin cure les dents; aiguise
La vue, et de l'esprit la pointe subtilise,
Sait vider le trop plein, sait le vide remplir.
La soupe aussi remplit, mais elle fait maigrir.

Quelques personnes, à la fin d'un repas, trempent un morceau de pain dans un verre de vin; cela s'appelle faire une soupe au perroquet. On en fait autant en Allemagne avec de la bière, et en Normandie avec du cidre. Il n'y a rien à redouter de cette fantaisie pour la santé. L'Ecole dit avec raison que cela nettoie la bouche et les dents. C'est réellement la plus brillante propriété de ce mélange. Mais elle lui fait trop d'honneur en le vantant pour éclaircir la vue et pour aiguiser l'esprit.

Quant à la soupe commune, dont l'eau est la base, mais l'eau chargée de principes gras et nourrissants qu'elle tire des substances animales ou végétales que l'on y met bouillir, il est vrai qu'elle remplit et rassasie, qu'elle convient à bien des tempéraments, et nuit à quelques-uns; mais elle ne fait point maigrir. Si cela était, nos soldats seraient bien à plaindre, et pourquoi les paysans de nos campagnes seraient-ils si contents d'en avoir toutes les fois qu'ils en ont besoin?

CHAPITRE VII.

Des assaisonnements.

C'est assurément aux substances propres à assaisonner les aliments, plus qu'aux aliments mêmes, que l'on peut reprocher les désastres de la gourmandise parmi les hommes. Quand les aliments sont simples, le repas est communément frugal et salubre. Le sel, les épices, les sauces sont les vrais poisons de l'homme en société, de vrais ennemis secrets qu'il faut réduire, si l'on ne veut pas être leur victime. C'est beaucoup pour la médecine de les avoir découverts ; mais il convient de plus qu'elle fasse sentir en quoi consiste le poison, d'où il part, et comment il agit, de manière que l'homme sage puisse tirer de cette connaissance tout le profit qu'il a droit d'en attendre. C'est ce qui va faire l'objet des aphorismes contenus dans ce chapitre.

APHORISME LXXII.

Du sel.

Vas condimenti præponi debet edenti.
Sal virus refugat reclè, insipidumque saporat.
   Nam sapit esca malè, quæ datur absquè sale.
Urunt res salsæ visum, semenque minorant;
Et generant scabiem, pruritum, sivè rigorem.

   Laissez libre à chacun son assaisonnement :
Le sel vainc le poison, relève l'aliment;
Le meilleur plat sans sel n'est qu'une platitude;
Mais faites pour saler une sorte d'étude.
L'excès de sel aveugle et le sperme amoindrit,
Cause le tremblement, la gale, ou le prurit.

C'est un commun proverbe qu'il ne faut point disputer des goûts. Chacun a le sien. Les uns aiment le doux, les autres le salé, et rien n'est en effet plus raisonnable que la liberté qu'on laisse sur les assaisonments dont on peut être le maître, comme le sel, les épices, la moutarde, le vinaigre, etc.

Le sel est une substance minérale que tout le monde connaît. On la retire en abondance et des eaux de la mer, et de quelques roches renfermées dans les entrailles de la terre. Il est d'un usage si nécessaire dans la vie, que le meilleur mets, sans sel, est réellement insipide et dégoûtant.

Le sel résiste à la putréfaction des viandes, des végétaux, des humeurs naturelles. Dans la bouche, il augmente la sécrétion de la salive, irrite le palais, et prend au gosier. Dans l'estomac, il aide la digestion, augmente de même la secrétion du suc stomacal; il empêche la corruption des aliments dans les premières voies, et fait que les sucs nourriciers sont plus propres à animer les différents organes de la machine. Le sel fait suer et uriner.

Mais autant un usage modéré du sel et des choses salées est agréable et utile, autant l'excès en est réellement préjudiciable à la santé. Le sel, qui surabonde dans les humeurs, les dissout, et engendre une espèce de scorbut fort commun, chez les gens de mer. C'est alors que le sang appauvri fournit peu d'humeur séminale; qu'il rend âcre l'insensible transpiration, et qu'il cause ces insupportables démangeaisons auxquelles succèdent et l'érosion des petits vaisseaux cutanés, et l'extravasation des liqueurs, d'où naissent les taches scorbutiques.

APHORISME LXXIII.

Des épices.

Hi fervore vigent tres : salsus, amarus, acutus.
Alget acetosus; sic stipans ponticus; atque
Unctus, et insipidus, dulcis, dant temperamentum.

Trois choses par leur feu nous sont parfois propices :
L'amer et le salé, les communes épices.
L'acide rafraîchit; l'acerbe est resserrant;
L'huileux, le fade et doux font le vrai tempérant.

Les amers ne se ressemblent ni en nature, ni en propriété. Il y en a de doux qui rafraîchissent; tels sont la chicorée sauvage, le pissenlit, etc. Il y en a d'âcres qui purgent, comme la rhubarbe, la sabine, etc. Il y en a de savonneux qui sont stomachiques et propres à suppléer à la bonne bile; telles sont la sauge, l'armoise, l'angélique, etc. On leur attribuait autrefois une vertu échauffante à tous en général, et différents degrés de chaleur en particulier; mais il y a longtemps que l'on a démontré la futilité de cette fameuse doctrine.

Cependant on peut dire, avec raison, des épices, qu'elles sont chaudes. Elles fournissent en effet une huile essentielle, un esprit inflammable que la langue et l'estomac ne méconnaissent point, et c'est vraiment à ce principe que l'on doit attribuer toute la vertu des poivres, de la muscade, du macis, de la canelle, du gérofle, etc., en un mot de toutes les substances aromatiques dont nous faisons usage.

Quant aux huiles, aux graisses, aux mucilages, aux aqueux, il est d'expérience journalière que rien ne tempère mieux qu'eux l'éréthisme et la crispation des solides, l'irritation des nerfs, et que par conséquent toutes ces substances ont réellement la propriété de tempérer, d'adoucir et de calmer. Mais rarement on a ces objets en vue dans l'usage ordinaire des assaisonnements.

APHORISME LXXIV.

De la moutarde.

Est modicum granum, calidum, siccumque sinapi :
Dat lachrymas, purgatque caput, tollitque venenum.

Le sénevé, ce grain si petit, qui tant arde,
Que pour cette raison on a nommé moutarde,
Le sénevé brûlant, céphalique et nervin,
Purge l'œil et la tête, et résiste au venin.

Voici un assaisonnement des plus propres à exciter l'appétit. La moutarde que l'on fait en écrasant le sénevé avec du vinaigre, a une force, un piquant, un feu des plus sensibles. Cette sensation, exprimée par les vieux mots de *moult* beaucoup, et d'*ardre* brûler, a fait donner le nom de *moutarde* à cette composition.

C'est en conséquence de l'irritation que la moutarde cause aux nerfs du palais et de la langue, qu'elle fait pleurer et qu'elle purge la tête. Les nerfs qui se distribuent aux organes du goût, partant de la même paire, et communiquant par beaucoup de ramifications, avec ceux qui vont aux organes de la vue, il est nécessaire que les premiers communiquent leurs affections aux seconds. Le premier effet de toute irritation des solides étant d'ailleurs une excrétion plus abondante des fluides, le nez, en conséquence de celle que la moutarde lui cause, rejette plus de mucus, plus de phlegmes, qui, coulant en abondance, ne manquent jamais de débarrasser la membrane pituitaire, dont les sinus frontaux sont tapissés. Les yeux pleurant aussi de leur côté, la tête se trouve en effet soulagée et plus légère. C'est alors que la moutarde est réellement un remède nervin et céphalique.

APHORISME LXXV.

Des sauces.

Salvia, sal, vinum, piper, allia, petroselinum :
Ex his fit salsa, nisi sit commixtio falsa.

Sauge et vin, sel, poivre, ail, si l'union n'est fausse,
Font avec le persil une excellente sauce.

Il faudrait faire un traité complet de cuisine pour épuiser ce qu'il y aurait à dire sur les sauces, et ce traité serait déplacé ici. On doit seulement faire observer que les substances énoncées entrent effectivement dans la composition de la plupart des sauces, mais qu'elles ne sont pas les seules ; que les sauces sont un assaisonnement plus ou moins liquide, qui relève merveilleusement la plupart des comestibles ; qu'elles excitent l'appétit et aident la digestion ; que sans les sauces le genre de vie des hommes serait infiniment plus simple et plus salutaire ; mais que les choses étant établies d'une certaine façon, il faut, en évitant les dangers, s'en tenir encore, à cet égard, dans les bornes de la tempérance.

APHORISME LXXVI.

Du poivre.

Quod piper est nigrum, non est dissolvere pigrum ;
Phlegmata purgabit, digestivamque juvabit.
Leucopiper stomacho prodest, tussi atque dolori
Utile, præveniet motum, febrisque rigorem.

Le poivre noir dissout les phlegmes promptement,
Les purge, et de la vie anime l'instrument.
L'autre, au cœur, à la toux, à la douleur utile,
Prévient le tremblement et la fougue fébrile.

On voit par le texte que le poivre blanc a, comme le noir, la vertu de fortifier l'estomac et d'aider la digestion. Cela est vrai; mais il ne l'est pas également qu'il prévienne la fièvre, ni qu'il apaise la douleur et la toux. Il est certain, au contraire, que les personnes qui ont voulu guérir le frisson par l'usage du poivre ou de quelque autre échauffant analogue, ont très-mal réussi, et que l'accès a constamment été plus violent.

APHORISME LXXVII.

Du gingembre et de la muscade.

Zingiber antè datum morbum fugat, inveteratum
Postque datum mollit; ventris fastidia tollit.

Le gingembre prévient nos maux, les guérit tous,
Jusques aux plus anciens, et chasse les dégoûts.

Ce que le texte dit du gingembre est applicable au moins à la muscade, au gérofle et à tous les autres stomachiques chauds dont on fait usage dans les cuisines. Mais il ne faut pas le prendre à la lettre. Ces substances n'ont absolument d'autre propriété que celle d'aider la digestion. Quoiqu'il soit très-important de bien digérer, et que les bonnes digestions parent à beaucoup de maladies, cependant, il n'y a aucune substance, dans la nature, qui prévienne encore moins qui guérisse toutes les maladies. Cet éloge des assaisonnements aromatiques est donc une pure hyperbole.

APHORISME LXXVIII.

Du vinaigre.

Frigefacit modicùm, sed plus desiccat acetum.
Frige facit, macerat, melanch dat, sperma minorat,
Siccos infestat nervos, et pinguia siccat.

Le vinaigre, un peu froid, dessèche davantage.
Usez-en, mais songez que son fréquent usage
Rend maigre et triste, enlève au sperme sa bonté,
Irrite les nerfs secs et flétrit la beauté.

Quand le moût a subi le premier mouvement de fermentation qui en a fait du vin, il est sujet à s'altérer par la continuité du mouvement des principes qui le composent. La liqueur, de vineuse qu'elle était, acquiert une saveur piquante, différente de la première, que l'on connaît sous le nom d'aigre. La chimie a appris aux hommes que cette liqueur, qui contenait auparavant une substance spiritueuse chaude et inflammable, en contient alors une acide et rafraîchissante, qui constitue le vinaigre. C'est ce nouveau produit d'une fermentation nouvelle qui cause les effets divers que l'École de Salerne lui attribue, dont le premier est de désaltérer, et le dernier de dessécher.

C'est à juste titre que l'aphorisme attribue ces différents effets au vinaigre. Le vinaigre étendu dans beaucoup d'eau et uni au sucre, fait une boisson agréable, tempérante, propre à désaltérer. L'usage immodéré du vinaigre crispe les solides, dérange la circulation des fluides, cause des irritations aux nerfs, décompose les humeurs, et mène à une espèce de scorbut connu sous le nom de *scorbut acide*. Alors on maigrit, on perd la gaîté, la force et la disposition aux combats amoureux : on sèche en effet au point de regretter l'obésité, et c'est ainsi que se doit entendre le texte de l'École de Salerne.

Le vinaigre est une substance précieuse dans la médecine. Il est utile dans les chaleurs extraordinaires de la peau, pour rafraîchir ; dans les feux et dans les douleurs de tête, appliqué en frontal. Il remédie aux effets de la vapeur du charbon, et des autres mouffettes pernicieuses qui causent les asphyxies, mais comme stimulant. On en frotte les narines et les tempes des asphyxiques ; on leur en verse dans la bouche. En un mot, le vinaigre est un aliment sain, un bon assaisonnement, un excellent remède.

CHAPITRE VIII.

APHORISME LXXIX.

Du sommeil et du danger de la méridienne.

Sit brevis, aut nullus, tibi somnus meridianus.
Febris, pigrities, capitis dolor, atque catarrhus :
Hæc tibi provenient ex somno meridiano.

De dormir à midi tu chéris la méthode ;
C'est à tort, et crois-moi, renonce à cette mode ;
Elle te causerait mille et mille douleurs :
Migraines, fluxions, fièvres et pesanteurs.
Dors pourtant, s'il le faut, mais fais un petit somme ;
Et tu te porteras comme un vigoureux homme.

Toutes les parties de notre corps se lassent de la veille et de l'exercice. Le viscère qui prête aux sens extérieurs et aux muscles le sentiment et le mouvement, le cerveau, a besoin tous les jours de se reposer une fois. Le cerveau, qui anime le cœur, les poumons, les viscères chilopoïétiques, et les nerfs, qui les mettent en jeu, continuent seuls de travailler durant le repos universel. L'homme tombe, une fois chaque jour, sans force, dans l'assoupissement, mais pour se relever le lendemain dans une vigueur nouvelle, et faire encore ce qu'il a déjà fait. Ce temps de repos est connu sous le nom de *sommeil*, don précieux d'une divinité bienfaisante, et qui fait réellement le meilleur temps de notre vie. Mais comment faut-il en user ? C'est ce que nous enseignent le présent aphorisme et le suivant.

Durant la nuit, les sens assoupis ne sont plus affectés de rien, mais le repos du cerveau leur ménage de la vigueur. Durant le sommeil, le sang, renouvelé doucement par le chyle, monte au cœur avec tranquillité. Le cœur le confie aux poumons qui ne continuent leur travail que pour lui, et ceux-ci le rendent au cœur mêlé d'air et purifié, pour le distribuer à toutes les parties du corps, sain et parfaitement élaboré. Alors, quelles que soient les modifications que le sang subisse, elles sont conformes aux lois de la nature, et la santé du tout est également parfaite.

Après le sommeil, l'homme se sent vigoureux et nouveau. Ses membres ont repris leur force et une agilité nouvelle. Les sens perçoivent distinctement; l'âme juge et combine avec facilité; l'être entier se trouve en état de goûter l'existence, d'en jouir, de l'employer.

Le sommeil naturel est donc celui de la nuit. Quiconque s'accoutume à faire la méridienne, abuse du sommeil, et s'expose réellement aux accidents rapportés dans le texte du présent aphorisme. La cause du sommeil de midi est toujours contre nature, et ses suites sont toujours redoutables. Les exceptions mêmes confirment cette loi de l'Ecole de Salerne.

APHORISME LXXX.

De la durée du sommeil.

Sex horis dormire sat est juvenique, senique ;
Septem vix pigro, nulli concedimus octo.

Six heures de sommeil suffisent à chaque homme.
Le paresseux de sept pourra faire sa nuit,
Mais que nul ne s'attende à l'obtenir de huit.

Cette loi de six heures de sommeil est vicieuse en ce qu'elle est trop stricte et trop précise. L'âge des sujets, leur sexe, leur condition civile diffèrent trop, pour ne pas jeter de la différence dans la durée nécessaire du sommeil. Et dans le fait, on voit des personnes qui ne peuvent, sans être incommodées, rester plus de cinq heures au lit ; et il y en a, au contraire, qui se trouveraient mal de ne pas dormir dix, onze, même douze heures. Les enfants ont besoin de dormir plus long-temps que les adultes ; les femmes plus que les hommes ; et les hommes presque toujours moins, à proportion qu'ils s'éloignent de l'enfance, jusqu'à la vieillesse. Il ne faut donc pas croire au présent aphorisme, ni le suivre à la rigueur.

CHAPITRE IX.

Des phénomènes qui annoncent l'existence de quelque humeur dans notre corps.

APHORISME LXXXI.

Des signes de la plénitude sanguine.

Cum sanguis pollet, facies rubet ; exstat ocellus ;
Atque genæ inflantur, corpus nimiùmque gravatur ;
Estque frequens pulsus, plenus, mollis ; dolor ingens
Imprimis frontis ; fit constipatio ventris,

Siccaque lingua siti ; sunt omnia plena rubore ;
Dulcor adest sputi ; sunt acria dulcia quæque.

Quand on a trop de sang, l'œil saille et paraît rouge,
Le corps appesanti de place à peine bouge,
Le visage est bouffi, le front est douloureux,
Le ventre est resserré, le pouls plein, vigoureux,
Fréquent, mou quelquefois. Grande soif, langue aride,
De doux rafraîchissants une chaleur aride,
Marquent la même chose. Ajoutez-y que tout,
La salive, l'amer, semble douceâtre au goût.

Le plus grand nombre des signes détaillés dans le présent aphorisme annonce bien, à la vérité, que le sang se porte à la tête, mais non pas directement la trop grande quantité de sang dans un sujet. On remarque souvent une bonne partie des mêmes symptômes dans ceux qui sont le moins sanguins. Que l'aorte descendante, ou quelqu'une de ses branches principales éprouve une pression, une gêne inaccoutumée ; quelque légère qu'elle soit, elle suffira pour faire, comme on dit, monter le sang à la tête, et pour produire les phénomènes dont il est question.

Cependant le pouls plein, fréquent, fort et dur ; le forjettement des yeux, la rougeur du visage, les lassitudes universelles, la peau sèche et brûlante, l'aridité de la bouche et la soif, réunies ensemble, marquent aussi clairement qu'il est possible, la surabondance du sang, connue sous le nom de *pléthore*. Mais la dépravation du goût, la douleur du front, la constipation du ventre, la bouffissure du visage, ne sont pas aussi décisifs. Ces signes, surtout s'ils s'accompagnent de ceux dont il va être fait mention, annoncent bien plus certainement la surabondance de bile, que l'on appelle *pléthore* ou *plénitude humorale*. Il faut même y comprendre la mollesse du pouls, qui n'annonce point du tout la plénitude sanguine, mais qui caractérise au contraire infailliblement l'embarras de la poitrine et du ventre par l'amas des humeurs dans l'une ou l'autre de ces cavités.

APHORISME LXXXII.

De la plénitude bilieuse.

Accusant choleram dextræ dolor, aspera lingua,
Tinnitus, vomitusque frequens, vigilantia multa,
Multa sitis, pinguisque ejectio, torsio ventris.
Nausea fit, morsus cordis; languescit orexis,
Pulsus adest gracilis, durusque, veloxque, calescens;
Aret, amaretque os; incendia somnia fingunt.

Lorsque dans un mortel l'humeur jaune domine,
L'estomac est sans faim, à vomir il s'obstine;
Le côté droit fait mal, le doux sommeil s'enfuit,
La langue s'entre-coupe et l'oreille bruit.
La soif est indomptable; une colique affreuse
Précède assez souvent une selle bilieuse.
Le pouls est dur, petit, enflammé, pétulant;
La bouche est sèche, amère; on rêve tout brûlant.

Cet aphorisme n'est pas moins vrai que le précédent. Les migraines, les maux d'oreille, de dents, ce qu'on appelle fluxions, les esquinancies, les pleurésies, les rhumatismes, la goutte, n'ont ordinairement pour cause efficiente, que la bile. Dans ce cas on ne manque point de rencontrer les signes rapportés dans le texte de l'aphorisme. Mais il y en a qui dépendent d'une irritation nerveuse et sympathique, d'autres de l'action immédiate de l'humeur sur une partie, et d'autres du mouvement irrégulier du sang.

Ceux qui dépendent de l'action immédiate de l'humeur, sont le défaut d'appétit, les nausées, le vomissement, les vents, la soif, les coliques et les douleurs d'estomac. Ceux qui sont sympathiques sont : le point de côté, le tintement des oreilles, les maux des parties éloignées du siége du mal, soit en haut, soit en bas, au-dessus ou au-dessous du diaphragme; les oscillations anomales du système artériel; l'agitation du sang, dont le mouvement n'est irrégulier qu'à cause de l'irritation que les artères partagent avec les organes immédiatement embarrassés, et qui cause à son tour divers phénomènes, tels que la dureté et la fréquence du pouls, la rougeur des parties sympathiquement affectées, la chaleur insolite et brûlante, enfin les rêves de la même nature. C'est ainsi que la plénitude humorale produit souvent les symptômes que l'Ecole de Salerne vient d'attribuer à la plénitude sanguine. D'où il suit qu'il faut soigneusement se garder de donner un plein consentement à cette leçon, dans la pratique de la médecine.

APHORISME LXXXIII.

De la plénitude pituiteuse.

Phlegma supergrediens proprias in corpore leges,
Os facit insipidum, fastidia crebra, salivas;
Costarum, stomachi simul, occipitisque dolores;
Pulsus adest rarus, tardus quoquè, mollis, inanis.
Præcedit fallax phantasmata somnus aquosa.

Quand du phlegme en un corps la dose est excessive,
Le palais, inondé d'un torrent de salive,
Des plus succulents mets est souvent dégoûté;
L'occiput fait douleur, le ventre et le côté;
Du pouls les mouvements sont mous, faibles et rares;
Un sommeil agité montre en rêve des mares.

Les anciens médecins distinguaient trois sortes de pituites : la plus tenue, nommée limphatique ou limphe; une seconde un peu plus dense et jaunâtre, nommée séreuse ou sérosité; et une autre plus visqueuse, claire, transparente, semblable à du verre blanc fondu, que l'on appelle pituite vitrée.

Les deux premières dominent dans les cachexies hydropiques et scorbutiques, comme étant le produit de la décomposition du sang. La dernière, et c'est d'elle qu'il s'agit principalement ici, paraît formée par l'altération des sucs digestifs, et réside communément dans l'estomac et dans les intestins, comme la bile jaune et la bile noire. C'est de là qu'elle cause et disperse les symptômes que cite l'aphorisme que je commente. La salivation, la toux quinteuse ou férine, la cardialgie, la colique, le vomissement de cette humeur, sans les aliments, quoique récemment pris, sont l'escorte ordinaire de la pituite vitrée. Je ne crois pas que les rêves aqueux en proviennent. Cette assertion est à coup sûr hasardée et incertaine.

APHORISME LXXXIV.

De la pléthore mélancolique.

Humorum pleno dùm fæx in corpore regnat,
Nigra cuis, duri pulsus, urinaque clara ;
Sollicitudo , timor, mens tristis, somnia tetra ;
Ructus acet ; linguæ sapor et sputaminis idem ;
Lævaque præcipuè tinnit , vel sibilat auris.

Si sur toi l'atrabile étend son sceptre impur,
Ton teint se ternira, ton pouls deviendra dur,
Ton urine limpide, et ton âme plaintive
A des songes affreux s'arrêtera craintive.
L'oreille gauche sifle , ou retentit alors ;
La salive est acide, ainsi que les rapports.

Des humeurs visqueuses qui peuvent surabonder dans le corps humain , il n'y en a point de plus terrible et de plus funeste que l'atrabile. Cette humeur n'est autre chose que les restes de mauvaises digestions, cette bile, dont il a été déjà parlé plusieurs fois, qui se niche dans les plis et dans le velouté de la membrane interne du canal intestinal, s'y amasse, y acquiert par la longueur de son séjour et par la chaleur du lieu, une couleur brune et parfois si noire, qu'elle ressemble à de la poix fondue. Elle y contracte, par les mêmes causes, une saveur des plus acides et des plus corrosives, dont elle infecte les plus douces substances que l'on puisse avaler.

22

CHAPITRE X.

Des diverses choses qui affectent nos organes, soit en bien, soit en mal.

APHORISME LXXXV.

Ce qui fait du bien aux reins.

Mingere cum bombis res est saluberrima lumbis.

Qui pisse et fait canons, soulage ses rognons.

L'anatomie montre pourquoi les reins se trouvent soulagés par l'excrétion de l'urine et des vents. Quand la vessie est pleine, elle occupe plus d'espace dans le bassin ; elle refoule à droite et à gauche les parties flottantes dans le bas-ventre, et presse davantage sur l'intestin *rectum*. De cette gêne, qui ne dure pas long-temps dans l'état de santé, il naît quelques incommo-dités, telles que le gonflement du ventre, la pesanteur des reins, des vapeurs à la tête, etc. De plus, les reins, ayant pour usage de séparer l'urine de la masse du sang, et regorgeant enfin de ce fluide, par la réplétion de la vessie et de l'intestin voisin, se sentent dans la peine et le malaise. Mais l'évacuation de la vessie et du rectum arrivant, tout rentre dans un équilibre sa-lutaire, les viscères reprennent aussitôt leur état natu-rel, et les reins en particulier se trouvent soulagés d'une manière qui n'est jamais équivoque.

APHORISME LXXXVI.

Ce qui fait mal au ventre.

Quatuor ex vento veniunt in ventre retento :
Spasmus, hydrops, colica et vertigo ; hoc res probat ipsa.

A qui retient ses vents, je prédis maladie,
Convulsion, douleur, vertige, hydropisie.

Rien de plus vrai que cet aphorisme. La douleur
qui vient de la rétention des vents est cruelle, mais
dure heureusement peu de temps, à moins que les
vents ne se nichent dans un endroit propre à leur
faire une prison.

Des vents retenus causent quelquefois de la douleur
dans une partie très-différente et très-éloignée de
celle où ils sont en effet : c'est qu'alors, quelle que soit
la partie souffrante, elle a un rapport nerveux tout
particulier avec celle où les vents sont arrêtés.

Par l'hydropisie dont il est question, il ne faut pas
entendre un épanchement d'eau dans la cavité du
ventre, mais cette fausse hydropisie, connue sous le
nom plus énergique de tympanite, ou de tension venteuse. Il faudrait, pour que l'embarras causé par les
vents produisît l'effusion séreuse, qu'il subsistât beaucoup plus de temps qu'il n'a coutume de faire.

APHORISME LXXXVII.

Ce qui dérange l'ouïe.

Et mox post escam dormire, nimìsque moveri :
Ista gravare solent auditus, ebrietasque.

Lit au sortir de table, excès de mouvement,
L'ivresse, de l'oreille ôtent le sentiment.

Tout cela engourdit le sentiment. Le sommeil, pris
immédiatement après le repas, appesantit le corps, l'engraisse, et rend les sensations plus obtuses. Un mouvement excessif épuise les forces, fatigue les sens;
l'ivresse rend malade, endort, et, quand elle est habituelle, abrutit.

APHORISME LXXXVIII.

Ce qui cause le tintement d'oreille.

Motus, longa fames, vomitus, percussio, casus,
Ebrietas, frigus, tinnitum causat in aure.

Le tintement auquel ton oreille est en butte
Vient du vomissement, d'un coup ou d'une chute,
D'un excès de travail ou d'une longue faim,
De froids trop rigoureux ou de l'ivresse enfin.

Les causes comprises dans le présent aphorisme
font que le sang se porte à la tête, et qu'il y fait un
séjour contre nature.

Le mouvement, l'exercice démesuré, produit ce résultat, en augmentant et prolongeant sur les viscères du
bas-ventre la pression qu'y causent toujours ses muscles
mis en action; un coup, en produisant quelque secousse
violente aux vaisseaux sanguins, ou même un épanchement; le vomissement, en comprimant avec force
l'aorte descendante; la faim, en mettant, par la gêne
où l'estomac se trouve, du désordre dans la circulation
du sang qui parcourt les viscères abdominaux; le froid,
en contractant les vaisseaux de la surface du corps,
et repoussant ainsi le sang de la circonférence au
centre; enfin l'ivresse, en troublant le mouvement
circulaire du sang, et le sentiment dans le bas-ventre.

APHORISME LXXXIX.

Ce qui fait mal aux yeux.

Balnea, vina, Venus, ventus, piper, allia, fumus,
Porrum cum cæpis, faba, lens, fletusque, sinapi,
Sol coïtusque, ignis, labor, ictus, acumina pulvis :
Ista nocent oculis, sed vigilare, magis.

Les bains, les vins, le vent, la nymphe trop aimée,
Le poivre, les oignons, le soleil, la fumée,

La moutarde, le feu, les lentilles, les aulx,
Les larmes, le travail, les fèves, les porreaux,
Poussière, épices, coups, aux yeux portent dommage ;
Mais la trop longue veille y fait mal davantage.

Ce qui irrite la glande lacrymale, et qui l'excite à
une action outre nature, fait pleurer. Il s'agit donc ici
d'expliquer comment les choses citées dans le présent
aphorisme agissent sur cet organe. Or il y en a plusieurs dont on n'aperçoit nullement la manière d'agir,
et d'autres qu'il faut examiner de bien près pour en
comprendre l'efficacité.

Les bains sont du nombre des premières. On n'aperçoit en aucune façon comment ils peuvent nuire à la
vue, si ce n'est en affaiblissant la machine entière ;
mais alors il faut que l'on en abuse, ce qui est fort rare
dans l'état de santé. Les fèves et les lentilles n'agissent
pas plus clairement à cet égard. Il faut, pour donner
de la probabilité à l'assertion de l'Ecole de Salerne,
supposer que l'on se farcit le ventre de ces légumes,
de manière à se donner des indigestions ; car alors le
sang se portant trop abondamment à la tête, la glande
lacrymale peut être spécialement affectée, comme il
arrive d'ordinaire dans les longs engorgements du bas-
ventre.

Mais il est trop aisé de remarquer les effets que font
sur les yeux les autres choses citées dans l'aphorisme,
pour en donner ici une explication. Chacun sait que
les grands buveurs de vin, qui sont pléthoriques, ont
un larmoiement habituel ; que les voluptueux sont sujets à sentir leur vue baisser de bonne heure ; que le
vent vif exprime les larmes ; que les oignons, les porreaux, l'ail, la moutarde et la fumée causent une irritation prompte et notable aux membranes de l'œil ;
que le feu, le soleil blessent fortement les yeux ; que
le travail fatigue, épuise tous les organes de la machine, et conséquemment ceux de la vision. Enfin que
la poussière, les coups, et singulièrement la veille trop

longue produisent la plus sensible altération de la vue. D'où il suit qu'il est très-avantageux pour la santé de se méfier des causes offensives que cite l'Ecole de Salerne dans cet aphorisme, et de les éviter.

APHORISME XC

Ce qui plaît à la vue.

Fons, speculum, gramen : hæc dant oculis relevamen;
Manè igitur montes, sub serum invisito fontes.

Quel plaisir font aux yeux l'eau, l'herbe et le miroir;
Le matin la montagne, et la source le soir !

La récréation que ces objets donnent aux yeux, n'est pas d'une aussi grande importance que l'exercice qu'il faut faire pour se la procurer ; et la bonne santé, moyennant laquelle on peut jouir de ces objets, vaut encore mieux. Il est de fait que rien ne flatte plus la vue, et que rien ne touche plus sensiblement l'âme, qu'une promenade au bord d'une claire fontaine, qui fournit des ruisseaux à une prairie, dont l'herbe paraît fraîche et verdoyante. Il en est de même de l'aspect des montagnes, d'où l'on peut saisir des points de vue, des lointains agréables, et considérer de près les travaux des hommes qui nous nourrissent. L'Ecole de Salerne aurait pu ajouter à ces objets récréatifs de la vue, la jouissance de l'air natal et des objets qui nous furent chers autrefois. C'est sans contredit un plaisir des plus délicieux.

Le miroir en procure aussi. La coquetterie, il est vrai, ne sied pas à tout le monde, mais l'amour de soi, inhérent à tous les hommes, fait que chacun se contemple toujours avec satisfaction. Rarement on s'accuse d'imperfection à l'extérieur non plus qu'à l'intérieur. On dit comme le singe dans La Fontaine : Mon portrait jusqu'ici ne m'a rien reproché.

APHORISME XCI.

Eau pour les yeux.

Fœniculus, verbenna, rosa et chelidonia, ruta :
Ex istis aqua fit, quæ lumina reddit acuta.

L'éclaire, la verveine, et la rose, et la rue,
Le fenouil, distillés, donnent l'eau pour la vue.

Outre les plantes citées au présent aphorisme, la botanique en fournit beaucoup qui ont la même propriété. Telles sont le plantin, le bluet, la morelle, l'euphraise, etc. Les eaux que l'on en retire par la distillation rendent effectivement les yeux clairs et la vue nette. Aussi ont-elles porté de tout temps le nom de plantes ophthalmiques par excellence.

APHORISME XCII.

Ce qui fait du bien aux dents.

Sic dentes serva : porrorum collige grana;
Ne careas thure; hæc cum jusquiamo simul ure,
Sicque per imbotum fumum cape dente remotum.

La graine de porreaux, la jusquiame et l'encens,
Pêle-mêle brûlés, de mal sauvent les dents;
Avec un long tuyau, tirez-en la fumée,
Et la douleur fuira votre bouche embaumée.

Les dents se carient, se perdent, si l'on n'a soin de les nettoyer et de les entretenir propres (1). La fumée

(1) *Le Dentiste des familles*, ou Manuel d'hygiène de la bouche, contenant l'indication de tous les soins à donner aux époques des 1re, 2e et 3e dentitions, suivi de la description et du traitement des maladies qui affectent les différentes parties de la bouche à tous les âges, avec un formulaire des préparations les mieux appropriées aux soins de cet organe, par Paul-Gresset, chirurgien dentiste. 1845, 1 vol in-18, avec figures. Prix : 3 fr.

aromatique de l'encens et de la graine de porreaux, raffermit les gencives, fortifie les nerfs des parties sur lesquelles on l'applique. La jusquiame, par un principe narcotique, engourdit le sentiment, calme le spasme, et tempère ainsi l'activité des autres substances de la composition. Ce remède peut donc effectivement être bon. Malgré cela, il ne saurait suffire, non plus que nul autre de même genre, si les digestions ne se font pas bien chez le sujet. Car c'est l'action de l'estomac qui décide communément du sort des dents.

APHORISME XCIII.

Ce qui gâte la voix.

Nux, oleum, capitis frigusque, anguillaque, potus,
Et pomum crudum, faciunt hominem fore raucum.

Anguille, huile, boisson, froid de tête, les noix,
Et les fruits qui sont crus, rendent rauque la voix.

L'enrouement est plus fréquemment l'effet d'un rhume, causé par un froid de tête ou par une boisson excessive, que par l'usage de l'anguille, des noix et des fruits crus. On ne voit pas même comment ces trois dernières choses peuvent l'occasionner jamais, malgré la déclaration de l'Ecole de Salerne, si elles n'entrent pour rien dans les excès qui peuvent troubler la voix.

CHAPITRE XI.

De certains remèdes contre des incommodités vulgaires.

APHORISME XCIV.

Du fenouil.

Semen fœniculi reserat spiracula culi.
Bis duo dat marathrum : febres fugat atque venenum ;
Expurgat stomachum ; lumen quoquè reddit acutum ;
Urinare facit, ventris flatusque repellit.

Le fenouil, fébrifuge, est utile à la vue,
A l'urine, aux humeurs, il procure une issue.
Sa graine est précieuse ; elle ne manque pas
D'ouvrir aux vents secrets les soupiraux d'en bas.

Le fenouil, en latin *fœniculus* et *marathrum*, est une plante ombellifère, odorante, fort commune, d'usage dans la cuisine et dans la médecine.

Les tiges du fenouil sont chaudes, apéritives, fébrifuges et carminatives. On les coupe pour en remplir la cavité de sucre pulvérisé ; et l'humidité, ou plutôt le suc de la plante, faisant fondre le sucre, forme une eau que l'on ramasse et garde soigneusement pour les maux des yeux.

La racine du fenouil est une de celles que l'on nomme apéritives par excellence. Elle entre dans la composition du sirop des cinq racines, est alexipharmaque, comme toute la plante, et chasse les vents.

APHORISME XCV.

De l'anis.

Emendat visum, stomachum confortat anisum.
Copia dulcoris melius tibi reddet anisum.

L'anis, bon, cordial, rend la vision claire ;
L'anis, quand il est doux, à l'estomac sait plaire.

L'anis a les mêmes propriétés que le fenouil. On doit le choisir comme lui, doux, net, aromatique et d'un goût agréable. La semence d'anis est principalement en usage. On l'apporte de la Touraine à Paris ; mais le meilleur anis croît dans l'île de Malte. Les confiseurs, qui traitent beaucoup cette graine, la nomment *anis vert*, quand elle n'est point couverte, et quand elle est en dragée, ils l'appellent *anis à la reine*, ou *petit verdun*. Il n'importe sous quelle forme on fasse usage de l'anis ; il a toujours les vertus que lui attribue l'École de Salerne. L'eau d'anis distillée est ophthalmique, et l'anis en substance est un excellent stomachique.

APHORISME XCVI.

De l'aneth.

Anethum ventum prohibet, minuitque tumores,
Ventres repletos pravis facit esse minores.

L'aneth chasse les vents, dissipe les tumeurs,
Et des ventres farcis expulse les humeurs.

Cette plante a les mêmes vertus que l'anis et le fenouil, comme les autres plantes de la même classe, dont les fleurs sont *en parasol*. En effet, elles sont toutes discussives, résolutives, font venir le lait aux nourrices, fortifient les organes de la digestion, et sont par fois purgatives. Qu'on les prenne en infusion, en substance, ou en poudre, c'est toujours avec le même avantage.

APHORISME XCVII.

De la coriandre.

Confortat stomachum, ventum removet coriandrum.

Pour le cœur et les vents, tu pourras aussi prendre
La graine que produit la triste coriandre.

Ne disons que de la graine de coriandre, ce qui vient d'être dit des plantes précédentes. Ses tiges n'en ont pas les vertus, et sont si puantes qu'elles feraient trouver mal et vomir seulement à les flairer. De plus, il y a des auteurs qui assurent qu'elles sont un poison aussi certain que la ciguë.

APHORISME XCVIII.

Du sureau.

Sambuci flores sambuco sunt meliores,
Nam sambucus olet, flos redolere solet.

Le sureau sent mauvais, mais ses fleurs sentent bon ;
C'est pour les préférer une juste raison.

On a bien raison de distinguer le sureau d'avec sa fleur. Celle-ci est réellement agréable, odorante, sudorifique, antispasmodique, fortifiante ; le sureau est puant, âcre, amer, purgatif, hydragogue. D'où il suit que l'on doit, sans crainte, faire usage des fleurs, et n'employer le sureau qu'avec précaution, uniquement dans les cas de médecine.

APHORISME XCIX.

De la violette.

Crapula discutitur, capitis dolor, atque gravedo :
Purpuream dicunt violam curare caducos.

A l'ivresse, au haut-mal, pour rhume et pour migraine,
La fleur de violette est, dit-on, souveraine.

Toutes les parties de la violette ont leur propriété spéciale : les feuilles sont émollientes, lénitives, et propres à résoudre les obstructions ; la fleur est mise au rang des cordiaux, avec celles de bourrache et de buglose ; la graine passe pour purgative, prise à petite dose, et pour hydragogue, à celle d'un à trois gros. Il est donc vraisemblable que cette différence de propriété dans les différentes parties de la même plante, est cause qu'elle est vantée pour tant de maux différents. Mais qu'en croire ? L'ivresse, le rhume, la migraine, venant ordinairement d'un estomac irrité par l'action de quelques humeurs viciées, qu'il ne s'agit que d'étendre et d'adoucir, pour en énerver les effets, la violette en infusion, prise par verrées, comme du thé, opère cela très-bien, et conséquemment est utile alors. Mais l'École de Salerne lui fait beaucoup trop d'honneur, en lui attribuant la vertu de guérir l'épilepsie.

APHORISME C.

Du safran.

Confortare crocus dicatur lætificando ;
Artus defectos reficitque, hepar reparatque.

Le safran pour le foie est un puissant secours,
Il est fortifiant et réjouit toujours.

Cette plante céphalique et stomachique a une fleur très-odorante, dont on fait beaucoup d'usage en santé. Elle est chaude, fortifiante, excite les sécrétions. On dit qu'elle convient dans les maux de tête, et c'est vrai ; mais c'est quand ils viennent de digestion trop lente ; autrement le safran les augmente, ou même les fait naître, et enivre comme l'opium. La principale vertu du safran est d'être emménagogue et aphrodisiaque.

APHORISME CI.

De la buglose.

Vinum potatum, in quo sit macerata buglossa
Mœrorem cerebri dicunt auferre periti.
Fertur convivas decoctio reddere lætos.

Des savants ont pensé que le vin de buglose
Etait, pour les vapeurs, une excellente chose.
On nous a dit encore que sa décoction
Des convives à table égayait la raison.

Parmi les plantes utiles dans les affections bilieuses, la buglose a toujours eu le premier rang. Qu'elle soit en infusion, en décoction, ou réduite en suc, elle a constamment la vertu tempérante, diurétique, incisive et pectorale. On l'allie ordinairement avec la bourrache, qui a les mêmes vertus qu'elle. Quelles que soient les vertus médicinales de ces plantes, il n'est guère possible d'en user à table pour s'égayer, ni d'en prescrire la décoction à des convives.

APHORISME CII.

Du séséli.

Siler montanum non sit tibi sumere vanum.
Dat lumen clarum, quamvis gustu sit amarum,
Lumbricosque necat, digestivamque reportat.

Le séséli, qui croît au penchant des collines,
Fait mourir les lombrics, bêtes souvent mutines;
Il conforte les yeux. Mais, quoiqu'amer au goût,
Pour la digestion il n'est point sûr du tout.

Nous l'avons déjà remarqué : les amers n'ont ni la même nature ni la même propriété. Celui dont il s'agit ici n'est point stomachique, quoique contraire aux vers. Il faut donc en faire usage avec circonspection à l'intérieur. L'eau de séséli distillée est ophthalmique, comme le dit le texte.

APHORISME CIII.

Du cerfeuil.

Gingidium cancris, tritum cum melle, medetur ;
Cum vino bibitum, lateris sedare dolorem
Sæpè solet ; tusam si nectis desuper herbam,
Sæpè solet vomitum, ventremque tenere solutum.

Contre l'affreux cancer, en tortures fertile,
Avec miel écrasé, le cerfeuil est utile.
Infusé dans le vin, il le rend sédatif ;
Mélangé d'autre sorte, il devient purgatif ;
Souvent même il acquiert une force émétique,
Quand aux herbes uni, sur le ventre on l'applique

Il n'y a point de remèdes contre un cancer décidé. La chirurgie seule peut débarrasser de cet horrible ennemi. Mais lorsqu'il commence, ou qu'on le craint, on peut, pour le prévenir, faire usage du remède indiqué dans le présent aphorisme. Quant aux autres propriétés du cerfeuil, elles sont assez équivoques. Pris à l'intérieur, il n'est que légèrement échauffant et apéritif. Il pousse néanmoins évidemment aux urines.

Le cerfeuil est encore regardé comme antiscorbutique, et souvent, à ce titre, on l'unit, dans les apozêmes stomachiques, au cresson et au cochléaria.

APHORISME CIV.

De la mauve.

Dixerunt malvam veteres, quòd molliat alvum.
Hujus radices rasæ solvunt tibi fæces ;
Vulvam moverunt et fluxum sæpè dederunt.

En calmant l'utérus, la mauve a plusieurs fois
Au beau sexe alarmé procuré d'heureux mois.

Sa racine raclée a force évacuante ;
Mais sa vertu première est d'être émolliente.

S'il est une plante que l'on emploie en médecine,
c'est assurément la mauve. La double propriété qu'elle
a de calmer l'irritation des solides et d'adoucir l'acrimonie des fluides, la rend précieuse dans bien des
affections. C'est d'elle du moins que résulte la vertu
emménagogue, sûre et décidée, que cette plante possède, et que l'Ecole de Salerne célèbre en cet endroit.
Mais sa racine n'est nullement en usage pour purger.

APHORISME CV.

De la menthe.

Mentitur menta, si sit depellere lenta
Ventris lumbricos, stomachi vermesque nocivos.

Menthe, à chasser les vers si ton effet est lent,
C'est fait de ton honneur, on dira : Menthe ment.

La menthe est du nombre des plantes aromatiques
amères, qui sont bonnes pour la digestion. Le principe
stimulant que l'on y découvre la rend hépatique ; et
son amertume, qui dépend d'un principe résineux,
tue les vers. On emploie les tiges et les feuilles de la
plante en infusion comme du thé, et l'on évite de la
faire bouillir, pour ne point altérer sa vertu.

APHORISME CVI.

De la sauge.

Cur moriatur homo, cui salvia crescit in horto?
Contra vim mortis non est medicamen in hortis.
Salvia confortat nervos, manuumque tremorem
     Tollit, et ejus ope febris acuta fugit.
Salvia castoreumque, lavendula, primula veris,
Nasturt, athanas : hæc sanant paralytica membra.
Salvia salvatrix, naturæ conciliatrix.

L'homme meurt, et la sauge en son jardin abonde !
C'est que contre la mort il n'est remède au monde.
S'il en était, la sauge aurait le riche don
De sauver les humains, comme le dit son nom.
Pour conforter les nerfs, fixer la main tremblante,
Au-dessus de la sauge il n'est aucune plante.
La fièvre ne tient point contre ce simple encor.
La sauge, la lavande et l'esprit de castor,
Sont des remèdes sûrs pour la paralysie ;
Primevère, on y joint cresson et tanaisie.

Ce pompeux éloge de la sauge se réduit à bien peu de chose, quand on fait l'emploi de cette plante dans la pratique. La sauge n'a point d'autres propriétés que la menthe. Elle fortifie l'estomac, et tue les vers, prise à l'intérieur en manière du thé. Elle est sudorifique par la même raison, et convient, à ce titre, dans tous les cas mentionnés au présent aphorisme. Mais, s'il est quelque fièvre que la sauge attaque comme spécifique, ce n'est assurément pas une fièvre aiguë. Ce serait tout au plus une fièvre intermittente, à la manière du quinquina. Appliquée à l'extérieur, soit en liniment, soit en cataplasme, la sauge est discussive et résolutive ; elle hâte la suppuration des tumeurs. Mais enfin elle ne saurait empêcher de mourir, et, dans les grands maux, elle a peu d'efficacité, comme tous les autres remèdes de la même nature qu'elle.

APHORISME CVII.

De la rue.

Nobilis est ruta, quia lumina reddit acuta.
Auxilio rutæ, vir lippe, videbis acutè.
Cruda comesta recens oculos caligine purgat;
Cocta facit ruta de pulicibus locuta tuta ;
Ruta facit castum, dat lumen, et ingerit astum ;
Ruta viris Venerem minuit, mulieribus addit.

La rue a pour les yeux de la célébrité :
Qui mieux que vous, chassieux, en sait l'utilité ?

Toute crue avalée, elle ôte le nuage,
Qui d'un bel œil, parfois, offusque le vitrage.
De sa décoction échaude tes lambris,
Et les puces bientôt quitteront ton pourpris.
Utile à l'estomac, mais en amour contraire,
Elle échauffe la sœur et refroidit le frère.

L'odeur de la rue est très-forte, même fétide. On en retire, par la distillation, une huile essentielle fort chaude et purgative, dont l'efficacité se fait apercevoir principalement dans les maladies des femmes. Cette huile est un vaillant emménagogue. On ignore sur quoi est fondée la vertu qu'on lui attribue de faire déloger les puces d'un appartement. Cela est dû apparemment à son principe odorant.

Si ce que l'on dit de la rue, par rapport à l'amour, était vrai, la rue serait en effet le carquois de Cupidon, chargé par les poètes de flèches dorées et de flèches plombées : les unes font qu'on aime, les autres qu'on fuit l'amour. Mais nulle observation ne confirme cette assertion de l'École de Salerne.

APHORISME CVIII.

De l'ortie.

Pacat et insomnes pacans urtica vomentes.
Illius semen colicis cum melle medetur,
Et tussim veterem curat, si sæpè bibatur ;
Pellit pulmonis frigus, ventrisque tumorem ;
Omnibus et morbis ea subvenit articulorum.

Dissiper l'insomnie et le vomissement,
De la piquante ortie est le premier présent.
Sa graine avec du miel guérit de la colique ;
De qui souvent en boit la toux la plus antique ;
Réchauffe les poumons, rend le ventre meilleur,
Enfin, calme à souhait l'arthritique douleur.

Il y a plusieurs espèces d'ortie, mais qui, prises en infusion, sont toutes apéritives, diurétiques, inci-

sives et vulnéraires. On les emploie efficacement, sous
cette forme, dans les affections calculeuses, dans celles
de la matrice, et dans les diverses hémorragies. Le
miel, ajouté à l'infusion de l'ortie, la rend pectorale,
presque calmante, et toujours adoucissante. Alors,
elle apaise la toux et les douleurs de coliques ; lâche
doucement le ventre, et fait couler la bile.

APHORISME CIX.

De l'hysope.

Hissopus purgans herba est à pectore phlegma,
Ad pulmonis opus cum melle coquenda jugata ;
Vultibus eximium fertur præstare colorem.

L'hysope est bonne à l'asthme et dans la pulmonie ;
Mais qu'à de l'hydromel cette herbe soit unie,
Elle évacue ainsi les phlegmes destructeurs.
L'hysope est cosmétique et donne des couleurs.

On peut compter sur les vertus que l'École de Salerne attribue à l'hysope. Les médecins en font un
usage journalier dans les cas allégués. L'eau distillée
d'hysope passe en effet pour un bon cosmétique. On
dit qu'elle rend la peau du visage lisse, uni et souple. On
lui attribue même la vertu d'ôter les tâches de la peau
et les rousseurs. Mais il ne faut pas trop compter sur
elle dans cette affaire ; elle pourrait bien tromper.

APHORISME CX.

De l'aunée.

Inula campana reddit præcordia sana.
Cum succo rutæ succus si sumitur iste,
Affirmant ruptis quòd prosit potio talis.

Pour saine à l'estomac l'aunée est reconnue.
Si l'on mêle son suc avec du suc de rue,
On fait une boisson que l'on peut célébrer,
Pour calmer la hernie, et la faire rentrer.

La plante dont il s'agit dans cet aphorisme-ci est d'un très-grand usage pour les maux d'estomac et les engorgements du bas-ventre. Elle est atténuante, incisive, vulnéraire et astringente. La propriété qu'on lui attribue de faire rentrer une hernie est très-hasardée. Cependant rien dans ce simple ne s'oppose à la production de cet effet, hors les cas d'étranglement. D'ailleurs on a soin, dans cette circonstance, de l'unir avec d'autres substances plus astringentes qu'elle, et par conséquent aussi plus propres qu'elle à resserrer les parties dilatées. Mais il ne faut pas non plus compter trop sur cette propriété.

APHORISME CXI.

Du pouliot.

Cum vino choleram pellunt pulegia nigram,
Apposita antiquam dicunt sedare podagram.

Le vin de pouliot met la bile en déroute ;
Appliqué sur le mal, il tempère la goutte.

Le pouliot est une plante résolutive, atténuante et carminative. On en fait usage principalement dans les maladies des femmes, à titre de médicament emménagogue.

APHORISME CXII.

De l'aurone.

Abrotono crudo stomachi purgabitur humor.

Pour purger l'estomac à l'aurone recours.

L'aurone est une de ces plantes aromatiques amères, savonneuses, qui sont fortifiantes, stomachiques, antivermineuses, comme la menthe, la petite sauge, l'absinthe et la tanaisie.

APHORISME CXIII.

De la scabieuse.

Urbanus per se nescit pretium scabiosæ :
Confortat pectus quod deprimit ægra senectus;
Lenit pulmonem, tollit laterumque dolorem ;
Vino potatur, virus sic evacuatur.

La scabieuse aussi fournit divers secours :
Elle ôte du côté la douleur homicide,
Ranime les poumons de la vieillesse aride;
Son jus avec du vin dissipe le poison.

C'est encore ici une plante d'un usage journalier en
médecine. La scabieuse, qui tire son nom du mot latin
scabies, gale, est apéritive, sudorifique, et altérante.
On l'emploie dans les maladies du foie et de la peau,
dans les ébullitions et les fièvres éruptives. La distillation de la plante fournit une eau dont on se sert dans
la toilette, à titre de cosmétique, ou d'eau de beauté.

APHORISME CXIV.

Du cresson.

Nasturtî succus crines retinere fluentes,
Illitus asseritur, dentisque levare dolorem ;
Et squammas idem purgat cum melle perunctas.

Si l'on frotte son chef de pur suc de cresson,
On évite, on répare une affreuse pelade.
Mais ce suc est utile à bien plus d'un malade :
Il console, il est bon dans la douleur de dent;
Et le miel aux dartreux en fait un liniment.

Le cresson de fontaine, que le peuple de Paris appelle,
comme les nèfles, *santé du corps*, est une plante antiscorbutique, dont on fait un très-grand usage dans
l'état de santé, et plus encore dans celui de maladie.

En santé, on le mange en salade, ou conjointement avec quelque viande blanche, telle que la poularde et le chapon. Dans la maladie, on l'emploie comme altérant, incisif, apéritif, stomachique. Il est surtout utile dans les cas de dissolution des humeurs naturelles et du sang, dissolution désignée par le nom de *scorbut*. La forme sous laquelle il s'administre est différente selon les occasions. Tantôt on en écrase la tige et les feuilles, pour en tirer le suc; tantôt on en fait une simple infusion; tantôt on le recommande à mâcher en substance; et tantôt on le mêle au lait ou au vin. Mais, de quelque manière qu'on l'emploie, le cresson agit toujours par un principe salin particulier aux plantes crucifères. Ce sel est très-actif et très-volatil, de façon que c'est une précaution nécessaire à prendre dans les préparations du cresson, qui se font à l'aide du feu, de n'exposer jamais cette plante à un feu vif, ni à une eau bouillante.

Le suc de cresson est aussi bon que celui de cochléaria pour raffermir les gencives saignantes, et nettoyer les dents. C'est dans ces cas qu'il peut être regardé comme souverain odontalgique. Mais, quand les douleurs de dents viennent d'une cause interne, le cresson ne fait plus le même bien. En liniment avec le miel, il dépure les ulcères, et fait sécher les dartres. On peut aussi l'employer en cosmétique pour purifier la peau.

Quant à la pelade que l'on dit céder à l'action du cresson, ce ne peut être que celle qui suit quelques fortes affections de la tête, après lesquelles les cheveux tombent. Le miel et le cresson, ou le cresson seul appliqué en cataplasme, ou son suc répandu en forme d'embrocation sur la peau du crâne, fortifie les bulbes des cheveux, et les dispose à repousser. Mais la pelade qui vient des années est un outrage du temps absolument irréparable; il n'est cresson qui puisse y remédier.

APHORISME CXV.

De l'éclaire.

Cæcatis pullis hâc lumina mater hirundo ;
Plinius ut scripsit, quamvis sint eruta , reddit.

Pline écrit que l'éclaire aux petits d'hirondelle
Rend les yeux qu'on leur ôte, et meilleure prunelle.

Peu de personnes pourront s'empêcher de traiter de conte cette histoire de Pline; mais en la prenant pour une simple exagération, on peut en inférer certainement que l'éclaire a une propriété ophthalmique bien décidée. Cette plante, nommée en latin *chelidonium*, et en français *chélidoine*, porte aussi celui d'*hirundinaria*, pour la raison que Pline a transmise si débonnairement à la postérité.

APHORISME CXVI.

Du saule ou de l'osier.

Interimit vermes, infusus in aure, salicis
Succus ; verrucas in aceto cocta resolvit
Cortex ; flos in aquâ sumptus frigescere cogit_
Instinctus Veneris cunctos, acres, stimulantes,
Et sic desiccat, ut nulla creatio fiat.

Les vers, qui dans l'oreille ont osé se nicher,
Contre le suc de saule ont peine à se cacher ;
Il les détruit. L'écorce au vinaigre mêlée,
Enlève les porreaux, et sa fleur distillée
Refroidit tellement les ardeurs de Vénus,
Qu'elle rend homme et femme, et stérile et perclus.

On ne connaît point les vraies propriétés du saule ni de l'osier, à cause du peu d'usage que l'on en fait dans la médecine. Toutefois, l'analogie qu'elles paraissent avoir avec les plantes amères, vraiment efficaces et d'un usage habituel, fait croire aux assertions conte-

nues dans le présent aphorisme. Les auteurs prétendent que l'écorce, les feuilles, et la semence du saule
et de l'osier sont des remèdes rafraîchissants et astringents; qu'on en peut prendre la décoction pour calmer
les ardeurs de l'amour, et pour arrêter les hémorragies; qu'on en lave avec succès les jambes dans l'insomnie, et dans les fièvres ardentes. D'autres regardent l'écorce de ces simples comme sudorifique, et
aussi utile dans la fièvre intermittente que le quinquina. Ce sont des épreuves à faire.

APHORISME CXVII.

De l'absinthe.

Nausea non poterit quemquam vexare marina,
Si priùs hanc vino commixtam sumpserit herbam.
Confortant nervos absinthia; pectora curant;
Serpentes nidore fugant, bibitumque venenum;
Depelluntque sonos auris cum felle bovino.

Prêt à vous embarquer buvez du vin d'absinthe,
Si du vomissement vous redoutez l'atteinte.
De chasser les serpents l'absinthe a la vertu;
Elle émousse les traits du poison qu'on a bu;
Elle est fortifiante, et dans les sons d'oreilles,
Unie au fiel de bœuf, elle fait des merveilles.

L'absinthe est une des plantes les plus salutaires que
la nature ait fournies à l'humanité. Elle a de l'amertume, mais elle est savonneuse, et conséquemment
stomachique et digestive. On en fait une boisson
médicamenteuse, dont l'usage est salutaire dans les
fausses digestions, dans les relâchements de l'estomac,
dans le défaut de bile, dans la difficulté de la suppres-
sion des règles. Elle est excellente contre les vers. Son
goût, il est vrai, la rend désagréable, surtout pour les
enfants, mais on la corrige avec le sucre. On retire
aussi de cette plante, par l'art de la chimie, un sel essentiel alcalin, qui s'emploie avec succès dans les

mêmes cas que ceux où la plante en substance peut être administrée. Les propriétés que l'Ecole de Salerne attribue à l'absinthe paraissent donc bien fondées et mériter la confiance des hommes, dans les cas désignés au présent aphorisme.

APHORISME CXVIII.

Du café.

Impedit atque facit somnos, capitisque dolores
Tollere caffæum novit, stomachique vapores;
Urinare facit; crebrò muliebria movit:
Hoc cape selectum, validum, mediocriter ustum.

Le café de la tête apaise les douleurs;
Fait dormir, en empêche, et guérit les vapeurs;
Aux urines, aux mois, il fait ouvrir la porte:
Prends-le choisi, bien fait, brûlé de bonne sorte.

Le café nous vient des Indes orientales et des Indes occidentales. Celui de Moka, ville de l'Arabie, est le plus estimé. Il est court, jaunâtre, sec, dur, d'une odeur agréable. Celui des îles de l'Amérique est verdâtre, long, moins sec en apparence, et moins odorant. Il n'est bon que quand il est vieux, c'est-à-dire, au bout de six, sept, huit, neuf, dix ans de récolte. On prétend qu'il vaut alors au moins le café de Moka. Celui-ci se distingue en *bahouri*, qui est réservé pour le grand-seigneur; en *saki* et en *salabi*, que l'on destine pour le commerce, et qui nous sont envoyés.

Quelle que soit la nature du café et la maniere dont on en fait usage dans les pays où il croît, nous n'avons qu'une façon de nous en servir et qui consiste en ceci. On le fait brûler, ou pour mieux dire, torréfier; on le mout et l'on en fait une décoction, que l'on prend enfin chaude, sans lait, ou avec du lait. C'est un art de torréfier, moudre, et doser convenablement le café.

Le choix du café consiste à prendre celui de Moka,

ou du vieux des îles. On juge qu'il est bien torréfié quand le grain a une belle couleur puce ou de marron d'Inde, et qu'il a sué. Il est fortement dosé par une once de café moulu sur quatre onces d'eau bouillante.

Le café, ainsi préparé et pris à la dose d'une tasse ordinaire, imprime à toute la bouche une saveur amère, sans âcreté, pourtant un peu austère et stiptique, qui plaît plus ou moins, selon la diversité des goûts, mais en général plutôt désagréable que satisfaisante. Il excite dans l'estomac une chaleur momentanée, et peu de temps après, cette sensation se communique à tout le corps. On est plus ou moins agité, inquiet, échauffé. Quelques-uns suent, d'autres urinent plus que de coutume, mais bientôt l'équilibre se rétablit dans toute la machine.

Cette manière d'user du café est médicinale, et ne convient en santé qu'aux personnes qui y sont habituées. La méthode salutaire, celle qui convient à tous, c'est celle qui est généralement adoptée, de corriger le café par le sucre. Ce suc essentiel, qui s'unit fort bien avec lui, le modifie de manière à le rendre propre à tout tempérament, mais selon certains degrés, et dans certaines circonstances.

Le café n'est plus alors aussi incendiaire, ni aussi actif qu'auparavant. Cependant, si l'on n'est pas habitué à en user, il a coutume d'empêcher de dormir. Il agite le sang et tous les nerfs de la machine. Les personnes d'un tempérament sec, qui ont peu de bonne bile, se trouvent aussi communément émues par le café. De là sa première vertu, d'empêcher le sommeil. Chez les sujets gras, au contraire, chez ceux d'un tempérament humide, et chez les personnes qui en font habituellement usage, le café hâte et facilite la digestion. Il donne aux viscères du bas-ventre un surcroît d'action dont ils ont besoin, le calme des sens en est la suite; il règne partout un heureux équilibre; de là sa seconde propriété, de faire dormir.

En aidant la digestion, en augmentant l'action des

viscères du bas-ventre sur les aliments, le café ne peut manquer d'apaiser les maux de tête, qui sont l'effet d'une condition contraire. Il dissipe donc aussi les vapeurs qui ont la même cause. De là sa troisième qualité, de calmer les douleurs de tête et les accidents vaporeux, escorte et suite nécessaire des mauvaises digestions.

Enfin la chaleur que le café communique à l'estomac se répand par toute l'habitude du corps. La circulation accélérée gonfle les vaisseaux, les remplit, et quefois les ouvre. De là l'augmentation des sécrétions et des excrétions, singulièrement de la sueur, des urines; et chez les femmes, l'éruption des règles, que le café a souvent excitées et favorisées.

CHAPITRE XII.

Des moyens de prévenir certaines maladies vulgaires et d'en arrêter les progrès.

APHORISME CXIX.

Contre la passion amoureuse.

Salvia cum rutâ faciunt tibi pocula tuta :
Adde rosæ florem, minuuntque potenter amorem.

Sauge et rue infusée est un breuvage heureux;
Mais la rose le rend perfide aux amoureux.

De toutes les passions qui agitent le cœur de l'homme, l'amour, ou le besoin de se reproduire, est, sans contredit, la plus tumultueuse, la plus indomptable. Désir dans les premiers moments, appétit ensuite, puis passion et fureur, ce sentiment bouleverse tout dans l'économie animale, comme il ferait dans la société, s'il n'était guidé, conduit, réfréné. La nature paraît avoir en cela obligation aux lois, et la médecine s'écarte sagement de la première, pour se plier et satisfaire aux secondes. C'est ici, ou jamais, qu'il faut régler l'instinct par la raison. Le présent aphorisme ne peut donc pas être défectueux, pour tendre à contredire la nature, dont les lois sont d'ailleurs si respectables en médecine.

On a vu ci-devant quelles étaient les vertus de la sauge et de la rue, chacune en particulier. L'École de Salerne les considère ici prises ensemble, et leur reconnaît des propriétés également heureuses. Mais on ne peut, sans expérience, accorder la même foi à la propriété qu'elle dit que la rose lui donne. Le principe odorant de cette fleur, si suave, si douce aux sens extérieurs, si favorable à l'action des nerfs qu'elle récrée, doit naturellement ajouter au principe actif de la sauge et de la rue.

APHORISME CXX.

Contre la dysurie vénérienne.

Legitimam Venerem cole. Si malè captus amorem
Prosequeris vetitum, formidans munera fœda,
  Ut sit certa salus, sit tibi nulla Venus.
Ut sit certa Venus, præstò tibi sit liquor unus,
Quo veratrum, et nymphæ priùs, et vagina laventur,
Lotio post coïtum nova fecerit hunc fore tutum ;
Tunc quoquè si mingas, aptè servabis urethras.

Cultive, satisfais un amour légitime ;
Mais si, trop attiré par l'appât d'un doux crime,
Tu suis d'autres Vénus, et crains leurs fruits honteux,
Pour te sauver de mal, renonce à de tels feux.
Ou si quelque lien t'oblige en cette affaire,
Voici ce que je peux te conseiller de faire :
Prends soin de te laver d'eau pure auparavant ;
Prends soin que ton amante en fasse tout autant ;

Et, quand du lieu sacré ta prudente sortie
Aura d'un long péril préservé ta partie,
Lave-toi de nouveau, pisse dans le moment,
Et tu pourras toujours uriner librement.

Sans doute il est dans l'ordre de la santé, comme dans celui de la nature et des lois, que les deux sexes s'unissent. Les individus disparaissent, l'espèce dure; et ce violent désir qui porte un sexe vers l'autre, est chez les animaux, le vrai moyen dont l'auteur des choses se sert pour les éterniser. Mais, afin de parer aux guerres, aux plus affreux tumultes qu'un instinct aussi terrible que l'amour ne manquerait jamais de jeter parmi les hommes, les lois ont obligé le désir à se renfermer dans de justes limites, et le mariage a remédié puissamment à ses plus désastreux effets. L'amour ainsi devenu légitime, peut se satisfaire, et rempli, il contribue beaucoup à l'entretien de la santé. C'est de cet amour que le commencement du présent aphorisme conseille de faire usage. Le reste enseigne à de malheureux époux à se préserver des maux qui suivent ordinairement l'amour vulgivague du libertin. On voit que le moyen est simple et facile.

APHORISME CXXI.

Contre la pulmonie.

Lac ethicis sanum : caprinum post camelinum ;
Postque jumentinum camelinum, et post asininum.
Plus nutritivum vaccinum, sic et ovinum :
Si febriat, caput et doleat, non est benè sanum.

Le lait nuit dans la fièvre et dans le mal de tête ;
A l'étique il fait bien, mais c'est selon la bête :
La chèvre en donne un bon ; le chameau mêmement ;
Mais il cède à l'ânesse, il cède à la jument,
Et si je veux en lait faire mon ordinaire,
La vache et la brebis feront mieux mon affaire.

On reconnaît en médecine plusieurs sortes d'étisie, qui ont presque toutes leur cause dans la consomption de quelque viscère. En général, le lait convient à cette maladie, mais il en est une pour laquelle on l'emploie plus fréquemment et avec succès. C'est la phthisie pulmonaire, connue du vulgaire sous le nom de *pulmonie*, maladie très-commune chez les jeunes personnes de l'un et de l'autre sexe, et qui, passant par un grand nombre de degrés, paraît extrêmement différer d'elle-même. L'Ecole de Salerne conseille ici avec raison le lait comme préservatif de cette maladie.

Quand une jeune personne (depuis quinze ans jusqu'à trente) a la poitrine aplatie sur le devant, le cou long, la taille svelte et haute, on dit qu'elle est conformée pour devenir pulmonique, et l'observation constate la justesse de cette opinion.

Quand, avec cette conformation, les joues sont fortement colorées, qu'il y a de temps en temps une petite toux sèche, le mal est plus à craindre.

Quand la toux devient fréquente, et que les crachats se mêlent de quelques filets de sang ; si le corps se courbe en même temps, sans prendre une nourriture qui réponde ni à l'âge, ni à la quantité des aliments que l'on mange, le péril est grand, la maladie se décide ; elle croît, fait des progrès.

Enfin, que la toux devienne grasse, après de plus fréquents et de plus abondants crachements de sang ; que la fièvre lente s'y joigne : la pulmonie est confirmée.

Il s'agit ici, non de guérir cette maladie, ce n'est pas l'objet de l'hygiène, mais de la prévenir, ou d'en arrêter les progrès. Or, c'est dans les premiers temps de son invasion, que l'on peut le mieux y réussir ; et des remèdes propres à cela, le lait est le plus universellement approuvé, le mieux conseillé et le plus efficace. Mais de quel lait le sujet fera-t-il usage ?

Le lait de vache est le plus commun, le plus à la

portée de tout le monde, le plus usuel, le plus nourrissant. Celui de brebis vient immédiatement après, comme si ces deux espèces d'animaux étaient destinées à servir l'homme le plus utilement en tout. Le lait de chèvre est le plus constipant, et convient pourtant de préférence à certaines espèces d'étisie. Avant tous ces laits, on conseille ordinairement le lait d'ânesse, qui est plus séreux, moins mat, et suffisamment nourrissant, mais toujours au défaut de celui de femme, qui serait plus analogue à notre nature, et préférable, s'il n'était si souvent altéré, corrompu, et rendu infiniment inférieur en qualité à celui des animaux, par le régime et les maladies de notre espèce. Quant au lait de chameau ou de jument, on n'est guère en France dans l'usage de s'en servir. Le chameau nous manque, et rarement préfère-t-on le lait de jument à celui d'ânesse.

Quand on veut se mettre à l'usage du lait, il faut avoir soin de s'y préparer par des évacuations par haut, s'il est possible, et par bas. On choisit à la campagne un air convenable, une habitation commode. On se procure l'animal dont on veut prendre le lait, et, de temps en temps, on interrompt pour se purger, s'il en est besoin. A la fin, quand le lait a produit les bons effets que l'on en attendait, on se purge encore, s'il est nécessaire, et l'on reprend le régime accoutumé, mais insensiblement, comme il a été bon de ne s'en écarter qu'insensiblement, pour s'en tenir enfin au lait seul.

Le lait qui nourrit et engraisse fait bien. Celui qui soutient sans donner d'embonpoint est équivoque, et pourtant plutôt bon que mauvais. Celui qui donne la diarrhée ne passe pas, et celui qui rend maigre fait mal. Il fait mal s'il donne la colique et des rapports. Celui qui constipe, passe, fait bien et nourrit.

Le lait, administré à propos et d'une manière convenable, prévient en effet la pulmonie, la guérit même à un certain degré. Il convient également dans les étisies qui proviennent de la faiblesse de quelque viscère, auquel il ne faut qu'un peu moins de travail avec une nourriture douce et abondante. Dans ces cas, il est bon d'allier, autant qu'il se peut, l'équitation au régime lacté. C'est encore un puissant moyen de prévenir la consomption. Enfin, il est des circonstances où c'est mettre le comble à ce que l'art peut faire, que de dormir dans un lieu échauffé par la chaleur de quelques animaux sains.

APHORISME CXXII.

Contre le crachement de sang.

Si cruor emanat, spodium sumptum citò sanat.

Le spode, en astringent sagement mesuré,
Contre l'hémoptisie est remède assuré.

Le spode, autrement la tuthie, est astringent. On le mêle avec d'autres remèdes usités dans les cas d'hémorragie. Il se peut donner dans un julep, dans une potion, en bol, ou en pilule. Mais il faut soigneusement prendre garde avant de l'administrer, lui comme tous les autres astringents, que l'hémorragie ne dépende pas d'une cause qui ne soit point accessible à ces remèdes ou qui en exige d'une nature tout à fait différente. Car cela arrive on ne peut pas plus fréquemment.

APHORISME CXXIII.

Contre le rhume.

Jejuna, vigila, caleas dape, tuque labora ;
Respira calidum ; modicum bibe ; comprime flatum :
Hæc benè tu serva, si vis depellere rheuma.
Si fluat ad pectus, dicatur rheuma, catarrhus ;
Branchus it ad fauces ; ad nares, esto corysa.

Vous êtes attaqué d'un rhume opiniâtre ?
Eh bien ! Voici l'avis d'un habile archiâtre :
Mangez peu, travaillez, tenez-vous chaudement,
Poussez vos vents, veillez, et buvez sobrement.
Le branchus du gosier, des poumons les catarrhes,
Du nez le corysa sont des rhumes peu rares.

Chacun connaît les premiers effets d'un rhume et les phénomènes qui en accompagnent l'existence. Tout rhume est un engorgement de la membrane qui tapisse les sinus frontaux, le nez, les sinus maxillaires, le pharynx, la trachée-artère, le palais et les amygdales. Il s'annonce par un chatouillement qui devient âcre et douloureux à mesure qu'il avance. Il se fait alors une abondante excrétion d'humeur limpide, pituiteuse, qui gerce quelquefois la moustache et les lèvres. Le toucher des corps qui doivent passer par les endroits engorgés, est rude et peu facile. De là l'enrouement de la voix, l'enchifrènement du nez, la pesanteur des yeux et le larmoiement, les sifflements de la trachée-artère, la déglutition douloureuse. La toux qui s'élève ensuite annonce que le rhume descend dans la poitrine. Cet état dure communément quatre jours dans les rhumes simples et bénins, après quoi il se fait une excrétion vraiment critique de matière épaisse, gluante, muqueuse, et comme purulente, qui, sortant en abondance, débarrasse sensiblement les parties engorgées. Alors on dit que le rhume se pourrit. Il est mûr en effet et tire à sa fin. Quand les rhumes se prolongent au-delà de quatre, sept, neuf, onze et quatorze jours, on les traite d'opiniâtres. Ils exigent beaucoup plus de soins et des soins beaucoup mieux entendus que le rhume simple. Les remèdes que prescrit l'Ecole de Salerne dans cette circonstance, sont propres à modérer la vivacité du mal, à mûrir la crudité de l'humeur, et à procurer la crise.

APHORISME CXXIV.

Pour prévenir les difformités de la taille chez les jeunes personnes.

Hæc quoquè rhachiticis ritè observanda jubebis ;
Crebrò purgentur, sed crebriùs invigilentur.
Quæ metuis pueris magè sunt metuenda puellis.
Hi multùm comedant, vacuumque per aera ludant ;
Non sedeant, sed eant ; et vitent vincla thoraces.
Si tamen intorsum minitetur pessima dorsum,
Continuò spinam redigas in rectiùs, illam
Extendens tractu leni simul atque perenni,
Convexesque premens interdùm molliter arcus.

Pour parer aux assauts du traître rachitis,
Mal à craindre à ta fille encor plus qu'à ton fils,
Fais que le médecin qui les aura vus naître,
Les veille assidûment tant qu'ils auront à croître,
De les purger souvent crois qu'il est à propos,
Qu'ils mangent à gogo, folâtrent sans repos ;
Loin d'eux liens et corps, qu'ils agissent à l'aise,
Toujours dans un grand air, et jamais sur la chaise.
Cependant, si le dos, venant à se courber,
Annonce que la taille au mal va succomber,
Que ton adresse alors prévienne sa ruine,
Mets à l'œuvre la main, étends vite l'épine ;
Etends-la par degrés, toujours, et doucement ;
Comprime quelquefois les voûtes mollement.

Entre les maladies qui assiégent l'enfance de
l'homme, il y en a une d'autant plus perfide, que l'on
est moins en garde contre ses assauts, et d'autant plus
à redouter qu'elle est moins guérissable, quand une
fois elle s'est déclarée. C'est le rachitis, connu d'abord
sous le nom de chartre, puis sous ceux de nouage, de
gibbosité, de bosse et de contrefaction achevée.

Il est d'observation constante que les jeunes filles y
sont plus sujettes que les jeunes garçons ; les enfants
des villes plus que ceux des campagnes, et ceux des
grands beaucoup plus que ceux des bourgeois ; de

sorte que l'on peut dire du rachitis ce que Sydenham a dit de la goutte : que c'est un fléau de la grandeur et de la richesse.

Le rachitis consiste essentiellement dans une faiblesse des fibres osseuses, d'où il résulte une charpente incapable de supporter le poids des parties qu'elle doit soutenir, et de remplir complètement les fonctions auxquelles la nature l'avait destinée. Cette faiblesse des os reconnaît pour cause un nombre prodigieux d'agents, dont les uns résident au-dedans de l'individu et les autres au-dehors. D'autres lui sont purement accidentels. Tantôt c'est un virus inné, qui fait les plus grands ravages, à mesure que les organes de l'enfant se développent et croissent; tantôt c'est un sang, qui pur dans son origine devient mauvais par une mauvaise lactation, et fournit un suc osseux presque décomposé. Celui-ci doit la maladie à la faiblesse de ses parents; celui-là, à la mollesse dans laquelle on l'élève; plusieurs, ou aux lieux qu'ils habitent, ou à la manière dont on soigna leurs membres dans les premières années de leur vie. Enfin on en a vu qui, se reposant dans le calme d'une trompeuse sécurité, sont devenus contrefaits, par une vie sédentaire et appliquée, à l'âge de la puberté, précisément quand le plus grand développement des organes n'annonçait pour eux que la santé et une taille des plus avantageuses.

Quel que soit le sujet, jeune ou avancé en âge, le rachitis n'en parcourt pas moins rapidement ses périodes, si l'on n'y met promptement les plus puissants obstacles. Les soins que l'on en a pris jusqu'à présent ont été constamment plutôt préjudiciables que salutaires. Les corps sont devenus des instruments de dommage, au lieu d'obvier aux inconvénients, et les remèdes se sont tournés en poisons qui ont accéléré la perte de la taille, sans dissiper aucune des causes qu'il fallait combattre, et qu'en effet on voulait détruire.

Cependant les choses n'en sont pas tout à fait au même état que ci-devant. Les années ont amené un changement favorable à cet égard, et on peut, aujourd'hui, opposer à cette maladie, des digues qu'elle ne surmontera jamais, si l'on a pour les maintenir, la constance qu'exige la continuité des efforts que le mal fait pour les vaincre.

M. le docteur Levacher de la Feutrie, dans son ouvrage *sur le Rachitis*, publié dès 1772, donne d'excellents conseils.

« Les moyens dont il s'agit sont de diverse espèce. Les uns, tirés de la mécanique, agissent en opposant force à force, action à action, résistance à effort. Les autres, puisés dans la pharmacie, altèrent, subjuguent, évacuent. Insuffisants, sans le concours des précédents, ils produisent, de concert avec eux, tous les effets qu'on a droit d'en attendre. Les premiers, en remplissant les vues du médecin qui veut guérir la contrefaction, sont portatifs, commodes, et n'excitent aucune douleur; leur action perpétuelle et facile à graduer est maniable dans tous les sens et dans tous les cas. Les seconds sont sous sa main, à portée d'être variés selon la diversité des causes à combattre. Ceux-ci détruisent, dissipent ce qui peut miner et faire crouler l'édifice; ceux-là font un échafaudage nécessaire pour asseoir les pièces de construction.

» Parmi les remèdes internes qu'exige le traitement du rachitis, les purgatifs amers tiennent, sans contredit, le premier lieu. Cependant il ne faut point s'en tenir à une seule espèce. Tantôt les fondants, les mercuriels, et tantôt les anti-scorbutiques sont préférables. C'est la nature de la cause qui fait courber les os, qui détermine le genre de purgatif que l'on doit employer, de même que les autres remèdes altérants qui doivent concourir, avec les purgatifs, à produire le même effet. Des moyens mécaniques que l'on a inventés jusqu'à présent pour opérer le redressement de la courbure de l'épine et la guérison des bosses, il en est deux dont l'action est la plus efficace, en même temps que la plus heureusement combinée. Le premier de ces moyens est la machine extensive de l'épine, décrite au quatrième tome des mémoires de l'Académie de chirurgie ; et le second est le fauteuil à compression. Toujours l'épine difformément courbée, cède à l'action graduée de la machine extensive ; toujours on la voit rentrer peu à peu dans sa situation naturelle, par le moyen des compressions sagement administrées.

» Mais, si l'enfance seule est sujette au rachitis, quels soins n'en doit-on pas prendre dans les temps heureux où rien ne paraît encore ? Si l'on a des moyens propres à prévenir et à dissiper cette maladie, pourquoi négliger d'en faire usage ? N'est-ce pas vouloir demeurer dans les maux de l'ignorance ? N'est-ce pas vouloir être difforme de plein gré ? Rien ne paraît donc désormais plus utile, ni même plus nécessaire, que l'inspection de la taille des enfants depuis leur naissance jusqu'à l'âge de puberté. Les enfants des grands étant les plus exposés, et ceux dont la taille est pourtant le plus à ménager, il semble que cette inspection devrait être rigoureuse pour eux. Ceux des rois eux-mêmes, les plus précieux dans l'espèce humaine, y étant malheureusement aussi en butte, il semble que le même examen leur devient absolument indispensable.

» Ces réflexions sont bonnes à mettre au jour, dans un temps où cette malheureuse difformité dont je parle est extrêmement commune, et où la physique et la médecine perfectionnées peuvent pourtant le mieux s'accorder et se joindre, pour la prévenir et la détruire (1).

(1) Plusieurs bons ouvrages ont été publiés, depuis quelques années, sur les difformités de la taille et sur l'orthopédie en général ; nous signalerons seulement les deux suivants :

Manuel pratique d'orthopédie, ou Traité élémentaire sur les moyens de prévenir et de guérir toutes les difformités du corps humain, par MELLET, 1844. gr. in-18, avec beaucoup de planches.   3 fr. 50. c.

Après avoir traité des difformités en général, M. Mellet

APHORISME CXXV.

Contre l'excès de boisson.

Si nocturna tibi noceat potatio vini,
Matutinâ horâ rebibas, et erit medicina.

As-tu de vin la nuit surchargé ta poitrine?
Bois encore au matin, ce sera médecine.

On chasse un clou par un autre clou, dit-on; mais on ne dissipe pas l'ivresse en buvant toujours du vin. Le remède qui suit est meilleur pour cela, comme pour le mal contre lequel on le recommande.

s'occupe des difformités en particulier qu'il divise en quatre parties ; 1° difformités de la tête ; 2° difformités du tronc ; 3° difformités des membres supérieurs ; 4° difformités des membres inférieurs. L'auteur a su réunir en un seul volume tout ce qu'il est indispensable de connaître sur cette branche si importante de l'art de guérir. Directeur, depuis très-long-temps, d'un établissement orthopédique, il a été à même d'apprécier la supériorité des moyens mécaniques employés jusqu'à ce jour, et ce n'est qu'appuyé d'un grand nombre d'observations, qu'il affirme un fait. Les nombreuses planches dont il a accompagné son livre, et surtout l'exactitude de leur exécution, en font un ouvrage précieux.

Orthopédie. Clinique sur les difformités dans l'espèce humaine, accompagnée de mémoires et dissertations sur le même sujet, d'après plusieurs médecins français et étrangers ; par Maisonabe, 1834 ; 2 v. in-8, cartonnés, avec un très-grand nombre de planches.   14 fr.

Tout ce que l'art de guérir possède de notabilités, en France comme à l'étranger, connaît les succès obtenus par M. Maisonabe. On ne pourra donc que lui savoir gré d'avoir colligé ses travaux littéraires sur l'Orthopédie, en y joignant ceux de plusieurs médecins de France et de l'étranger qui ont traité le même sujet.

APHORISME CXXVI.

Contre le mal de tête provenant de l'excès de boisson.

Si capitis dolor est ex potu, limpha bibatur,
Ex potu nimio nam febris acuta creatur.
Si vertex capitis, vel frons, æstu tribulentur,
Tempora fronsque simul moderatè sæpè fricentur
Marellâ coctâ, infusove fisone laventur ;
Istud namquè malo capitis prodesse putatur.

Si pour avoir trop bu la tête te fait mal,
Bois de l'eau ; cet excès pourrait t'être fatal.
Si ton crâne, éprouvant une chaleur brûlante,
Semble ne contenir qu'une vapeur bouillante,
Voici pour te guérir un moyen sûr et prompt :
Frotte peu, mais souvent, tes tempes et ton front,
De marc chaud de morelle, ou bien d'eau de ciguë.
Un excès en boisson cause une fièvre aiguë.

Rien n'éteint mieux le feu que l'eau jetée dessus à foison. L'excès du vin met dans le corps une chaleur contre nature, et cause en effet une fièvre aiguë plus ou moins dangereuse. La boisson aqueuse est sans contredit le vrai remède à ce mal. Le marc de morelle ou celui de ciguë, de même que les eaux distillées de ces plantes, et simplement l'eau chaude, appliqués en cataplasme ou en embrocation sur le front et sur les tempes, ne sauraient être nuisibles. Les parties aqueuses et calmantes, s'insinuant par les pores absorbants de la peau, gagnent le tissu cellulaire, et, pénétrant dans la masse du sang, le rendent plus doux et plus coulant. D'ailleurs, en calmant l'irritabilité des nerfs, il est nécessaire que la douleur cesse ou diminue. On peut encore, dans le cas dont il s'agit, employer l'oxicrat. Ce remède est fort bon dans le mal de tête qui vient de pareille cause.

APHORISME CXXVII.

Contre la fistule.

Auripigmento sulphur miscere memento ;
His decet apponi calcem, calcique saponem :
Quatuor hæc misce : commixtis quatuor istis,
Fistula curetur, quater ex his si repleatur.

Au soufre, à l'orpiment, sagement mélangés,
Le savon et la chaux, avec art engagés,
Font un médicament, dont, quatre fois remplie,
Une fistule, en peu, se trouvera guérie.

Pour guérir une fistule, il faut toujours en découvrir
le fond, soit par dilatation, soit par incision, soit par
ustion. On y place des médicaments suppuratifs, déter-
sifs et cicatrisants, selon les temps, et l'on en vient ordinairement à bout. Mais d'assurer que l'orpiment, le
soufre, le savon et la chaux mélangés ensemble, ou
même combinés, donneront un remède spécifique dont
il ne s'agira que de remplir quatre fois la cavité d'un
ulcère fistuleux pour le guérir, c'est ce qu'il faut bien
se garder d'espérer et même de croire possible.

APHORISME CXXVIII.

Pour préserver des dangers de l'enfantement dans la mauvaise conformation du bassin.

Pelvis in angustâ parientis fauce retentus,
Quâ via facta, ruet non multis nisibus infans,
Si faciet medicina viam, si dextra juvabit.
Nec jàm cæsareum vulnus Lucina requiret :
Symphiseos pubis dissectio ritè peracta
Damnatos letho partus simul atque parentes,
Protinùs et certò, dulces servabit ad auras.
At mitemne adeò pubis divisa medelam
Matribus ac pueris feret, ars ut mitiùs ullum

Auxilium nequeat, nec convenientius ullum,
Quod possit repeti quotiès natura jubebit.

A la femme en travail, dont l'étroite structure
Retient dans la prison sa tendre géniture,
Les potions, la main, prêteront des secours
Qui de l'une et de l'autre assureront les jours.
Mères, ne craignez plus que l'art alors n'en vienne
A l'opération qu'on dit césarienne.
Le pubis divisé d'un fer adroit et doux
Sauvera vos enfants, innocemment pour vous.

On dit qu'une femme est mal conformée pour ac-
coucher, quand les os qui composent le bassin sont
chez elle, ou mal faits, ou mal articulés entre eux, de
façon qu'ils ne laissent, dans la cavité qu'ils forment,
qu'un espace rétréci, et trop étroit pour qu'un enfant de neuf mois puisse y passer et parvenir à la lumière. Cet espace, nécessaire à la sortie d'un enfant
hors du sein maternel, est circonscrit par un rebord
osseux, que l'on connaît en médecine sous le nom de
détroit. Sa partie supérieure s'appelle *détroit supérieur,*
et son inférieure, *détroit inférieur.* Pour être bien con-
formé, il doit avoir environ quatre à cinq pouces de
diamètre. Quand il en a moins, l'accouchement devient de plus en plus difficile par les voies ordinaires,
proportionnellement aux degrés d'étroitesse, et il est
aisé de voir que la difformité peut enfin aller jusqu'à
le rendre totalement impossible.

Quand la conformation n'est pas assez vicieuse pour
rendre l'accouchement impossible à neuf mois de grossesse, on l'aide au moment par des potions fortifiantes, des médecines indiquées, des métrenchytes
adoucissants, émollients, propres à favoriser la dilatation des voies naturelles. La main d'un accoucheur
intelligent et adroit peut le terminer avec toute espèce
d'avantages. Mais, si la mauvaise conformation est
telle, que le fœtus ne puisse absolument franchir les
détroits par les forces naturelles, ni par aucun des se-

cours précédents, il faut pour lui procurer le jour, aussi bien que pour sauver la mère, de trois choses l'une : ou agrandir le détroit, ou diminuer le volume de l'enfant, ou enfin lui frayer des routes artificielles.

Des trois moyens qu'il fallait méditer avec la plus scrupuleuse attention, celui qui parut le plus prompt et le plus aisé fut celui qu'on adopta. On crut voir qu'il était tout simple de faire au ventre d'une femme grosse une ouverture assez grande, assez profonde, pour permettre à la main d'un accoucheur d'aller au fond de la matrice, étonnée de se voir attaquée par le fer et divisée dans sa substance, tirer un enfant qui n'était pas fait pour en sortir ainsi. On fit l'opération césarienne, sans se douter que le moyen le plus simple en apparence pourrait être en effet le plus difficile et le plus dangereux, comme il est sans contestation le plus cruel. On dit pourtant que la première fois elle fut heureuse, et il est certain que depuis on l'a faite encore avec succès. Mais cela doit-il suffire pour arrêter l'émulation ? Non certes. On ne saurait envisager de sang-froid l'opération césarienne sur le vif, et plus on en considère de près les dangers, plus on en est effrayé. Néanmoins elle est utile, et la seule qui convienne, dans les conceptions ventrales, dans la rupture de la matrice, lorsque par les efforts de l'enfantement, le fœtus vient à la crever, et qu'il se dévoie dans la cavité du ventre, après la mort d'une femme, quand on peut encore sauver l'enfant.

Revenant donc aux premières considérations à faire pour les cas de mauvaise conformation, on a pensé à l'agrandissement du bassin. Ayant observé la marche de la nature durant la grossesse, depuis l'instant de la conception jusqu'au terme de l'accouchement, on a vu que les symphises des os du bassin s'infiltraient toutes peu à peu, s'étendaient, se dilataient, que, par les douleurs de l'enfantement, elles se rompaient quelquefois, s'écartaient, et l'on en a conclu, justement sans doute, que la nature elle-même indiquait d'agrandir les détroits pour favoriser la sortie de l'enfant hors du sein de sa mère.

C'est cette opération que l'aphorisme conseille de substituer à l'opération césarienne dans tous les cas d'accouchement impossible par la mauvaise conformation du bassin, hors ceux où j'ai dit que la césarienne était seule de mise et convenable. Elle est en effet beaucoup plus simple en elle-même, d'un appareil bien moins effrayant, d'un succès bien plus assuré. Cependant, il faut le dire, il reste encore des doutes à lever, avant que d'établir sa prééminence sur tout autre moyen.

De ces réflexions qui sont sûres et incontestables, on peut tirer les conclusions suivantes, relatives à l'objet en question : La première, que la matrice peut innocemment se contracter, et conséquemment se débarrasser de son fardeau, dans tous les temps de la grossesse. La seconde, que les risques que les mères et les enfants couraient dans certains accouchements, dépendant, non de l'accouchement, mais uniquement de la cause, ils n'étaient, ni toujours mortels, ni toujours inévitables.

CHAPITRE XIII.

APHORISME CXXIX.

De la saignée.

Denus-septenus vix phlebotomum petit annus ;
Spiritus exit enim nimius per phlebotomiam,
Spiritus ex vini potu haud mox multiplicatur,
Humorumque cibo damnum lentè reparatur.

Ne saignez point avant la dix-septième année :
Trop de force et d'esprits s'en vont par la saignée ,

Et, pour les réparer, le meilleur aliment,
Le vin et le bouillon agissent lentement

La saignée èst un des plus puissants secours de la
médecine, non-seulement pour guérir, mais encore
pour prévenir beaucoup de maladies. Les anciens médecins, qui ignoraient la circulation du sang, ne faisaient guère moins saigner que les modernes.

APHORISME CXXX.

Utilité de la saignée.

Lumina clarificat; sinccrat phlebotomia
Mentes et cerebrum ; calidas facit esse medullas;
Viscera purgabit; stomachum ventremque coercet;
Puros dat sensus; dat somnum ; tædia tollit;
Auditus, vocem, vires producit et auget ;
Exhilarat tristes; iratos placat ; amantes
    Ne sint amentes phlebotomia facit.

Le mortel qu'à propos ta main phlébotomise,
A bientôt l'esprit sain ; bientôt son œil s'aiguise,
Son cerveau se refait ; la moëlle dans ses os
Circule, et, pour dormir, les stupides pavots
Lui seront désormais des secours inutiles.
Son ventre sera bon, ses viscères tranquilles.
De la saignée enfin terminons les exploits :
Elle chasse l'ennui, rend force, oreille et voix ;
Elle amène la joie ; apaise la colère,
Et des cœurs amoureux la passion modère.

En détaillant ici les effets salutaires de la saignée,
l'École de Salerne expose les incommodités dans lesquelles cette opération constitue un bon remède, et développe en même temps les phénomènes qui l'indiquent.
Cependant il n'y a pas une seule des affections désignées dans l'aphorisme, qui ne puisse venir d'une
autre cause que de la surabondance du sang. La pléthore humorale, soit bilieuse, soit mélancolique, offre

tous les jours dans la pratique de la médecine, les mêmes apparences, les mêmes maux que les vomitifs, les purgatifs, les dérivants dissipent, et non pas la saignée. C'est pourquoi il faut toujours en revenir à la prudence d'un médecin qui sache distinguer la nature du mal, et quel remède il exige de préférence. Autant la saignée est profitable dans la pléthore sanguine, autant elle est nuisible dans la surabondance bilieuse, qui n'est point compliquée avec celle du sang.

Cependant ce remède n'est pas toujours salutaire, quelquefois même il est mortel, et il faut apporter le plus grand discernement dans les cas où l'on veut saigner, pour ne le pas faire à contre-temps. L'art consiste à bien saisir l'indication. Voici quelques règles générales, qui pourront apprendre à distinguer si une saignée a été justement administrée ou non.

Toute saignée faite à propos est utile ; toute saignée faite hors de saison est mauvaise et périlleuse.

Une saignée trop forte est nuisible ; une saignée trop faible ne fait aucun bien.

Il n'y a et ne peut y avoir de règle pour se faire saigner ; ce doit toujours être la nécessité qui détermine cette opération.

L'âge n'est nullement indifférent pour la pratique de la saignée : ce que dit le texte du présent aphorisme à ce sujet est on ne peut plus sage.

Les femmes supportent mieux la saignée que les hommes, généralement parlant ; les adultes mieux que lès vieillards ; les vieillards mieux que les enfants.

Le pouls dur et plein, dans quelque cas que ce soit, indique la saignée. Il annonce l'hémorrhagie naturelle et critique. Jamais dans ce cas la saignée n'a fait de mal ; elle a très-souvent fait le plus grand bien.

La saignée se pratique toujours heureusement dans la pléthore sanguine, parce que le premier de ses effets, son effet le plus notable et le plus salutaire, c'est de diminuer sur-le-champ la masse du sang, et de débarrasser les gros vaisseaux.

Mais la meilleure marque qu'une saignée a été faite à propos, c'est le soulagement qu'elle apporte à celui qui s'est fait saigner.

Voyons dans l'aphorisme suivant quels sont les avantages que procure la saignée sagement pratiquée.

APHORISME CXXXI.

Des temps où la saignée est utile.

Hi sunt tres menses, maïus, september, aprilis;
In quibus eminuas, ut longo tempore vivas.
Prima dies primi postremaque posteriorum
Non ullum minuit, nec carnibus anseris uti
Per senium aut juniora licet. Si sanguis abundet;
Omni mense probè confert incisio venæ.

Pour l'opération comptez trois mois heureux;
Septembre, avril, celui qu'on dédiait aux vieux.
Le premier jour de mai, le dernier des deux autres,
Vous serez circonspect pour vous et pour les vôtres.
La saignée en ces jours, comme la chair d'oison,
Au jeune homme, au vieillard, pourrait être un poison.
Mais, quand le sang abonde, et que l'artère est pleine,
N'importe dans quel mois, il faut ouvrir la veine.

On voit aisément que le printemps et l'automne sont regardés par l'École de Salerne comme les saisons les plus favorables aux saignées de précaution. C'est en effet alors qu'elles sont le plus utile. En avril, en mai et septembre, le sang abonde davantage. Les incommodités périodiques reviennent; la chaleur de l'atmosphère, ses vicissitudes agitent la machine; les dérangements sont alors plus fréquents et plus périlleux.

Le précepte qui vient à la suite de celui-là, de saigner en tout mois, quand il y a pléthore, est assurément des plus utiles. C'est le moment de l'indication, la voix de la nature.

APHORISME CXXXII.

Des sujets à ménager et des temps où il faut s'abstenir de la saignée.

Frigida natura et frigens regio; dolor ingens;
Post lavacrum, coïtum ; minor ætas, atque senilis;
Morbus prolixus ; potûs repletio et escæ ;
Si fragilis vel subtilis sensus stomachi sit,
Et fastiditi ; non sunt tibi phlebotomandi.

On ne saignera point en des temps rigoureux,
Ni les sujets qui sont trop jeunes ou trop vieux;
Ni les gens froids, ni ceux que la douleur accable;
Personne après le bain, personne après la table ;
Aucun , lorsque, quittant d'une amante les bras,
Il vient de se livrer à ses tendres ébats;
Aucun dont l'estomac est faible, ou trop sensible;
Ni pour maux , ou dégoûts, d'une longueur pénible.

Cette théorie de la saignée n'est pas généralement reconnue pour être de l'École de Salerne; mais, de quelque part qu'elle vienne, on ne saurait s'empêcher d'admettre les principes qui y sont exposés, ni de reconnaître la solidité des préceptes que le présent aphorisme renferme. Ils sont si clairs par eux-mêmes, qu'ils n'ont aucun besoin de commentaires. Ce serait les affaiblir que de les expliquer. Il faut cependant les regarder comme généraux , et par conséquent comme susceptibles d'exceptions, parce qu'en effet il y en a, sinon pour tous les points, du moins pour quelques-uns. On saigne en tout temps, quand il est nécessaire. Il est des vieillards à qui il faut tirer beaucoup de sang. Il naît des enfants à qui l'on est obligé de laisser saigner pendant quelque temps le cordon ombilical , etc. etc.

APHORISME CXXXIII.

Précautions à prendre après la saignée.

Sanguine detracto sex horis est vigilandum ,
Ne somni fumus lædat sensibile corpus,

Sanguine purgatus non carpat protinùs escas.
Omnia vitabis dulci de lacte , minute,
     Et vitet potum phlebotomatus homo.
Frigida vitabit, quia sunt inimica minutis;
Interdictus erit vacuatis nubilus aer.
Spiritus exultat vacuatis luce per auras.
Ollis apta quies, et motus sæpè nocivus.

Quand vous serez saigné, veillez un certain temps;
La vapeur du sommeil pourrait troubler vos sens.
Ne mangez point non plus vite après la saignée;
Surtout fuyez du lait l'attrayante lignée ,
Le froid et la boisson ; craignez le mouvement ;
L'air pur et le repos sont bons dans ce moment.

Cet aphorisme qui défend de dormir après la saignée
n'est pas exact ; ce qu'il faut éviter, c'est de manger
trop tôt, de boire trop, de s'exposer au froid, même
d'user de laitage, aussitôt après avoir été saigné.

APHORISME CXXXIV.

Circonstances où il faut saigner largement.

Principio minuas in acutis et peracutis.
Ætatis mediæ multùm de sanguine tolle ;
     Sed puer et senium perdat uterque parùm.
Ver tollet duplum, reliquum tempus tibi simplum.

Dans les maux très-aigus ne reculez à peine,
Et dès le premier jour, ouvrez, rouvrez la veine :
N'épargnez point le sang d'un sujet vigoureux ;
Mais ménagez l'enfant, ménagez bien le vieux.
Le printemps en cela vous permet davantage,
Dans les autres saisons il faut être plus sage.

Rien de plus raisonnable que le présent aphorisme.
Il ne lui manque ici que d'être moins pathologique.
Cependant comme la conduite qu'il prescrit dans les
premiers assauts d'une maladie aïgue la termine souvent tout d'un coup et la fait avorter, on peut le trouver supportable en hygiène. Effectivement la santé qui

succède renaît si promptement alors, que ce n'est presque pas la peine de dire qu'elle a été interrompue.

APHORISME CXXXV.

Des veines à ouvrir.

Æstas, ver, dextras; autumnus, hiemsque, sinistras,
Quatuor hæc membra; hepar, pes, cepha, cor, evacuanda.
Æstas hepar habet, ver cor, sicque ordo sequetur.

Au printemps, en été, saignez du côté droit;
Mais du gauche, en automne, et quand il fera froid.
Pour le cœur, au printemps; en été, pour le foie;
Qu'en automne, en hiver, pieds et tête on pourvoie.

Tel était le résultat de certains préjugés qui ont été fort longtemps à la mode, avant la découverte de la circulation du sang, et particulièrement durant le règne de l'astrologie judiciaire. On croyait alors que les astres influaient, non-seulement sur notre être en total, mais encore sur chaque partie de notre être. Le petit monde était la plus parfaite image du grand monde, leurs relations étaient presque immédiates. De plus, les saisons de l'année, les planètes se correspondaient, pour morigéner les différentes parties de notre corps. Le côté droit, le foie et le cœur répondaient au printemps, à l'été, aussi bien qu'à Saturne, à Jupiter et au soleil, dont l'influence sur ces viscères était considérable. La rate au contraire et les extrémités, comme parties moins nobles, étaient en correspondance avec l'automne et l'hiver, de même qu'avec la lune et Mars, saisons et planètes d'aussi mince mérite qu'elles.

Dans tous les temps il a fallu des stupidités en médecine, pour satisfaire à l'impatiente curiosité du public sur les phénomènes de la vie, des maladies, des remèdes, des guérisons et de la mort. Combien de futiles raisonnements ont succédé aux futiles raisons des astrologues!

Salvatella tibi dat plurima dona minuta :
Purgat splenem , hepar, renes, præcordia, vocem ;
Innaturalem tollit de corde dolorem.

Si de la salvatelle on fait couler le sang ,
On soulage le foie, et la rate, et le flanc ;
D'un estomac en feu l'on calme la manie ,
Et d'un cœur palpitant la fâcheuse harmonie.

La veine salvatelle est située sur le dos de la main ,
entre le petit doigt et le doigt annulaire. Les chiroman-
ciens assuraient qu'elle répondait au foie , à la rate ,
aux reins, aux poumons, et croyaient en conséquence
qu'une saignée pratiquée sur cette veine débarrassait
assurément ces viscères. On vient de voir à quoi se
réduit une pareille doctrine, fruit de l'imagination et
de la crédulité. Le présent aphorisme est futile dans
tous ses points. Quand la salvatelle fournit assez de
sang pour former une saignée, elle est bonne à ouvrir,
et la saignée produit les effets de toute bonne saignée.

CHAPITRE XIV ET DERNIER.

Divers points de doctrine épars dans l'École de Salerne.

Des bains.

Lote, cale ; sta, pranse , vel i ; frigesce , minute.

Tiens-toi chaud, hors du bain ; frais, après la saignée ;
Mais suis ton goût : demeure, ou va, l'après-dînée.

C'est la seconde fois qu'il est question de bains dans
l'Ecole de Salerne.

On distingue les bains en bains de rivière et en bains domestiques; ceux-ci en bains chauds et en bains froids; et l'on y rapporte les demi-bains, les pédiluves, et même les lavements.

Tout bain, de quelque nature qu'il soit, agit sur notre corps d'une manière qui lui est propre. Toujours il porte plus ou moins d'eau dans l'intérieur de nos organes, et avec l'eau une plus ou moins grande quantité des substances qui y sont en dissolution.

Le bain froid excite sur les nerfs une sensation violente, qui va quelquefois jusqu'à l'engourdissement; il repousse les humeurs de la circonférence au centre, arrête le jeu des capillaires à la surface du corps, ou le modère selon ses degrés de froid; et cela peut être plus ou moins avantageux dans certaines circonstances.

Le bain chaud attire le sang du centre à la circonférence; il dilate les capillaires, calme l'irritabilité des nerfs, relâche les solides, et tempère efficacement les fluides; il fournit aux humeurs beaucoup plus d'eau que le bain froid. Aussi les effets des bains chauds sont-ils bien différents de ceux des bains froids. On ne peut user de ceux-ci sans précaution, ni conseil; ceux-là sont ordinairement salutaires ou indifférents.

On regarde les bains comme des remèdes fortifiants; mais ils ne le sont pas par leur nature, ni de la même manière, quand ils le sont. Si le bain froid fortifie, c'est en augmentant l'action des solides; si le bain chaud donne de la force, c'est en purifiant les fluides de certaines causes de faiblesse. On peut dire la même chose de toute espèce de bain local, tel que la lotion, le lavement, le pédiluve.

Les bains de rivière, durant les jours chauds, sont communément utiles à la santé pour les raisons que je viens de dire. L'eau étant tiède alors, elle pénètre aisément les corps et les nettoie fort bien. Entrant mieux dans les pores de la peau, elle se mêle mieux aussi à nos humeurs, et voilà comment les bains tempèrent et rafraîchissent.

On rend les bains émollients par l'addition des herbes émollientes, dont on mêle la décoction dans l'eau de bain ; fortifiants, par les plantes aromatiques ; et semblables à ceux de mer, par l'addition du sel et de quelque substance bitumineuse.

Le précepte que donne l'Ecole de Salerne, de se tenir chaudement après le bain, est sage, et celui de se tenir fraîchement après la saignée, est utile. Le bain ayant disposé le corps à la transpiration, il y aurait évidemment de l'imprudence à s'exposer à un air capable de la supprimer, et la saignée diminuant la pléthore, que la chaleur augmente toujours, plus ou moins, il est raisonnable d'éviter une cause qui produit facilement l'effet que l'on veut anéantir. Malgré cela, il n'est guère moins dangereux de s'exposer à un froid vif après la saignée qu'après le bain, parce que, le mouvement du sang ayant été diminué par l'évacuation, la transpiration est aussi moins abondante et plus facile à supprimer. On courrait donc un risque plus certain de prendre quelque rhume.

Enfin, dans l'état de santé, il est, selon l'Ecole de Salerne, indifférent de marcher ou de s'asseoir après le dîner. Cependant, il vaut mieux faire alors un léger exercice que de rester dans un repos qui ne manque guère d'appeler le sommeil.

APHORISME CXXXVIII.

Du jeûne.

Temporis æstivi jejunia corpora siccant.

Les jeûnes en été dessèchent trop les corps.

Jeûner, c'est frustrer le corps d'une portion de sa nourriture accoutumée ; c'est le soumettre à des pertes sans réparation. Or les pertes peuvent être plus ou moins grandes dans une saison que dans l'autre, et elles sont en effet très-considérables en été. Si donc on perd plus et répare moins en été, il est nécessaire que le corps diminue alors, s'exténue et s'épuise encore plus de jeûne. Cela n'a pas besoin de démonstration.

APHORISME CXXXIX.

Du vomissement.

Omni mense probè vomitus confert, benè purgat
Humores nocuos stomachus quos continet intùs.

En tout mois l'émétique anime nos ressorts :
Rien n'ôte mieux l'humeur que l'estomac renferme.

L'antiquité la plus respectable recommande le vomissement, comme un moyen sûr et prompt de débarrasser l'estomac. La médecine moderne a très-bien observé que ce genre d'évacuation est familier à la nature, et qu'il est extrêmement avantageux dans bien des cas. Le vomissement est peut-être en effet le meilleur prophylactique des maladies de toute espèce. Combien d'affections font les plus rapides progrès, combien traînent en longueur, qui ne seraient ou n'auraient été rien, si on les eût prévenues ou combattues avec les vomitifs !

C'est donc avec raison que l'Ecole de Salerne fait l'éloge du vomissement fréquent, et pose en principe qu'il est utile dans tous les mois de l'année. Après son précepte sur la sobriété et la tempérance, celui qu'elle donne en cette occasion me paraît le plus sage et le plus utile.

La matière médicale fournit diverses substances, différents moyens de provoquer cette excrétion. L'irritation mécanique du gosier, l'huile, l'eau chaude, l'ipécacuahna, le tartre stibié de Sedlitz sont les meilleurs.

Les vomitifs que l'on emploie de nos jours sont bien plus aisés à doser, à administrer que les anciens, et c'est assurément une bien juste raison de les préférer. Le tartre stibié et l'ipécacuahna sont le plus généralement adoptés pour cela, et leur efficacité est toujours sûre quand on sait les administrer comme il faut.

L'émétique surtout nettoie efficacement les premières voies, anime puissamment les ressorts de la machine, prévient les maladies, en guérit beaucoup ; mais il faut l'employer avec connaissance de cause, et non pas empiriquement. Il faut mettre beaucoup de soin à découvrir l'indication qui le requiert, beaucoup de vigilance à l'administrer convenablement, beaucoup d'attention à faciliter et à modérer son action. Les médecins seuls peuvent le manier de cette façon-là, et l'administrer à propos.

APHORISME CXL.

Des diverses saisons de l'année.

Ver, autumnus, hiems, æstas, dominantur in anno.

Deux saisons ouvrent l'an, double saison le ferme.

Notre vie est composée d'années, et l'année l'est de quatre saisons, très-différentes dans nos climats. Deux sont chaudes, deux sont froides, et cette remarque est des plus importantes pour la pratique de la médecine. Il n'y a point d'agent dans la nature qui influe plus généralement et plus efficacement sur nos corps que l'atmosphère. Le temps doux relâche les fibres, amollit nos corps ; la chaleur en dilate les pores, en gonfle les humeurs, en fait languir les fonctions. La transpiration qui seule augmente alors, n'est pas même un bien sans danger. Les saisons humides nous altèrent d'une autre façon. Tantôt ce sont des fluxions, des rhumes, des douleurs, et tantôt les maladies les plus graves. Le froid resserre, engourdit, favorise les affections aiguës. Oui, les variations du milieu qui nous environne exposent nos jours au moins tous les trois mois.

APHORISME CXLI.

Du printemps.

Tempore vernali, calidusque aer madidusque ,
Et nullum tempus meliùs sit phlebotomiæ.
Usus tunc Veneris confert homini moderatus,
Corporis et motus, ventrisque solutio, sudor,
Balnea ; purgentur tunc corpora cum medicinis.

L'air du printemps est chaud et pluvieux à la fois :
On saigne en sureté dans chacun de ses mois ;
Aux plaisirs de l'amour avec fruit on se livre,
On s'amuse, on s'exerce, en un mot on sait vivre,
On peut encore alors suer ou se purger,
Et , pour se rafraîchir, dans les eaux se plonger.

Il est des temps favorables à la santé, précisément parce qu'il y en a qui lui sont préjudiciables, et l'École de Salerne remarque judicieusement que le printemps est une saison amie. L'espèce de stupeur où la nature a langui durant l'hiver se dissipe. Tout en nous se réveille et semble prendre un nouvel être. Néanmoins le printemps a encore quelques dangers pour la santé. Les alternatives de froid, de chaud, de sécheresse, d'humidité sont à craindre. Mais heureusement aussi cette constitution ne dure pas, et bientôt on ressent de plus douces influences.

APHORISME CXLII.

De l'été.

Æstas more calet, sicca est ; noscatur in illâ
Tunc quoquè præcipuè choleram rubram dominari.
Humida, frigida, fercula dentur ; sit Venus extrà ;
Balnea non prosunt ; raræ sint phlebotomiæ ;
Utilis est requies ; sit cum moderamine potus.

Par le sec et le chaud l'été nous incommode,
Et de faire du sang c'est dans ce temps la mode.

Usez donc de fins mets, d'acides potions,
Et faites à Vénus peu de libations.
Les bains ne sont point sûrs, non plus que la saignée;
Il faut et du repos et boisson épargnée.

Ce que l'Ecole de Salerne dit ici de l'été paraît aussi raisonnable que ce qu'elle vient de dire du printemps. Tout le monde l'éprouve annuellement : rien n'est plus incommode que la chaleur excessive, que cette sécheresse qui altère les corps les plus durs. Les sueurs auxquelles les esprits animaux sont en butte épuisent les forces, épaississent le sang, en le dépouillant de sa partie la plus fluide. On se sent pesant, accablé, sans goût, même pour le plaisir.

Il est utile alors d'user de nourritures légères, rafraîchissantes, de boissons acides, de repos. On évite ainsi la déperdition excessive de substance, on pare à l'alcalisation des humeurs, qui deviennent dans cette saison plus susceptibles de corruption. L'abstinence des bains chauds et des plaisirs de l'amour est utile aussi; les bains chauds et les pertes vénériennes augmentent trop sensiblement la faiblesse que cause la chaleur de l'atmosphère. La saignée peut être indiquée comme ne l'être pas; elle est en effet équivoque.

FIN.

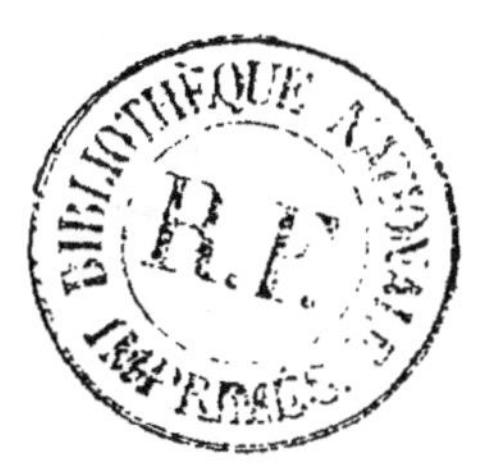